생존, 희망, 상실을 다룬 이야기로 가득한 매우 특별한 책이다.

매트 모건은 매력적이고 정직하며 통찰력 갖추었으며 상당히 경험이 많은 의사이다. 이 책은 TV에서 과장되게 묘사되는 의학 분야뿐만 아니라 삶과 죽음을 가르는 중환자 의학에 대한 진정한 식견을 제공해 준다.

정말 좋은 책이다. 매우 세심한 글이 돋보인다. 의사로서 그람염색법이나 중환자실의 기원에 대한 이야기를 충분히 이해할 수 있고, 환자들의 이야기는 정말 감동적이다. 생존한다는 것이 어떤 의미인지, 어떠한 대가가 따르는지에 대한 탐구에 공감한다. 훌륭한 책이다.

이 책은 중환자실의 현실을 매우 흡입력 있게 묘사하면서 생명이 얼마나 연약한지 일깨워준다. 겸허함과 통찰력을 바탕으로 쓰인 이 책은 생명을 구하기 위한 결정이 이루어지는 세계를 엿볼 수 있게 해준다.

매트 모건은 삶의 위태로운 순간을 아름답고 감동적인 글로 묘사했다. 냉철한 통찰력으로 만남을 생생하게 묘사함으로써 의료 최전선에서의 경험을 조명한다.

가네시 선더럴링검Ganesh Suntharalingam | 영국중환자의학회 회장

굉장한 책이다. 이 책을 사서 다른 사람과 함께 읽고 추천도 하길 권한다. 모건처럼 중환자 의학의 최전선에서 환자들을 배려하며 헌신적으로 일하는 겸손한 의료진이 있다는 것은 행운이다. 또 이 책에서 의사로 일하면서 흥미롭고 영예로우며, 때로는 미칠 것 같고 답답할 수도 있는 순간을 모두 포착하여 보여준다는 것은 더욱 큰 행운이다. 의료계에서 일하거나, 의료진을 알고 있거나, 의료 서비스를 받는 사람이라면 이 책을 읽어보길 권한다. 중환자critical 의학은 대단히 중요하기critical 때문이다.

피터 브린들리Peter Brindley
앨버타대학교 중환자의학과·마취학과·의료윤리학과 교수

나는 중환자 전문의이기 때문에 이 책을 읽어서 새로운 영감을 얻을 것이라고 기대하지 않았지만, 오히려 그 반대였다. 매트는 훌륭한 외과의가 메스를 다룰 때처럼 정확하고 우아하게 언어를 사용했다. 이 책은 아무리 추천해도 지나치지 않다. 유일하게 안타까운 점은 내가 직접 이 책을 쓰지 않았다는 것이다.

휴 몽고메리Hugh Montgomery | 유니버시티 칼리지 중환자의학과 교수

의학의
최전선에서

CRI

의학의
최전선에서

중환자실 의사가 들려주는
의학의 발전과 인간의 생존

매트 모건 지음 | **한혜림** 옮김

CAL

지식서가

내게 무엇이든 가능하다고 가르쳐주신

어머니와 아버지를 위해

저자의 말

이 책에서 소개한 환자들의 사생활을 보호하기 위해서 개인 정보는 일부 변경했다. 희귀한 사례라서 환자의 신원이 드러날 수 있는 경우에는 환자나 환자 가족으로부터 세부 사항을 독자와 공유하겠다는 동의나 승인을 받았다. 모든 임상 사례가 내가 만난 환자들의 실제 상황을 토대로 하며 독자들에게 더 잘 전달하기 위해서 그들의 이야기를 더했다. 내가 진실이라고 확신하는 사실만 포함했으나, 환자의 동료, 가족, 친구들로부터 전해 들은 간접적인 이야기들을 검증하기 위해 별도로 조사를 하지는 않았다. 이 책에서 논의된 주제 중 일부는 《영국의학저널British Medical Journal, BMJ》의 내 블로그에 게재된 내용을 바탕으로 했다.

일러두기

• 본문 중 고딕체는 원문에서 저자가 이탤릭체로 강조한 내용이다.
• 맞춤법과 띄어쓰기는 한글 맞춤법과 외래어 표기법에 따랐다.

2016년 나는 의학 콘퍼런스에 참석하기 위해 아일랜드의 더블린을 방문했다. 인상적인 장소에서 훌륭한 연사들을 만났으며 고무적인 경험을 했다. 마지막 날, 나는 진정한 희망과 의욕으로 넘쳤고 중환자 의학 컨설턴트라는 직업을 마주할 열정으로 가득 찼으며 새로운 아이디어로 신이 났다. 그날 저녁 우연히 아일랜드에서 오래된 술집에 가게 되었고 그곳에서 내 삶을 바꾸어 놓을 경험을 하게 되었다. 그 지역에 거주하는 한 사람이 나에게 왜 더블린에 왔는지 물었고 나는 의학 콘퍼런스에 참석했다고 대답했다.

"오, 멋지군요." 그녀가 말했다. "무슨 의사인가요?"

"중환자 전문의예요." 내가 대답했다.

"그게 도대체 뭐예요?" 그녀가 물었다.

그 순간 뭔가 심오한 생각이 들었다. 나는 소수의 사람만이 읽을 만한 학술 연구논문을 쓰면서 지난 10년을 보냈다. 전 세계를 다니며 의학 콘퍼런스에서 내가 다루는 주제를 나보다 더 잘 이해하는 청중들에게 연설했다. 이렇게 열심히 일하고 노력했음에도 불구하고 가장 중요한 사람을 잊고 있었다. 바로 여러분이다.

가장 중요한 사람들은 내 과거 환자, 미래 환자, 현재 환자의 아들, 딸, 아버지, 어머니, 이웃이다. 다섯 명 중 한 명은 결국 중환자실에서 사망하게 되지만, 중환자 전문의가 무엇인지조차 알지 못하는 사람이 많다.

아일랜드의 그 추운 밤 마지막 기네스 한 잔의 검은 안개 속에서 나는 이 책을 쓰기 시작했다. 이 책은 기쁨으로 가득 찬 것이 아니라서 당연히 슬픔도 있겠지만, 그래도 항상 희망은 있다. 또, 이 책은 위중한 환자들이 거쳐야 하는 빛과 어둠의 장소로 여러분을 안내할 것이다. 심지어 죽음조차도 가장 작은 곳에서 미래를 밝히는 희미한 빛을 비출 수 있다. 내가 실제로 만난 환자들의 신체, 삶, 가족을 빌려 삶과 죽음이 교차하는 깊은 균열 속으로 빛을 비출 것이다.

만약 내가 오늘, 내일, 모레 열심히 일한다면 아마 한 생명을 구할지도 모른다. 그리고 평생 열심히 한다면 수백 명을 살릴 수도 있을 것이다. 하지만 나는 이 책을 통해서 더 많은 것을 성취하고자 한다. 이 책으로 중환자 의학이 할 수 있는, 해야 할, 그리고 해서는 안 될 일이 무엇인지 여러분에게 전하고자 한다. 이 책은 여러분에게 가까운 이들이 중환자 전문의를 찾을 필요가 없도록 도울 수 있는 깊은 심안을 심어줄 것이다. 심지어 생명을 구할 방법을 가르쳐줄 것이다. 사회에서 가장 심각한 해악을 더 잘 의식하고 삶에서 가장 위태로운 순간을 엿볼 수 있게 할 것이다. 생명의 취약함을 분명히 볼 수 있게 되겠지만, 인간의 삶이 놀라운 회복력과 끈기로 상쇄됨 역시 볼 수 있을 것이다.

각 장에서는 내가 중환자 의학의 최전선에서 만난 사람들이 소개되며, 독자 여러분들은 집중 치료의 세계로 들어서서 우리가 매일 치료하는 환자들의 모습을 엿볼 수 있게 된다. 또, 중환자 집중 치료실 내부에서 벌어지는 일들과 중환자실에서 일하는 의사로서의 내 심경에 관해 들을 것이다. 독자들은 병원에서 가장 극적인 일들이 벌어지는 곳인 중환자실에서 들리는 소리, 풍기는 냄새, 보여지는 장면을 경험할 수 있다. 인체 주요 기관의 계통을 따라가며 맥박이 없이 생명을 어떻게 유지할 수 있는지, 뇌간이 언제 사멸하며, 또 사멸했을 때 환자는 어떻게 되는지를 알아보게 된다. 나는 환자, 가족, 의료진이 연약한 인체를 지키기 위해 싸우는 과정을 지켜보면서 겪었던 어려움과 즐거움을 공유할 것이다. 힘들고 우울했던 적도 있지만, 나는 영광스럽게도 환자와 가족들이 존재의 벼랑 끝에 서 있는 순간에 그들을 도울 수 있었다. 나는 이러한 관점을 통해 삶의 아름다움을 매일 깨달을 수 있었다. 고인이 된 스티브 잡스Steve Jobs는 스탠퍼드대학교 졸업식 연설에서 "죽음은 삶의 가장 위대한 발명"이라고 말했다. 죽음은 우리가 이 땅에서 다른 사람들과 함께 시간을 보낼 수 있음을 감사하게 여기도록 하기 때문이다. 때때로 어둠은 우리에게 빛이 어디에 있는지를 보여준다.

매트 모건

차례

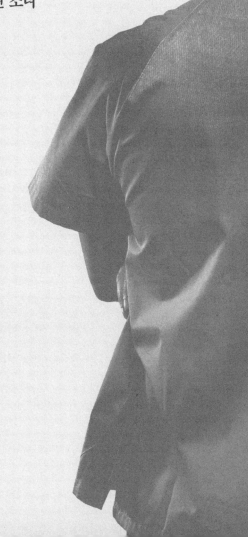

1장

중환자 의학의 세계로

세상을 구한 어린 소녀

중환자 전문의

중환자실 의사, 응급의학 제공자, 집중 치료 제공자,
소생술 제공자, 그러나 궁극적으로 인간일 뿐.

8월의 코펜하겐, 어느 아름답고 화창한 저녁에 비비는 학교를 마치고 집에 돌아와 마당에서 춤을 추고 있었다. 열두 살의 행복한 소녀 비비는 옅은 금발 머리에 볼은 사과같이 붉은빛이 돌았다. 비비의 어머니는 이혼 후 생활이 어려워져 모자 만드는 일을 하며 어렵게 생계를 이어가고 있었다. 어머니는 창문으로 비비가 풀 위에서 맨발로 춤추며 혼자 깔깔거리고 웃는 모습을 지켜보았다. 그로부터 48시간이 지나 비비는 죽음 직전까지 이르게 된다. 이 이야기는 비비가 죽지 않고 살 수 있게 해준 사람들과 행위, 그리고 기술을 다룬다. 비비의 여정은 지금 우리가 치명적인 중대 질환에 맞선 순간에도 삶을 즐길 수 있게 한 50년에 걸친 긴 여로를 시작하는 첫걸음이 된다. 이 이야기는 중환자 의학이 어떻게 여러분의 생명을 구할 수 있게 되었는지 보여준다.

비비는 그날 학교 교실에서 펜을 내려놓는 순간 물방울이 자신의 손 위로 떨어진 것을 알아차리지 못했다.* 밤에 눈을 비비면서도 그 물방울에 치명적인 소아마비 바이러스 수백만 개가 있었다는 사실을 알지 못했다. 비비가 어머니의 자장가를 들으며 잠드는 순간에 바이러스가 활동하기 시작했다. 바이러스는 비비의 손에서 입안의 세포로 이동하고 세포막을 통과했다. 해가 질 때쯤 편도선이 바이러스에 감염되었고, 목의 림프절과 창자까지 감염되었다. 아침이 되었을 때 비비는 머리가 아팠고 더는 춤출 수가 없었다. 어머니가 비비의 이마에 손을 대니 이마가 뜨거워 손이 차갑게 느껴졌고, 비비의 목을 어루만지니 목이 뻣뻣했다. 다음 날 비비는 여름 원피스에 달린 단추를 잠글 수도 없었다. 무겁고 약하게 느껴지는 팔 끝에 달린 손가락들이 어설프게 움직였다. 지역에 있는 블레그담 병원에 도착했을 때, 비비는 호흡이 얕고 가빴으며, 자기 이름을 부르는 소리에 반응하지 않았다. 곧이어 비비는 그녀의 목숨을 살려줄 사람을 만나게 된다. 세계 최초의 중환자 전문의 비오른 입센Bjorn Ibsen이었다.

비비를 만날 당시 입센은 서른여섯 살의 마취 전문의였다. 입센이 보기에 비비는 급성 중증 소아마비 증상을 보였다. 급

---

* 물 입자를 통한 전파가 가장 가능성이 높은 감염경로이지만, 확실하게 비비가 이러한 경로로 감염되었다고는 말할 수 없다.

성이라는 말은 소아마비가 시작된 후 빠르게 진행된다는 뜻이고, 중증은 소아마비가 심각한 장애를 일으킨다는 뜻이다. 이때는 1952년 코펜하겐에서 소아마비가 창궐하면서 첫 2주 만에 27명이 이미 사망한 뒤였다. 당시 소아마비가 종식되기 전까지 300명 이상이 감염되었고, 감염 환자 중 3분의 1이 비비처럼 중증 호흡부전 증상을 보였으며, 그 결과 130명이 사망했다. 입센은 비비를 살릴 수 있을 의료기기 '강철 허파iron lung' 가 마지막으로 한 대가 남아 그 주부터 이미 사용되고 있다는 것을 알고 있었다. 이 기기는 공기를 들이마시고 숨으로 내뱉을 수 없을 정도로 호흡근을 약화시킨 소아마비를 이겨낼 유일한 기회였다. 강철 허파는 환자의 흉부와 외부 사이를 밀폐하여 강력한 공기펌프가 음압을 만들어내도록 제작된다. 음압이 형성되면 흉벽이 바깥쪽으로 잡아당겨져 공기가 기도를 통해 폐 속으로 들어간다.

입센은 비비의 호흡이 점점 더 얕아지는 걸 지켜보며 무기력해졌다. 일반적으로 호흡에 의해 유지되는 혈액 속 이산화탄소 농도가 높아지면서 혈압이 점점 더 상승하고, 비비는 의식이 계속 흐려져 마침내 침을 삼키지 못해 질식하기 시작했다. 그러자 입센은 공격적 요법을 시도하기로 했고, 이러한 그의 결심은 의학의 역사를 완전히 바꾸어놓았다.

수술실에서 마취 전문의로서 입센의 역할은 환자가 의식을 잃도록 만드는 강한 약물을 투여한 다음, 다른 약물을 사용하여 호흡근을 비롯한 모든 근육의 수축을 막는 것이다. 그렇게 해야지만 의사는 환자가 움직이지 않는 상태에서 신체를 통제할 수 있으면서 진행되어야 하는 복잡한 수술을 안전하게 집도할 수 있다. 입센은 수술이 진행되는 동안 환자의 생명을 유지하기 위해 플라스틱 튜브를 환자의 기관에 삽입해 환자가 호흡을 할 수 있도록 해야 한다. 보통은 코와 입을 통해 튜브를 삽입하지만, 어떤 경우에는 목 앞쪽에서 기관으로 바로 통하는 구멍을 뚫어 튜브를 연결한다. 이를 기관절개술이라고 한다.

입센이 볼 때, 비비의 상태는 그가 매일 치료하는 환자의 상태와 똑같았다. 차이가 있다면, 비비의 경우 소아마비 바이러스가 운동 신경과, 근육에 명령을 전달하는 척수에 직접적으로 작용하면서 근육이 약해졌다는 것이었다. 하지만 해결책은 동일했다. 1952년 8월 27일 오전 11시 15분, 입센은 비비를 수술실로 옮기고 응급 기관절개술을 시행했다. 비비의 기관에 튜브를 삽입하고 팽창식 주머니를 연결했다. 그런 다음 주머니를 눌러 공기가 양압에 의해 폐 안으로 들어가도록 했다.

이는 일반적으로 인간이 숨을 쉬는 방식과는 반대되는 것이다. 크게 숨을 들이마시면 횡격막이라는 복부의 큰 근육이 아래로 내려간다. 이와 동시에 늑골 사이의 근육이 수축하면서 늑골이 위로 올라가며 벌어진다. 이 과정에서 탄력적인 폐와 흉곽 사이의 층 내에 음압이 발생한다. 이 음압이 폐로 전달되면서 폐가 팽창하고 폐 안에 있는 5억 개의 작은 공기주머니 내의 압력이 낮아지면서 공기를 끌어들인다. 이 순간 공기 호흡이 이루어진다. 입센은 이러한 과정 대신에 주머니를 눌러 공기가 폐 안으로 들어갈 수 있게 했다. 마치 빠르게 달리는 자동차의 창문 밖으로 머리를 내밀고 입을 벌리고 있을 때 벌어지는 상황과 같다고 생각하면 된다.

첫 번째 호흡에서 비비의 가슴은 올라갔다가 다시 내려왔다. 두 번째 호흡은 처음보다 쉬워졌고, 열 번째 호흡을 할 때 비비는 눈을 떴다. 그리고 삶의 기회를 다시 얻게 되었다.

정말 단순한 발상이 가장 심오한 변화를 끌어내는 경우가 종종 있는데, 이 일화가 바로 그 대표적인 사례이다. 입센은 생명을 살릴 뿐만 아니라 유지하기 위해서 그다음으로 중요한 조치를 취했다. 비비를 위한 안전한 공간을 확보하고 팀을 꾸려 비비의 호흡근이 회복될 때까지 주머니를 누르면서 비비의 병간호를 맡도록 했다. 얼마나 오래 걸릴지는 아무도 알지 못했다. 의대생으로 꾸려진 팀이 최대 8시간 동안 돌아가며 지속적으로 너무 세지도, 약하지도 않게 주머니를 누르면서 비비의 생명을 유지하기 위해 애썼다. 이러한 노력은 작은 임시 병실에서 몇 달간 계속되었고, 이것이 세계 최초의 중환자실이 되었다. 당시 의대생 1,500명이 자원해 여섯 달 동안 하루도 빠짐없이 비비를 포함한 수많은 환자의 공기주머니를 눌렀다. 1953년 1월 마침내 이 주머니가 비비의 호흡을 보조할 수 있는 전용 호흡기로 대체되었다.

비비는 역경을 이겨냈고, 목 아래 전신이 마비되긴 했지만, 목숨을 구할 수 있었다. 소아마비에 걸리고 7년이라는 긴 시간이 지난 후 비비는 마침내 병원을 떠나 새로 지어진 아파트로 어머니와 함께 이사했고, 그곳에서 24시간 내내 호흡기를 부착한 채로 살게 되었다. 그런데도 비비는 매우 행복하고 밝으며 용감한 젊은 여성으로 성장했다. 비비는 책 읽기를 매우 좋아했는데, 입에 문 막대기로 책장을 넘기며 좋아하는 책을 읽었다. 비비는 이로 붓을 물고 장신구 그림을 그리기도 했다. 그리고 종종 가족 모임에 참석했는데, 그럴 때면 호흡기에 동력을 공급하는 무거운 배터리를 휠체어 아래에 묶어서 다녔다. 그녀가 12층 아파트에서 코펜하겐의 스카이라인을 내려다보며 시간을 보낼 때는 사랑스러운 보더콜리종 개 바비가 함께했다. 비비는 의료 팀 중 한 명과 특별한 유대감을 형성하게 되었다. 두 사람은 순식간에 서로 사랑하게 되었고 곧이어 약혼했다. 이들은 비비의 상황이라는 현실에서 벗어나 가족의 여름 별장에서 지내며 긴 여름밤을 바비와 함께 보냈다.

비비의 재활 치료는 수년간 지속되었지만, 중증 질환에서 살아남으면서 얻은 장애 때문에 비비는 완전히 독립적으로 움직일 수 있을 정도로 회복하지는 못했다. 하지만 비비가 맞닥뜨린 어려움마저도 그녀가 천성적으로 타고난 아름다움에 그림자를 드리우지 못했다. 비비의 어머니는 딸을 되찾았고 비비는 삶을 되찾았다. 그리고 입센은 과거를 돌아보며 회한에 젖을 필요가 없게 되었다.

중환자 의학은 단순히 사람들과 생명 유지 장치를 모아둔 장소를 일컫는 것이 아니다. 현대의 교회처럼, 중환자 의학은 특별한 목적에 맞게 설계된 건물에서 고가 의료 장비를 사용하여 특수한 방법론을 바탕으로 의료 기술과 관행을 훈련받은 사람들이 한 가지에 집중할 수 있도록 하는 것이다. 중환자 의학은 인간을 불멸의 신으로 만들려고 하는 것이 아니라, 인간이 언젠가 죽을 수 있다는 사실에 기초하여 병원에서 가장 아픈 환자를 돌보는 것이다.

중환자 의학이 이루어지는 물리적 장소를 중환자실이라고 한다. 중환자 병상은 병원 전체 병상 수의 10퍼센트가 되어야 하며 수술실과 응급 부서와 가까이 위치해야 한다. 모든 중환자 병상은 생명 유지 장치, 호흡기, 다중 약물 펌프, 투석기, 모니터링 장비 등 특수 장비를 갖추고 있어야 한다. 그러나 모든 병상에서 가장 중요한 것은 이러한 특수 장비가 아니라 환자를 돌보는 전담 간호사이다.

중환자실에 있는 모든 환자는 하나 이상의 주요 장기에 장애가 있기 때문에 중환자실에 있다. 그러한 장애는 비비의 경우처럼 호흡기가 필요한 호흡부전일 수도 있고, 심부전, 신부전, 장부전, 대사장애, 혈액장애, 심지어는 뇌장애일 수도 있다. 장기를 보조해 주는 장비가 필요할 정도로 아픈 사람을 중환자라고 한다. 환자 질병의 중증도와 환자에게 필요한 후속 치료를 0단계에서 4단계까지 다섯 가지로 분류할 수 있다(중환자실 환자당 간호 인력의 배치 비율은 국가별로 다르다-옮긴이 주). 0단계 환자는 환자 7~20명당 간호사 1명이 배치된 일반 병동에서 안전하게 치료될 수 있는 상대적으로 경미한 질병에 걸린 환자이다. 1단계 환자는 활력징후를 보다 정기적으로 관찰해야 하는, 질병이 악화할 가능성이 있는 환자이다. 이 경우 집중 치료가 가능한 환경에서 간호사가 더 빈번하게 개입해야 하는 경우가 자주 있다. 2단계 환자는 장비 의존도가 높은 치료가 필요하다. 한 개의 장기에 장애가 있는 환자들이며 환자 2명당 간호사 1명이 배치된다. 중환자실에서 가까운 위치에 배치되거나 중환자실에 배치되는 경우가 많다. 이보다 더 심각한 환자들은 3단계 치료가 필요하다. 매우 숙련된 간호사가 매일, 매시간 환자의 병상을 지킨다. 호흡을 돕기 위해 생명 유지 장치가 필요하거나 두 개 이상의 장기에 장애가 있는 환자에 해당한다. 간혹 환자에게 필요한 장비가 매우 복잡해 간호사가 2명 이상 필요할 때가 있다. 이러한 상황에 있는 환자는 4단계 환자로 반드시 중환자실에서 집중 치료를 받아야 한다. 중환자 치료에서는 특수 의약품이나 특수 의료 장비뿐만 아니라 시간이 중요하다. 환자의 병을 고치기 위해서는 시간이 필요하고, 환자의 몸이 회복될 시간을 벌기 위해서는 의료 장비가 있어야 한다. 이 모든 것들을 가능하게 하기 위해서는 환자를 헌신적으로 간호할 수 있는 시간을 확보해야 한다.

중환자 전문의에게 필요한 능력은 광범위하다. 우리는 사람들의 흉부, 목, 혈관에 튜브를 삽입하여 수술을 집도한다. 우리는 대화의 전문가가 되어야 한다. 때로는 처음으로 만난 환자 가족에게 그들이 살아오면서 들은 것 중 가장 안 좋은 소식을 전해야 한다. 엑스레이로 뼈를 촬영하는 것에서부터 CT 스캔으로 뇌를 촬영하는 것까지 신체의 모든 부분을 의학적으로 촬영하는 것을 돕고 그 결과를 해석한다. 또, 강력한 약물로 신체의 생리를 조절하기 위해 이러한 약물에 대해 속속들이 알고 있어야 한다. 주변은 복잡하면서 다양한 색깔로 표시되는 정보 수백 가지를 보여주는 모니터들로 둘러싸여 있다. 우리는 이러한 모든 기술을 종합하여 환자의 신체가 살기 위해 몸부림칠 때 무엇이 잘못되었는지를 파악한다. 그런 다음 이렇게 파악한 문제를 고치기 위해서 환자를 도울 수 있는 사람들로 의료팀을 구성한다.

가끔은 필요한 지식과 기술이 이렇게 너무나 광범위하여 마치 내가 일하는 병원에서 가면을 쓰고 있는 것 같은 기분도 든다. 이런 생각을 처음 하게 된 건 내가 의대 재학시절 학식 있는 대규모 청중 앞에서 발표할 때였다. 나는 2003년 여름, 네바다 사막에서 미 군의관들과 전술 모의훈련을 한 후 존경받는 성형외과 전문의 군의관들 앞에서 내 경험을 공유하게 되었다. 연단에 오르자 프로젝트 조명이 켜지고 갑자기 목소리가 안 나왔다. 영원같이 느껴졌던 그 순간에 나는 완전히 무표정인 청중들을 바라보며 나 자신에게 "내가 여기서 뭘 하는 거지?"라고 물었다. 이런 질문을 할 만도 했다. 나는 이렇게 경험이 매우 많은 청중 앞에서 이 주제에 대해 발표를 하기에는 미숙했다. 다행히도 내 뒤에 있는 프로젝트 화면에 슬라이드의 첫 장이 떠워지면서 내 안의 무언가가 움직였고 20분이 순식간에 지나갔다. 나중에 장교 식당에서 만난 사람들이 내가 한 발표가 좋았다고 말해 주었는데, 믿을 수가 없었다.

15년이 지난 지금 나는 여러 가지 주제를 놓고 논의할 수 있는 충분한 자격을 갖추었다. 하지만 의학 콘퍼런스에서 발표하게 되면 이런 감정들이 다시 나타나는데, 아마 다른 의사들도 그럴 것이다. 사람들은 우리가 중환자실 의사로서 언제 어느 때라도 어떤 병이든지 고칠 수 있고, 1만3천 개에 달하는 질환을 진단할 수 있고, 6천 가지 약물을 사용하고 4천 가지 외과 시술을 능숙하게 해낼 것이라고 기대한다. 이러한 기대를 받으면서 자기 자신에 대해 확신할 수 없는 기분이 드는 것은 당연하다. 우리는 가정의와 다름없이 모든 의학에 정통하면서도, 가장 중증인 환자에게만 의료를 제공한다. 우리에게는 단순히 의학 지식을 암기하는 기술보다 올바른 질문을 하고 답을 찾을 수 있는 능력이 더 중요하게 여겨진다. 병원에서 우리는 종종 가면을 쓰고 예고 없이 다른 의학 전문 분야에 뛰어들어 수년 동안 접해 보지 못한 증상을 치료한 뒤, 도착할 때 그랬듯이 신속하게 자리를 떠난다. 우리는 증거 기반의 사고와 빠른 대응 능력을 바탕으로 문제를 해결하는 전문가이다.

내 경력에서 주목할 만한 순간들은 단순히 의학적 사실을 기억하는 능력보다 문제를 해결하는 능력과 연관되는 경우가 많았다. 내가 응급실에서 근무하던 어느 토요일 오후, 열 살 미만의 동네 럭비 선수 32명이 진흙투성이가 되어 분주한 대기실로 몰려온 적이 있었다. 상대 선수 중 한 명이 경기가 끝난 후 식사 시간에 카레에 멘톨 성분의 근육 크림을 넣는 짓궂은 장난을 했다. 32명의 아이들이 전부 물병을 들고 멘톨 때문에 타들어가는 입을 계속 물로 씻고 있었다. 근육 크림의 화학 성분을 확인한 후, 나는 아이들의 혀가 불타는 걸 걱정할 때가 아니라는 것을 알았다. 크림에는 활성 성분인 아스피린이 포함되어 있었다. 아스피린은 버드나무 껍질 추출물을 이용해 만든 것으로 고대 이집트에서는 통증 치료제로 사용되었다. 유감스럽게도 아스피린은 독성이 있는 약물이기도 해서 특히 어린이가 과도하게 복용할 경우 위험할 수 있다. 이제 나는 겁에 질린 아이들과 걱정하는 부모들로 가득 찬 대기실에 서 있었다. 전통적인 방식대로라면 모든 아이의 혈액을 검사해야 하지만, 시간이 많이 소요될 수 있기 때문에 그러한 방식은 이상적이지 않았다. 따라서 문제를 해결하기 위해 독창적으로 생각해야 했다. 나는 더러운 럭비화와 진흙 냄새가 짙게 나는 대기실 입구에 서서 큰 소리로 물었다. "여러분 중 누가 카레를 가장 많이 먹었나요?"

다행히 마른 소년 한 명이 손을 들었다. 그는 멘톨이 미각을 자극하기도 전에 식사를 빨리 끝냈고, 친구들이 빨리 먹는다고 놀렸다고 말했다. 우리는 그를 한쪽으로 데려가 혈액을 채취해 검사했다. 나는 검사 결과를 보고 안심했다. 살리실산(아스피린의 화학명) 수치가 치료가 필요한 수치보다 훨씬 낮았다. 그 소년이 또래와 비교해 마르고 카레를 많이 먹었다는 점을 고려할 때 나머지 선수들은 모두 경기를 계속해도 될 것으로 보아도 무방했다. 이 소년은 대표로 혈액검사를 받음으로써 다른 선수들을 바늘에 찔리는 위험에서 구했다. 그 뒤 최우수 선수상을 받을 자격이 있는 사람은 이 소년뿐이었다.

나는 의대 본과 시험에서 까다로운 문제에 답할 때 "이 답을 크게 세 부분으로 나누어 생각해 보자"라는 상투적인 말로 시작하면서 거드름을 부렸다. 이렇게 답을 시작하게 되면 몇 초 동안 내 두뇌를 자극할 시간을 갖게 되어 내가 약속한 세 가지 답변 중 적어도 하나를 생각해 낼 수 있었다. 하지만 "환자들이 중환자실에 어떻게 들어가나요?"라는 질문에는 실제로 세 가지 답변을 할 수 있다. 정문, 측문, 수술실 문을 통해서 들어갈 수 있다.

흔히들 응급실은 병원의 '정문'이라고 말하며 자동차나 응급 의료 헬기로 도착한 환자들이 사용하는 주 진입로이다. 응급 상황에서 직접 찾아오는 환자들도 있고, 실제로 내가 목격했던 것처럼 달리는 차량에서 뛰어내려서 응급실로 오는 환자들도 있다. 심박수, 혈압, 의식 상태 등 생리적 징후를 측정하여 위중한 상태로 판정된 환자는 곧바로 응급실에 있는 소생실로 이송된다. 소생실에는 개별 환자 구역이 적합하게 갖추어져 있어 중증 환자를 효율적이고 시기적절하게 돌볼 수 있다. 각 구역에는 비상 약물이 준비되어 있고 생명 유지 장치가 가까이에 비치되어 있으며 훈련을 받은 직원 여러 명이 위급한 상황을 대비하고 있다. 소생실은 신속하게 움직여야 하는 중환자실을 축소한 것과 같으며, 다른 점이 있다면 환자는 짧은 시간만 이곳에서 머무른다는 것이다. 이 단계에서 환자 소생을 위한 전문적 의료를 제공하는 의사도 있으며, 중환자 전문의는 중환자가 소생실로 이송될 경우 이곳을 방문하게 된다.

중환자 의학 전문의로 일하면서 내 낡은 호출기에 뜨면 정신이 번쩍 드는 번호가 있다. 병원에서 멀리 떨어진 동네 술집에 평화롭게 앉아 있다가도 소생실을 나타내는 숫자 915만 뜨면 부신에서 아드레날린이 분비된다. 이때가 종종 환자들을 돌보는 데 가장 흥미롭고 위험한 시점이다. 복잡한 외부 세계에 있던 청바지를 입은 환자가 흙과 피에 뒤덮인 채 갑자기 밀어닥치지만, 환자에 대한 사전 정보가 거의 없기 때문이다. 내가 당황하면 다른 의료진도 당황하고 그러면 또 다른 사람도 당황하게 된다. 당황해서는 절대 목숨을 구할 수 없다. 나는 앞으로 어떤 일이 벌어질지 전혀 알지 못한 채 머릿속으로는 최악의 상황을 그리며 빨간 문을 통과한다. 그리고 천천히 심호흡하고 내면의 대혼란을 가라앉히며 차분하게 보이기 위해 가면을 쓴다. 광란의 바다를 고요한 호수로 만들려고 노력한다. 중환자실 의료진은 환자가 중환자실에 입원해야 하는지 아닌지를 결정하는 것뿐만 아니라 진단을 내리거나 단기 계획을 세우는 것을 지원하면서 질병의 초기 단계에서 환자를 안정시키는 역할을 하기도 한다. 바다가 잔잔해야만 중태인 환자가 중환자실로 이동해 그들 여정의 다음 단계를 시작할 수 있다.

중환자실 환자 중 약 3분의 1이 '측문'을 통해 병원의 다른 병동에서 직접 이송되어 온다. 그들은 중환자실로 오기 전에 이미 며칠, 몇 주, 심지어 몇 달을 병원에서 보내다가 집중 치료가 필요할 만큼 악화하였을 수 있다. 아무런 정보도 없이 소생실에 입원한 환자와 비교하면 다른 병동에서 이송되어 온 환자를 돌보는 것은 매우 다른 점에서 어려움이 있다. 다른 병동의 의뢰 환자를 확인하기 위해 낯선 병동에 들어설 때, 나에게는 위독한 환자를 빨리 찾을 수 있는 비결이 있다. 병동을 둘러보면 한 침상 주위에 커튼이 쳐 있고, 커튼 아래에 여러 명의 간호사와 의사의 발이 보인다. 어떤 발은 가만히 서서 지켜보고 있다. 또 다른 발은 이리저리 정신없이 움직인다. 병상 가까이 다가가면 익숙한 신호음이 들린다. 커튼 주위를 둘러보면, 내가 이송될 환자에 대해 들었던 세부 사항이 눈앞에 그대로 펼쳐진다.

다른 병동에서 환자가 이송될 때는 다량의 정보도 같이 전달된다. 다양한 검사 결과, 엑스레이 결과, 여러 장에 걸쳐 작성된 기록, 다른 사람들의 의견이 포함되어 있다. 다른 사람의 의견은 자칫하면 가장 위험한 요소가 될 수 있다. 임상에서 발생하는 추론 오류는 무능력이나 부족한 지식 때문이 아니라 인간의 사고라는 소프트웨어 때문에 발생한다. 시간 압박, 많은 정보, 복잡성, 불확실성에 직면했을 때 인간의 뇌는 몇 가지 합리적인 지름길을 택한다. 우리의 뇌는 복잡한 사고의 필요성을 줄이기 위해 휴리스틱heuristic을 사용하고, 경험, 다른 사람의 의견, 우리를 안심시키는 결정에 의존한다. 이러한 사고방식은 인류의 조상이 열대의 사바나에서 짐승 떼를 만났을 때 그들의 생명을 구하는 데 도움이 되었다. 하지만 병동에서 중환자실로 이송된 환자를 치료할 경우에는 더 많은 생명을 구하는 데 휴리스틱이 도움이 되지 않는다.

예를 들어, 만약 오늘 동료가 외상 병동 환자가 교통사고를 당한 지 사흘 뒤에 중증 감염으로 숨이 가빠졌다고 말한다면 나는 본능적으로 그의 말을 믿게 된다. 그러면 혈액 검사 결과를 확인할 때 무의식적으로 기존의 가정을 확증하는 결과에 초점을 맞추고 보게 된다. 그런 다음 지난번 같은 병동에서 중증 감염으로 이송되었다가 사망한 환자의 얼굴을 떠올리며, 이번에는 다를 것이라고, 환자를 살리겠다고 다짐한다. 내 우둔한 뇌는 행복하지만, 비판적 뇌는 그렇지 않다. 하지만 나는 이런 식으로 지름길을 택하면서 사고 과정을 이대로 끝내는 걸 허용할 수 없다. 나의 또 다른 자아가 가려고 하는 이 지름길에 대해 경각심을 가지기 위해서는 통찰력과 훈련이 필요하다. 나는 원점으로 돌아가서 스스로 생각하고 논리적으로 판단해야 한다. 그리고 "만약 원인이 그것이 아니라면?"이라고 질문한다. 만약 내가 이러한 질문을 해보지 않는다면 나는 환자가 전혀 감염되지 않았으며 내부에서 과다한 출혈이 생겼다는 사실을 미처 발견하지 못할 것이다. 항생제와 생명 유지 기계는 도움이 되지 않을 것이란 게 확실하다. 환자의 출혈을 멈출 외과의가 필요하다. 다행히 전문분야로서 중환자 의학에서 이루어진 발전으로 인지 과학적 통찰력을 통해 인간에게 내재된 결함을 해결할 수 있게 되었다.

나는 많은 실수를 저질렀다. 하지만 나는 나쁜 의사는 아니다. 나는 비정상적인 환경에서 일하는 평범한 사람이다. 의료계에서 저지르는 실수는 대부분 지식이나 기술이 부족해서 저지르는 게 아니다. 나는 희귀한 질환을 잘못 진단하거나 최악의 순간에 복잡한 절차적 실수를 하지 않을까 걱정했었지만, 이런 실수는 한 적이 없다. 이제는 내가 지금까지 저지른 실수, 그리고 앞으로 저지를 수 있는 실수가 복잡한 것이 아니라 단순하고 예측 가능한 것이라는 것을 안다. 내일 쇼핑을 하거나 친구와 대화하거나 운전하면서 누구나 할 수 있는 실수와 같은 종류의 실수이다. 우리가 휴리스틱 방식에 따라 내리는 결정은 대체로 정확하지만, 틀릴 수도 있다. 우리는 어느 장소에 집 열쇠를 두고 왔다고 확신하고 같은 장소를 세 번씩 뒤져볼 수도 있고, 친구 이름이 헷갈려서 엉뚱한 사람에게 문자를 보내거나 생일 카드에 다른 사람의 이름을 적을 수도 있다. 상점을 방문했지만 정작 사려고 했던 물건을 안 사고 나오기도 한다. 그래도 인생은 계속된다.

하지만 슬프게도, 환자가 삶의 벼랑 끝에 있을 때는 이러한 단순한 실수가 재앙으로 이어질 수 있다. 회계, 은행, 소프트웨어 개발과 같은 다른 산업 영역에서는 실수가 허용된다. 하지만 의학에서 실수는 고통, 통증, 죽음을 초래할 수 있다. 게다가 인간이 저지른 실수로 인해 영향을 받는 것은 인간이다.

의료 과실을 인간적 실수로 인정함으로써 의료 체계의 점진적 변화가 가능해졌다. 이제 의사가 잠재적으로 심각한 영향을 초래할 실수를 범한다고 해도 환자가 피해를 당하지 않도록 예방하는 의료 체계를 확립해야 한다. 만약 내가 위가 아니라 정맥을 통해 관을 삽입하여 치명적인 양의 공기를 주입한다고 해도 그렇게 할 수 없도록 하는 특수한 부착물을 장착해야 한다. 집중 치료에서 실수가 발생하더라도 그것이 재앙적 실수가 아니라 적당한 실수가 될 수 있도록 보장하는 안정적인 체계를 확립해야 한다. 이러한 체계에서는 인간의 실수를 예상하고 보완하며, 안전장치를 중복해서 마련하고 복원해야 한다. 하지만 완벽한 체계를 갖추려면 아직 갈 길이 멀다.

지금까지 세 가지 혁신을 통해 개선이 이루어졌다. 혁신적인 저서 『체크! 체크리스트*The Checklist Manifesto*』에서 아툴 가완디Atul Gawande는 쇼핑할 때 사야 할 물건을 기억하기 위해 이미 사용되고 있는 기법을 의학계에 적용했다. 그가 소개한 세계보건기구World Health Organization, WHO의 '수술 안전 점검표Surgical Safety Checklist'는 매 수술의 모든 단계에서 환자의 이름과 알레르기를 확인하는 것과 같이 간단하지만 중요한 사항을 점검하도록 권장하여 수백만 명의 생명을 구했다. 우리는 이 점검표를 기관절개술과 일일 병동 회진과 같은 집중 치료 절차에 맞게 수정하여 사용하고 있다.

두 번째 혁신은 위기 상황에서 팀 행동을 개선하기 위해 항공업계 등에서 사용하는 기술에서 차용했다. 승무원자원관리 Crew Resource Management에 따라 팀 내에서 하급 직원이 고위급 구성원이 내린 결정에 이의를 제기할 수 있도록 함으로써 계층 구조를 평평하게 만들어 안전성이 향상될 수 있었다. 승무원 자원관리는 팀 구성원들이 재난이라는 안개 속에서 함께 모여 효과적이고 안전하게 협력하도록 지원한다. 이제 중환자실에서 응급 상황이 발생할 때, 나는 서둘지 않고 한 걸음 뒤로 물러서서 상황을 전체적으로 파악하고 역할을 할당하며 다른 사람이 제안하는 좋은 생각을 수용하여 실천한다.

마지막으로 노벨 경제학상 수상자인 대니얼 카너먼Daniel Kahneman이 쓴 삶에 관한 긍정적 저서 『생각에 관한 생각Thinking, Fast and Slow』을 통한 혁신이다. 이제 우리는 의료 과실이 사실상 인간 정신에 내재된 경향인 휴리스틱이 발현되는 것이라고 인정하고 있다. 이것은 의료인이 의료 행위를 수행하면서 일반적인 인지적 오류가 발생할 수 있음을 설명해 준다. 나는 기준점 편향의 증거를 매일 발견한다. 예를 들면, 어떤 환자의 최종 진단이 달라졌는데도 처음에 잘못 내린 진단명 라벨이 환자 자리에 계속 붙어 있는 경우이다. 나는 내가 희귀한 질환을 앓는 환자를 치료한 후에 다른 새로운 환자를 맡게 되면 그 새로운 환자가 이전 환자가 앓던 희귀한 질환이 있는지 확인하기 위해 검사를 하는 경향이 있다는 것을 알고 있다(가용성 편향). 나는 내가 내 직감을 확인하기 위해 정보를 찾고, 심리적 갈등을 일으킬 수 있는 불편한 사실들은 종종 제거하려고 한다는 것을 알고 있다(인지 부조화). 이러한 인간적 실수를 미리 알고 정신적으로 준비한다면 이러한 실수 자체가 목적이 되는 것을 막을 수 있다. 실수에 대해 아는 것이 더 나은 중환자 전문의가 되는 길이다.

마지막으로, '수술실 문'을 통해서 중환자실에 들어올 수 있다. 일부 환자들은 수술을 받고 난 후에 집중 치료를 받기 위해 중환자실에 입원한다. 원래 중환자실 입원을 계획하고 수술을 하기도 하고, 수술이나 마취로 인해 합병증이 발생해서 중환자실에 입원하게 되기도 한다. 특정 대수술의 경우 수술이 끝나면 일정 기간 집중적으로 관찰해야 하거나 인체의 장기가 기능할 수 있도록 의료기기를 사용해 장기를 지원해야 한다. 예를 들면 식도암 수술, 폐절제술, 심장 수술 등이 있다. 때로는 대수술은 아니지만, 환자의 건강상태가 좋지 않아 수술 후 중환자실 입원을 계획하고 수술하는 때도 있다. 이것을 예측하는 것은 어렵다. 일부 병원에서는 환자가 수술에 대응하는 능력을 분석하기 위해 수술 전 검사를 하기도 한다. 이러한 검사는 시간이 오래 걸리고 비용이 많이 들며 모든 환자가 할 수 있는 것은 아니다. 소비자용 웨어러블wearable 기술이 크게 발전하면서 나는 생리적 징후를 측정하는 시계를 착용하는 것이 침습적 검사를 대체할 수 있을지 생각하게 되었다. 이러한 연구는 아직 진행 중이긴 하지만, 아마도 향후 10년 이내에 웨어러블 기술을 통해 대수술 후 환자의 집중 치료를 위한 위험 예측 모델을 개선할 수 있을 것이다.

수술 후 중환자실에서 집중 치료를 받아야 하는 환자의 치료를 계획하는 것은 상당히 어려운 일이다. 계절적 요인으로 겨울에 입원하는 환자 수를 예측할 수는 있지만, 매일 중환자실의 수용력을 예측하는 것은 어렵다. 따라서 중환자실이 필요한 수술이라면 수술 전날 밤 병원이 얼마나 분주했느냐에 따라 환자의 운명이 결정될 수 있다. 교통사고로 중환자실에 입원한 환자에게 마지막 남은 병상을 내어주어야 할 때, 다음 날 아침 암 수술을 받은 후에 그 자리가 필요하게 될 환자는 어떻게 해야 하나? 외과 의사, 중환자 전문의, 간호사가 환자에게 미안하다고 몇 번이고 말하다 보면 그 말조차 공허하게 들릴 것이다. 중환자실이 100퍼센트 찰 정도로 수용력의 한계를 넘어 운영되어 수술이 연기되는 경우가 너무 흔하다. 수용력을 확대하는 것이 가장 확실한 해결 방안이지만, 그렇게 하기에는 비용이 상당히 많이 든다. 따라서 의료계에서는 의료 효율성을 높이기 위한 여러 해법을 모색하고 있다. 재무 부서에서는 의료 체계의 수용력을 환자 안전성을 위한 필수적 요소와 연관된 것으로 간주하기보다는 부진함을 개선할 수 있는 요소로 여긴다. 융통성이 없다면 체계는 부러지기 쉬운 경직된 체계가 될 것이다.

한 가지 혁신적인 해법은 병상이 없는 집중 치료 구역을 만드는 것이다. 병상이 없어서 발생하는 문제를 해결하기 위한 해결책이라고 하기에는 이상하게 여겨질 수 있지만, 때때로 중환자실 병상이 부족한 것은 상태가 호전된 중환자가 이송될 일반 병동에 옮길 자리가 없기 때문인 경우가 있다. 따라서 집중 치료를 할 수 있는 물리적 공간만 확보된다면, 환자는 특정 외과 병동에 입원하고, 수술을 받은 다음, 그들이 처음 입원한 병동의 동일한 물리적 병상에서 집중 치료를 받을 수 있게 된다. 24시간 동안 집중 관찰 후, 그들은 처음 입원했던 병동의 동일한 물리적 공간으로 돌아가면 된다. 그리고 이 과정을 반복한다. 이 간단하면서도 효과적인 전략으로 이전에는 대부분 취소되었을 수 있는 수술 수백 건을 작년에 진행할 수 있었다.

코펜하겐의 그 길고 무더운 여름 이후 65년이 지난 지금, 중환자실의 모습은 매우 달라졌다. 지금은 서양의 거의 모든 응급 병원이 중환자를 돌보기 위해 특별히 설계된 전용 구역을 갖추고 있다. 이제 1952년 코펜하겐에서 소아마비 전염병이 창궐했을 때처럼 환자를 살리기 위해 의대생이 교대로 호흡기 역할을 할 필요가 없다. 오늘날 중환자 의학은 기술적인 측면에서, 그리고 고도로 전문화된 의료진, 의약품, 의료 요법 측면에서 의료 발전의 중심에 있다. 이러한 요소들에 따르는 비용도 엄청나다. 영국에서 중환자실 하루 입원비는 무려 3천 파운드에 달한다. 환자를 치료하는 데는 이러한 비용 외에도 막대한 인적 자원이 필요하다. 일반적으로 집중 치료 팀은 환자 1명을 담당하는 전담 간호사, 의료 보조, 일반의와 전문의, 물리치료사, 영양사, 작업치료사, 사회복지사, 심리학자 등 다양한 지원 서비스를 제공하는 사람들로 구성된다. 집중 치료에 들어가는 비용이 상당히 크다는 우려도 있지만, 약물 치료 등 일차 진료 환경에서 사용되는 다른 여러 가지 치료법과 비교하면 중환자실에서 환자를 치료하는 데 들어가는 비용이 더 적은 것으로 나타났다. 예를 들어, 분석에 따르면 중환자실에서 환자의 목숨을 구하는 데 들어간 비용은 약 4만 파운드인 반면, 혈중 콜레스테롤이 높은 환자를 스타틴제제를 사용하여 치료하는 데는 22만 파운드가 들어간다.

　가장 위독한 환자를 중환자실에서 치료하면 환자가 사망할 확률을 크게 줄일 수 있다. 중환자의 평균 사망률은 의료 체계, 훈련, 장비의 개선과 증거 기반 치료법 덕분에 점진적으로 감소하는 추세이다. 현재 세계적으로 집중 치료를 받는 중환자는 3천만 명이 넘으며, 그중 2천 400만 명이 살아남는다. 비비가 최초의 중환자실 환자가 된 이후, 중환자 집중 치료를 통해 약 5억 명의 사람들이 중대 질환을 이겨낸 것으로 추정된다. 중환자 의학의 목표는 생명을 유지하는 것에 국한되지 않는다. 내가 어느 어머니의 눈을 보며 아들을 살리기 위해 할 수 있는 모든 것을 하겠다고 말할 때, 나는 아들이 아프기 전에 누렸던 삶의 질을 유지할 수 있도록 노력하겠다는 뜻으로 말한다. 증거에 따르면 집중 치료는 단순히 환자의 목숨을 구할 뿐만 아니라, 환자들이 중대 질환을 이겨내고 의미 있는 삶을 영위할 가능성을 크게 높일 수 있다.

세계 최초의 중환자 집중 치료를 받은 지 20년 후 비비는 성장했으며 사랑하는 사람과 약혼도 하고 늘 독서를 즐기며 살았다. 비비의 삶은 다채롭고 웃음으로 가득했다. 하지만 비비가 30세가 되던 해, 그녀의 상태는 심각하게 악화했다. 비비의 폐는 허약해졌고 호흡은 얕아졌다. 비비는 다시 입원했지만, 이번에는 소아마비 때문이 아니라 애초에 죽음을 면하면서 생긴 후유증 때문이었다. 그녀의 얕은 호흡은 재발성 흉부 감염이 발생했음을 뜻했다. 그녀는 1971년 9월에도 폐렴으로 입원한 적이 있었지만, 이번에는 달랐다. 이번에는 집으로 돌아갈 수 없었다. 그녀는 32세의 나이로 평안한 죽음을 맞았다. 비비는 20년 전 집중 치료를 받은 후 제2의 인생을 살 수 있었지만, 이제는 집중 치료로도 그녀를 살릴 수 없었다. 67년이 지난 후, 여전히 집중 치료로 모든 생명을 구할 수는 없으며 아직도 배워야 할 것들이 많이 남아 있다. 환자가 집중 치료를 받고 회복한 지 수년 후 그러한 치료가 환자에게 어떤 영향을 미치는지에 대한 연구가 이루어져야 한다. 치료할 수 있는 환자뿐만 아니라 치료해야 하는 환자를 둘러싼 윤리적이고 도덕적인 문제에 관해 논의해야 한다. 전문성을 발달시켜 비비와 같은 환자가 병원에 재입원하게 되면 죽지 않게 해야 한다. 우리가 무엇을 할 수 있고, 무엇이 올바르며, 무엇이 그릇되었는지를 대중에게 보여주어야 한다.

2장

면역계

문지기, 방어자, 배신자, 공격자

열일곱 살 학생이었던 크리스토퍼는 앞날이 창창했다. 여행을 좋아했던 그는 대학교에 들어가기 전에 호주로 두 번째 여행을 떠나려고 준비하고 있었다. 그러나 막판에 마음을 바꾸어 친구들과 함께 케냐를 여행하기로 했다. 그 결정으로 이후 크리스토퍼와 그의 친구, 가족의 삶은 완전히 바뀌었다. 또, 내 삶도 바뀌었다.

크리스토퍼의 아버지는 아들이 이렇게 갑자기 아프리카로 가겠다고 결정한 것을 탐탁지 않아 했으며, 아들이 아프리카로 가지 않기를 바랐다. 아버지는 크리스토퍼와 그의 친구들이 공항으로 떠날 때, 아들의 새 여행 배낭과 자동차 지붕에 빨간 털실을 묶었다. 그리고 아내에게 크리스토퍼가 무사히 집에 돌아오면 그 털실을 풀겠다고 말했다. 크리스토퍼는 아프리카의 빈민 지역에 사는 어린이들을 돕는 자원봉사 활동을 하는 것이 꿈이었다. 이러한 활동을 하면서 다른 사람의 일상을 체험하여 자신에게 익숙한 관점이 아닌 새로운 관점으로 삶을 경험해보고 싶었다. 아프리카로 떠난 지 2주 후 크리스토퍼는 친구들과 함께 케냐산으로 등산을 하러 갔다. 폐가 건강하고 갈비뼈도 튼튼했던 그는 어느 노인 여성이 산에 오르는 것을 돕기도 했다. 그가 알고 지내던 동네 어린이들과 함께 산 정상에서 기념사진도 찍었다. 그들은 아프리카의 지붕이라고 알려진 킬리만자로로 하산한 후 호텔 수영장에서 같이 수영을 즐겼다. 밤이 되어 크리스토퍼는 잠을 청했고, 개코원숭이들이 내려와 그 이전에도 여러 차례 그랬던 것처럼 크리스토퍼가 수영한 수영장 물을 마시고 있었다.

다음 날 크리스토퍼는 열이 나고 마른기침을 하는 등 감기 증상을 보였는데, 이러한 증상은 감염 초기 단계에 해당했다. 아마도 기분 좋게 수영을 하던 중에 감염이 되었을 것이다. 외부 침입자를 막아주는 장벽인 피부에 상처가 생기면 바이러스, 세균, 곰팡이, 심지어는 원생동물과 같은 세균이 몸속으로 들어올 수 있다. 인간의 호흡은 폐의 작은 공기주머니인 폐포 수백만 개가 신체 외부의 오염된 공기뿐만 아니라 신체 내 혈류와도 끊임없이 밀접하게 접촉하면서 이루어지기 때문에, 폐를 통한 감염이 가장 흔하게 발생한다. 다른 경로로는, 비뇨기 계통을 통해 신체가 감염될 수 있으며, 장관 벽의 손상이나 장관 벽 침입, 또는 비강에 공기가 차면서 몸속에 공간이 형성될 때도 감염될 수 있다.

크리스토퍼는 다음 날 친구들이 등산하러 갈 때 자신은 쉬어야겠다고 결심했다. 오후 중반이 되자 그는 숨이 가빠졌고 짙은 녹색 가래를 토했다. 저녁 즈음에는 숨을 쉬려고 안간힘을 쓰면서 구토를 했다. 그는 지역 병원으로 이송됐고, 그곳의 의사들은 그의 폐가 감염되었다는 사실을 알게 되었다. 일반적으로 이마를 만져서도 체온을 알 수 있는데, 체온은 연중 가장 덥거나 추운 날에도 거의 일정하게 37도 내외를 유지하며, 분당 호흡수는 10회에서 15회 사이가 된다. 크리스토퍼는 체온이 39도가 넘었고 심박수는 분당 120회가 넘었으며 분당 호흡수 역시 25회로 매우 빨랐다. 그의 연약한 폐포 속으로 액체가 들어가면서 오른쪽 폐 아래쪽에서 균열이 생겼다. 지역 병원에서 흉부를 엑스레이로 촬영한 결과, 검은색으로 나타나는 공기가 있어야 할 자리에 흰색 거품 같은 것이 보였다. 이것은 흉부 엑스레이 소견인 경화consolidation를 뜻했다. 크리스토퍼는 폐렴에 걸렸다.

모든 형태의 생명체가 인간에게 감염을 일으킬 수 있다. 전 세계적으로 기생충과 연충(벌레)이 인간 감염의 주요 원인이 된다. 서양에서는 바이러스와 세균, 그리고 그다음으로는 곰팡이가 가장 큰 문제를 일으킨다. 핀 머리 모양의 표면에 10만 개의 바이러스가 부착될 수 있으며, 가장 작은 바이러스는 지름이 20나노미터에 불과하다(1나노미터는 1미터의 10억 분의 1의 길이에 해당한다-옮긴이 주). 또, 가장 작은 세균의 경우 5,000개, 곰팡이의 경우 500개가 부착될 수 있다. 이것들은 모두 작지만 활발하게 살아 있으며 인간처럼 복잡하고 진화한 유기체에도 통증을 유발하고, 심지어 죽음을 초래할 수 있다.

다발성 장기 부전을 일으키는 심각한 감염은 세균에 의해 가장 흔하게 발생한다. 세균은 세포 외벽을 형성하는 데 사용되는 화학물질에 따라 두 가지로 분명하게 구분된다. 1882년 덴마크 과학자 한스 크리스티안 그람Hans Christian Gram은 세균에 보라색 염료를 첨가해 식별하는 방법을 개발했다. 세균의 세포 외벽이 보라색으로 염색이 되는 경우에는 그람양성균, 염색되지 않는 경우에는 그람음성균이라고 일컫게 되었다. 이것을 그람염색Gram stain이라고 하는데, 이렇게 간단하게 식별하는 방법과 현미경 관찰 결과를 바탕으로 과학자들은 다양한 세균 유형의 가계도를 그릴 수 있게 되었다. 예를 들어, 그람양성이면서 구슬로 된 끈 형태를 띠는 것을 연쇄상구균, 군집처럼 형성되는 것을 포도상구균이라고 한다. 어떤 유형의 세균이 감염을 일으켰는지 식별할 수 있게 되면 병이 어디에서부터 시작되었는지 (예를 들면, 뇌가 아니라 폐에서 발생했다든지) 단서를 찾을 수 있으며 어떤 항생제를 사용할지 선택할 수 있게 된다. 크리스토퍼는 아프리카의 수영장에서 수영을 하다가 끈처럼 생긴 연쇄상구균에 감염되었을 것으로 추정된다.

크리스토퍼의 정맥으로 항생제가 주입되었다. 항생제는 심각한 감염에 가장 효과적이지만, 그의 상태는 악화하였다. 호흡이 점점 빨라지면서 얕아졌고, 그는 피로감을 느꼈다. 일반적으로 폐포는 산소 비율이 21퍼센트인 공기가 사람의 머리카락보다 200배 이상 얇은 층을 지나 혈류로 이동할 수 있게 해주는데, 크리스토퍼의 폐포는 감염된 물질로 가득 찼다. 이로 인해 공기에서 산소를 흡수하는 신체 능력이 먼저, 그러고 나서는 폐를 통해 이산화탄소를 배출하는 능력이 저하되었다. 혈중 이산화탄소 농도가 높아지면서 크리스토퍼는 나른해지고 의식을 잃었다. 크리스토퍼의 입과 성대 사이에 가운뎃손가락 굵기의 플라스틱 관이 삽입되었고, 근육이 수축하는 것을 막는 약물이 주입되었다. 이것을 기도삽관tracheal intubation이라고 하는데, 관 가장자리에는 상부 기도와 폐 사이를 단단히 봉하기 위해 부드러운 풍선이 장착되었다. 그의 몸에 생명 유지 장치가 장착되어 산소 비율이 높은 공기를 폐로 불어 넣고 수동적으로 이산화탄소가 포함된 숨을 내쉬게 했다. 크리스토퍼의 신체가 감염에 대한 면역반응을 일으켜 패혈증이 발생했으며, 이는 조직 손상과 장기 부전을 초래했다.

크리스토퍼가 비행기로 영국에 있는 중환자실로 이송된 후 내가 그와 함께 보낸 시간은 내 의료 인생을 완전히 바꾸었고, 나는 그 점에 대해 매우 감사하게 생각한다. 이 일로 나는 중환자 전문의가 되는 과정을 잠시 중단했다. 그리고 임상 훈련을 멈추고 연구 박사 과정을 마치는 데 몰두하면서 나 자신에게 던졌던 질문들에 대한 답을 찾기 위해 애썼다. 나는 3년 동안 패혈증이라는 심각한 감염의 초기 단계에 있는 중증 환자의 혈액 샘플을 채취하고 레이저, 염료, 효소, 현미경을 사용하여 면역계의 구성 요소를 관찰했다. 패혈증sepsis은 라틴어로 '썩다'라는 뜻인데, 나는 패혈증이 신체가 생존하기 위해 적절한 방식으로 반응하면서 발생하는 치명적이고 복잡한 질병이라는 것을 곧 알게 되었다. 면역반응이 과도하게 일어나면 크리스토퍼처럼 다발성 장기 부전이 생길 위험이 있다. 또, 면역반응이 발생하지 않으면 몸이 싸우지도 못하고 사망에 이를 수 있다. 면역반응은 동화 『골디락스와 곰 세 마리Goldilocks and the Three Bears』에 나오는 수프처럼 완벽하게 균형을 이루어야 한다. 너무 뜨겁지도, 또 너무 차갑지도 않은 수프처럼 적당하게 면역반응이 일어나야 한다.

일단 몸에 세균이 들어오면, 몸은 세균과 싸우게 된다. 1774년 영국의 시골 의사인 윌리엄 휴슨William Hewson 박사가 처음으로 확인한 백혈구는 우리가 유아기일 때부터 인체를 구성하는 모든 부위를 기억하고 외부 침입자를 찾기 위해 우리 몸 안을 계속해서 돌아다닌다. 만약 크리스토퍼의 폐를 감염시킨 세균처럼 신체 내에서 일반적으로 발견되지 않는 물질로 이루어진 세균이 있다면, 면역세포는 그 세균을 '비자기non-self' 물질이라고 인식한다.

다음으로 면역계를 효과적으로도 만들 수 있고 동시에 위험하게 만들 수도 있는 연쇄 증폭 과정이 이어진다. 이것은 마치 가파른 산 위에서 눈덩이가 굴러 내려오는 것과 비슷하다. 비자기 물질에 의해 활성화된 면역세포는 단순히 다른 세포에 호르몬 신호hormone message를 보내 도움을 청하여 그 부위로 결집하도록 한다. 면역세포들은 점점 더 빠르게 눈덩이처럼 커진 채로, 분비된 산화질소의 작용으로 부풀고 넓혀진 혈관을 통해 도착한다. 중증 폐부전을 포함한 다른 질병을 치료할 때, 환자가 호흡하는 공기에 산화질소를 첨가해 산화질소가 혈관을 이완시키는 성질을 이용한다. 새로 도착한 이 세포 중에는 침입자를 완전히 잡아먹을 수 있는 세포도 있다. 이들 세포는 다량의 강력한 '표백제bleach', 세균 벽을 관통하는 단백질 총알protein bullet, 심지어 세균의 DNA 청사진을 가로채어 세균이 자기 자신을 공격해 죽게 만드는 물질을 방출한다.

티 세포라고 하는 다른 면역세포 역시 도착한다. 티 세포는 생애 초기에 목에 있는 흉선에서 발달하는데, 마치 숙련된 경찰관처럼 행동한다. 만약 티 세포가 이전에도 동일한 침입자를 만난 적이 있다면 세균을 죽이는 단백질 항체를 다량으로 방출하고, 싸움에서 이기기 위해 더 많은 지원 세포를 불러 눈덩이처럼 점점 커지는 연쇄 증폭 과정을 계속한다.

하지만 더 많은 세포가 림프계 밖으로 쏟아져 나와 시간당 0.5미터가 넘는 속도로 조직의 내부 표면을 따라 움직이며, 마치 경찰 탐지견처럼 감염된 세포에서 미세하게 나는 신호를 탐지하기 위해 옆으로 빙글빙글 돌아가며 탐색한다. 이러한 과정에서 호르몬 방출로 열이 나고, 혈관이 충혈되면서 감염된 신체 부위가 부어오르며, 이 경찰 추격으로 기운이 완전히 소진되어 피곤해진다. 그런 다음 면역계가 제대로 작동되었다면 문제가 해결된다. 감염이 치료되고 신체는 회복되어 다음 날을 맞이할 준비를 할 수 있게 된다.

안타깝게도 면역반응이 항상 이러한 결과를 낳는 것은 아니다. 크리스토퍼의 사례에서 그의 몸이 감염을 치료하기 위해 사용한 면역반응은 바람직하지 않은 심각한 부작용을 초래했다. 감염이 중증으로 악화한 후에는 다발성 장기 부전이 발생할 수 있으며, 드물게는 경미한 감염 증상에도 다발성 장기 부전이 발생할 수 있다. 문제는 왜 이런 일이 발생하느냐는 것이다. 그 세 가지 주요 요인은 세균, 신체, 치료 요법이다. 먼저 크리스토퍼 사례를 살펴본 후 이 요인들에 대해 차례로 알아보겠다.

이제 크리스토퍼의 심장이 질환의 영향을 받기 시작했다. 강력한 항생제가 감염을 일으킨 수백만 개의 연쇄상구균 세포 표면에 구멍을 뚫어 공격하자 이 세균들은 죽기 시작했다. 그러나 이미 연쇄반응이 시작되었기 때문에 너무 늦어버렸다. 크리스토퍼의 몸은 세균을 죽이기 위해 지나치게 강력하게 반응했고, 이것이 그의 장기 건강에 영향을 미치기 시작했다. 혈압이 매우 낮아져서 혈액이 뇌와 신장으로 효과적으로 전달되지 못했고, 낮아진 혈압을 상쇄하기 위해 심박수가 증가했다. 건강한 사람의 심박수는 분당 60회 정도인데, 크리스토퍼의 심박수는 분당 140회 이상으로 높아졌고 쇼크가 발생했다.

크리스토퍼의 혈액 응고 체계 역시 세균에 반응했다. 그의 혈액은 걸쭉해지고 응고되기 쉬워지면서 손가락, 발가락, 신장으로 혈액을 공급하는 작은 혈관을 막았다. 그 결과 손이 차가워지고 손가락은 하얗게 되었으며 신장은 몸에서 생성된 노폐물을 여과하는 기능을 더는 할 수 없었다. 그러면서 다른 부위의 혈액은 너무 묽어져서 혈관에 삽입된 관 주변에서는 출혈이 발생했다. 의사가 크리스토퍼의 혈압을 높이기 위해 정맥에 주입한 액체가 이제 혈관 내벽 사이로 새어 나왔다. 몸이 감염에 반응하면서 보통의 경우에는 서로 다른 부위 간에 단단하게 유지되었던 결합이 파괴되었기 때문이다. 패혈증으로 인한 다발성 장기 부전이 발생했다. 우리는 한스 크리스티안 그람과 로베르트 코흐Robert Koch의 전통적인 기법을 사용하여 폐렴 연쇄상구균을 일으키는 세균을 식별하는 데 성공했다.

　독일 과학자 로베르트 코흐가 세균설을 발표한 지 140년이 되었다. 그는 최초로 감염이 '나쁜 공기'와 같은 다른 요인 때문에 발생하는 것이 아니라 눈에 보이지 않는 작은 세균에 의해 발생한다고 주장했다. 광학현미경의 발달이 이러한 혁명에 기여했는데, 이제 유리를 들여다보는 것으로 질병의 원인이 되는 생명체를 관찰할 수 있게 되었다. 140년이 지난 지금도 코흐가 개발한 방법과 크게 다르지 않은 방법으로 감염의 발생과 유형을 진단하고 있다는 사실이 놀랍다. 우리는 크리스토퍼의 감염 경로를 밝혀내기 위해서 혈액, 가래, 소변 샘플을 채취했다. 그런 다음 보라색 염료를 사용하여 그람염색을 하고 고성능 현미경을 사용하여 결과를 관찰했다. 이 과정은 여전히 어렵고 부정확하며 시간이 오래 걸린다. 환자의 감염 정도가 중증일 경우에는 환자의 상태가 호전되거나 환자가 사망하기 전에는 세균을 식별할 수가 없다. 이러한 과정을 개선할 수 있는 새로운 방법은 많다. 한 가지 방법은 DNA나 RNA와 같은 유전물질의 작은 조각을 식별한 다음 복잡한 전자도서관에서 검색해 세균의 유전자 배열이 이미 알려진 것인지를 파악하는 것이다. 또 다른 방법은 샘플에서 작은 세균 조각을 분리하여 이 세균

조각에 레이저 광선을 쏘고 이것의 상대적인 무게와 반사율을 분석하여 알려진 세균들과 일치하는 조각이 있는지를 확인하는 것이다.

이러한 방법들이 아무리 정확하다 하더라도 무엇이 있는지만 식별할 수 있으며, 무엇이 중요하고 무엇이 질병을 초래하는지는 확인할 수 없다. 이 점이 중요한 것은 우리는 일상에서 이미 많은 세균과 평화롭게 공생하고 있을 뿐만 아니라 실제로 세균이 우리 건강에 긍정적 영향을 미치기 때문이다. 나는 카디프대학교의 출중한 연구 팀과 공동으로 600만 년 동안 감염 유형에 따라 다른 방식으로 세균을 공격해 온 인간 면역계의 힘을 연구했다. 우리는 인간이 다양한 세균에 감염되었을 때 분비되는 화학물질 300개 이상을 조사했다. 그런 다음 경제학 및 인공지능과 같은 분야에서 개발된 기술을 사용하여 인체 전체가 어떠한 세균에 반응하는지를 예측했다.

이러한 새로운 기술을 바탕으로 크리스토퍼를 만난 지 10년이 지난 지금 우리는 인간 면역계의 고급 정보 분석을 활용해 감염을 진단할 수 있는 새로운 방법을 갖추게 되었다. 만약 내가 과거로 돌아갈 수 있다면, "무엇이 그의 병을 일으켰을까?"라는 부모님의 질문에 답할 수 있을 것이다. 어떤 세균이 있었는지, 어떤 세균이 그를 죽음에 이르게 했는지 어머니에게 말할 수 있을 것이다. 그랬다면 그의 상황을 이해하는 데 도움이 되었을 것이다.

다섯 살 소녀인 샘은 가슴에 공룡이 그려진 밝은 녹색 티셔츠를 입고 병원에 왔다. 샘은 공룡을 매우 좋아해서, 그녀의 어머니는 샘을 데리고 크레파스로 선사시대 그림을 그릴 수 있는 식당을 자주 찾았다. 샘은 전날 그 식당에서 음식을 먹고 나서 설사를 했는데, 설사에 피가 섞여 나와서 병원에 왔다. 어머니가 샘을 병원으로 데리고 온 것은 잘한 일이었다. 12시간 후 샘은 급성 신부전 증상을 보여 투석을 받아야 했다.

샘은 닭고기를 먹고 감염된 것으로 추정되었다. 그람염색 검사를 했을 때 세균은 보라색을 띠지 않았으며, 따라서 그람음성이었다. 그람음성균의 세포벽은 복잡한 면역반응을 일으키며, 이러한 면역반응은 지속되면서 점차 증폭된다. 이것이 연쇄 증폭 과정의 시작이고, 웃으면서 공룡을 가지고 놀던 샘이 불과 몇 시간 만에 위독한 환자가 된 이유이다. 인간이 세균과 접촉할 때마다 이러한 반응이 일어나지 않도록 막을 수 있는 변수는 숙주의 반응, 즉 신체이다.

인간의 면역계에는 여러 가지 피드백 루프feedback loop가 있어서 일반적으로 집 안의 온도 조절기처럼 면역반응의 '온도'를 적절하게 조정할 수 있다. 다시 말해 적당한 정도로 세균을 죽이거나 억제하고, 세균이 신체와의 싸움을 계속하지 못하게 막는다. 하지만 항상 그렇지는 않다. 온도 조절기의 온도를 너무 낮게 설정하면 세균이 빠르게 성장해 감염이 악화할 수 있다.

예를 들어, 류머티즘 관절염과 같은 질병을 통제하기 위해 면역계를 약화시키는 스테로이드와 같은 강력한 약을 먹을 때 이러한 반응이 일어날 수 있다. 마찬가지로 온도 조절기의 온도를 너무 높게 설정하면, 세균이 아니라 신체의 면역반응으로 인해 다발성 장기 부전이 발생할 수 있다. 샘의 경우는 대장균 0157이 보낸 매우 강한 신호 때문에 그의 면역계의 온도가 너무 높게 설정된 사례이다. 우리는 여전히 왜 이런 일이 일어나는지 완전히 이해하지는 못하지만, 면역계의 온도가 일부 사람들은 너무 높게 설정되어 있고, 또 어떤 사람들은 낮게 설정되어 있다는 것을 알 수 있다.

2001년 획기적인 인간 게놈 프로젝트로 인간 유전자 지도가 작성되기 이전에도 유전자 지도의 아주 사소한 차이가 질병의 위험과 그 결과를 근본적으로 달라지게 만들 수 있다는 사실은 분명했다. 이것은 낭포성 섬유증과 같은 질병에서 매우 명백하게 드러난다. 유전자 코드에 철자 오류가 하나만 있어도 수명이 짧아지는 심각한 질병이 발생할 수 있는데, 낭포성 섬유증 환자의 경우 평균 수명은 40년밖에 되지 않는다. 다행스럽게도, 치료 요법과 장기 이식의 발전 덕분에 내가 마지막으로 치료한 낭포성 섬유증 환자였던, 매우 강인하고 열성적이며 독립적인 45세 여성은 성공적으로 폐 이식을 받았다.

유전자적 특성에 따라 나타나는 결과는 법칙으로 정해져 있지 않으며 이례적이다. 보다 일반적으로 유전적 변이에 따른 다양한 수준의 위험성과 나타날 수 있는 결과는 확실하게 정해져 있기보다는 확률로 설명될 수 있다. 예를 들어, BRCA1 돌연변이 유전자가 있는 여성은 그렇지 않은 여성보다 평생 유방암에 걸릴 위험이 두 배 더 크지만, BRCA1 돌연변이 유전자를 보유하고 있는 여성 중 50퍼센트는 유방암에 걸리지 않는다.

유전자의 구성이 감염에 영향을 미치는 방식이 점점 명확해지고 있다. 무엇보다도 특정 감염성 질환에 걸릴 위험성이 더 높은 돌연변이가 분명히 있다. 이를 잘 보여주는 예로 겸상적혈구 성향이 있는 환자들이 말라리아에 걸릴 위험이 낮다는 사실을 들 수 있다. 심각한 건강 문제를 일으키는 유전적 결함인 겸상적혈구병과 비교하면 겸상적혈구 성향은 상대적으로 덜 위험한 질환인데, 서아프리카 사람 중 25퍼센트가 겸상적혈구 성향을 가지고 있다. 겸상적혈구 성향이 있을 경우 겸상적혈구병의 증상이 거의 발생하지 않고, 원생동물인 말라리아 원충이 인간의 적혈구에 들어가 말라리아를 유발할 가능성도 매우 감소한다. 인간 진화의 관점에서 볼 때 엄격한 의미에서 '질병'으로 분류될 수 있는 증상이 인간에게 도움이 되는 방향으로 인간이 진화하거나 변화할 수 있음을 명확하게 보여주는 사례이다. 물론 겸상적혈구 성향이 있으면, 말라리아에 걸릴 가능성이 줄어든다는 이점보다 단점이 훨씬 더 많다.

서유럽과 같이 말라리아 발병률이 낮은 지역에서는 겸상적혈구 성향의 상대적 장점은 사라지고 사소한 단점만 남게 되는 것에서 알 수 있듯이, 모든 상황에서 적응이 선택적 이익이 되는 것은 아니다. 가장 두드러진 예로는 인도 아대륙 출신 인구에서 당뇨병 발생률이 매우 높게 나타난다는 점을 들 수 있다. 인류 진화 역사에서 식량이 부족한 상황에서도 혈액 속에 함유되어 있는 포도당의 농도를 높은 상태로 유지하는 능력은 선택적 이익이었다. 이러한 고혈당 상태를 유지하는 것은 혈당을 조절하는 호르몬인 인슐린에 대한 내성을 발달시킴으로써 가능했다. 하지만 오늘날 인슐린 저항성은 제2형 당뇨병의 핵심 인자이고, 당뇨병은 통증과 고통을 유발하며 사망으로 이어질 가능성이 있다. 인도 출신 인구가 당뇨병에 걸릴 확률이 세계 평균보다 5배 더 크다. 크리스토퍼가 폐렴에 걸린 것과 비슷하게, 유전자는 일반적인 세균 질환에 걸릴 가능성에도 영향을 미친다.

감염병에 걸릴 가능성이 사람마다 다르다는 사실도 중요하지만, 질병에 대한 반응이 다르게 나타날 수 있다는 점이 훨씬 더 중요하다. 외부 세균의 침입에 대한 인체의 반응은 사람마다 근본적으로 다르다. 2014년 일련의 대담한 실험에서 미국 연구자들은 치밀한 의학적 감독하에 그람음성균 세포벽의 주요 성분인 지질 다당류를 건강한 지원자들 몸에 주입했다. 이들 중 일부 지원자는 대부분 미열만 약간 생기고 부작용이 거의 없었다. 일부는 심한 감기에 걸린 것처럼 몸이 아프다고 느꼈다. 그러나 소수 지원자는 초기 패혈증을 암시하는 증상을 보였다. 샘이 식중독에 걸리고 나서 급격하게 병이 악화한 것은 이러한 차이를 생생하게 보여주는 것일 수 있다. 세균 자체가 강력한 면역 신호를 유발했을 수 있지만, 그것이 샘의 유전적 성향과 결합하여 더 심각한 질병을 야기시켰을 수 있다.

몸 안에 들어온 세균이 확인되지 않은 상태로 계속 있게 되면, 건강이 악화한 지원자들은 몸의 면역반응으로 인해 사망할 수도 있었다. 이 연구는 고위험군 환자를 위한 치료법의 방향을 정하는 데 참고할 수 있는 자료가 될 수 있으므로 중요하다. 또한 가장 혜택을 받을 수 있는 사람들에게 새로운 치료법을 시험해 볼 수 있는 임상 연구였다는 측면에서 매우 중요하다. 안타깝게도 이 연구가 너무나 늦게 이루어져 일부 유망한 신약 개발이 좌초되었다. 가장 혜택을 받을 수 있는 인구 집단을 대상으로 한 맞춤형 의약품 개발이 진전되지 못하면서, 크리스토퍼와 샘을 포함한 대부분의 환자를 구하기 위해 우리가 선택할 수 있는 유일한 약물군은 항생제밖에 없었다.

1928년 과학자 알렉산더 플레밍Alexander Fleming은 그의 고향 스코틀랜드에서 가족들과 휴가를 보내고 그의 연구실이 있는 런던의 메리 병원으로 돌아왔다. 몇 주 전 플레밍은 서둘러 연구실을 떠났던 터라 그의 방은 다소 난장판 같았다. 그가 두꺼운 나무로 된 실험실 문을 열자 연구를 위해 배양하는 세균이 있는 접시 여러 개가 널려 있었다. 이후 이것은 역사상 가장 유용한 난장판이 되었다. 플레밍은 평범한 피부 세균인 황색포도상구균을 관찰한 후, 페니실륨 노타툼이라는 환경성 곰팡이가 샘플들을 오염시킨 것을 발견했다. 이 엄청난 실수는 플레밍의 실험을 망친 것이 아니라, 의학계에 엄청난 혁신을 가져왔다. 곰팡이 주변에는 마치 경계벽이 형성된 것처럼 황색포도상구균이 전혀 자라지 못한 영역이 명확하게 구분되어 있었다. 곰팡이가 세균의 성장을 억제한다는 사실의 발견으로 세계 최초의 항생제인 페니실린이 탄생했다. 이 우연한 실수는 그 후 90년간 전 세계적으로 약 2억 명의 목숨을 구할 수 있었다.

의학이 실질적으로 효과를 볼 수 있을 정도로 혁신과 보조를 맞춰 빠르게 발전하는 경우는 드물다. 1942년 뉴욕에서 온 33세의 간호사 앤 밀러가 최초로 이 새로운 약물로 치료받기까지는 14년이 걸렸다. 그녀는 크리스토퍼를 감염시킨 것과 동일한 연쇄상구균 중증 감염으로 뉴헤이븐 병원에 입원했다. 그녀는 유산 후 감염이 되었지만, 실험용 약물을 대량생산하는 제약 회사 머크에서 개발한 페니실린 5.5그램 덕분에 살 수 있었다. 페니실린을 처음 투여받은 지 24시간 만에 상태는 급속히 호전되었고 감염이 완화되어, 나중에는 세 아들을 둔 자랑스러운 어머니가 될 수 있었다. 그녀는 1999년 90세의 나이로 사망했다. 페니실린의 임상 사용이 지연된 것은 대체로 의약품을 소규모 연구를 위해 생산하던 것에서 벗어나 의료 분야에서 안정적으로 사용할 수 있도록 공급망을 전환하는 과정이 복잡하기 때문이다. 플레밍의 실수가 가져온 혁명을 인류에게 이익이 되는 실질적인 치료법으로 전환하기 위해, 플레밍, 하워드 플로리Howard Florey(옥스퍼드대학교의 병리학 교수)와 그의 동료 에른스트 보리스 체인Ernst Boris Chain(독일 생화학자)은 그들의 기술을 총동원했다.

플레밍이 획기적인 발견을 한 지 거의 90년이 지난 지금도 매일 세균 감염을 치료하기 위해 페니실린을 바탕으로 하는 치료법이 사용되고 있다. 세균을 공격하는 항생제는 현재 사용되는 주요 치료법 다섯 가지 중 하나로 15가지 종류가 있다. 세균의 단단한 외부 세포벽을 파괴하는 항생제도 있으며, 세균의 증식 자체를 완전히 중단시키는 항생제도 있다. 또, 어떤 항생제는 세포 내부의 DNA 생산 구조를 가로채거나 단백질 생산의 마지막 단계를 방해하기도 하며, 세균 내부의 필수 과정을 조정하고 수행하는 복잡한 막 구조를 파괴한다.

길거리 싸움이 대부분 그러하듯이, 이러한 공격에는 강력한 방어가 있게 된다. 세균은 기발한 방법으로 항생제에 사용되는 물질을 비활성화하거나 파괴하여 피하려고 한다. 세균은 4분마다 증식하기 때문에 순식간에 유전자 돌연변이가 무작위로 발생하여 축적된다. 이 과정에서 항생제를 중화하는 능력을 갖추게 된다. 세균이 내성을 갖게 된 것이다. 놀랄 것도 없이, 내성을 갖게 된 세균은 생존할 가능성이 더 높아서 다음 세대에 이러한 저항 유전자를 물려준다. 심지어는 플라스미드plasmid라고 하는 단백질 꾸러미의 운동을 통해 내성이 없는 다른 세균에게 내성 유전자가 전달될 수도 있다.

내성을 지닌 세균은 개별 환자에게 문제를 일으킬 수 있다. 환자가 항생제를 투여받은 후 처음에는 상태가 개선되다가 세균이 내성을 갖게 되면 같은 항생제가 더는 효과가 없게 되어 상태가 더 악화할 수 있다. 이러한 내성 균주는 특정 인구나 지역에서 더 큰 문제를 야기할 수 있다. 항생제에 내성을 지닌 세균이 새로운 것은 아니지만, 지난 30년 동안 새로 발견된 항생제 유형은 테익소박틴teixobactin이 유일하다. 테익소박틴이 혁신이라고 여겨지기는 하지만, 실제로는 기존의 일부 항생제 유형과 유사하게 세균의 세포벽에 작용하는 단순한 방식으로 작용한다. 차이가 있다면 테익소박틴은 다른 항생제와는 달리 세포가 지방을 생성하는 것을 차단하는 메커니즘을 사용한다는 것이다.

의약품의 개발은 세균이 항생제 내성을 발달시키는 속도를 따라잡지 못하고 있다. 가장 흔한 세균으로서 혈류 감염을 일으키는 대장균(샘이 감염된 균)과 결핵균 중에 모든 항생제에 내성을 가진 균주가 있으며, 대형 제약 회사들은 이러한 작은 세균과의 전쟁에서 지고 있다. 세계보건기구는 세계의 안전을 위협하고 새로운 항생제 개발 지원을 위한 국제사회의 노력에서 가장 큰 걸림돌이 되는 것이 항생제 내성이라고 강조했다. 항생제를 개발하는 것은 시간과 비용이 많이 소요되며 헛된 희망을 불러일으키기 쉽다. 게다가 중증 감염은 제한된 시간 안에 빠르게 치료해야 한다는 점 때문에 신약 개발 비용을 감당해야 하는 제약 회사가 재정적 어려움을 겪게 된다. 환자의 상태가 호전되면 신약 개발 비용과 관련된 약물이 더는 필요하지 않게 되지만, 상태가 악화하면 환자는 사망에 이르게 된다. 류머티즘 관절염과 같이 흔한 평생 질환을 치료하는 약을 개발하는 경우에는 수익 모델을 쉽게 설계할 수 있지만, 흔하지 않은 세균에 감염된 환자를 효과적으로 치료할 요법을 개발하는 것은 재정적 이익이 되지 않는다. 세계는 중증 감염에 대한 효과적인 치료법이 없어 시간이 해결해 주길 기다리거나, 막연한 희망이나 환자의 죽음만이 해결책이었던 항생제 이전의 시대로 되돌아가길 바라지 않는다. 따라서 새로운 항생제를 연구하기 위해 국제사회의 협력, 중앙정부의 자금 지원, 산업계의 참여가 필요하다.

항생제는 중환자실에서 중증 환자 치료에 가장 흔하게 사용되는 약물 중 하나이다. 항생제 내성을 고려하는 것도 중요하지만, 중증 감염으로 인한 다발성 장기 부전이 있는 중환자를 치료할 때는 다양한 균주의 세균을 효과적으로 죽일 수 있도록 적용 범위가 넓은 강력한 항생제를 찾는 것 외에는 선택의 여지가 없다. 여러 의학 문헌에서 항생제 투여가 1시간이라도 지연될 경우 사망 확률이 거의 8퍼센트 증가한다는 사실을 제시하며 조기에 강력한 항생제를 사용해야 한다는 점을 뒷받침한다. 중증 감염일 경우 이미 사망 확률이 20퍼센트가 되기 때문에 누구도 추가적인 위험을 감수하기를 원하지 않는다.

물론 이러한 연구는 완벽하지 않으며, 이미 몸 상태가 좋지 않은 환자들에게 세균을 조각내며 효과적으로 죽이는 강력한 항생제를 사용하는 것이 오히려 해로울 수 있다는 의견도 있다. 앞서 설명한 바와 같이, 장기 부전을 일으키고 사망을 초래하는 것이 병원균 자체가 아니라 감염에 대한 환자의 신체 반응인 경우가 자주 있다. 따라서 세균을 분해하면서 면역기능을 활성화시키는 약물이 해가 될 수 있다. 이러한 이론적 우려에도 불구하고, 국제적인 지침은 중증 감염자에게 항생제를 조기에 투여하고, 감염병터를 제거하는 '원천 통제'가 최대한 빨리 이루어질 것을 권장한다.

매우 심각한 상태로 병원에 입원한 지 닷새 만에 샘의 증상은 많이 호전되었다. 정맥으로 투여한 강력한 항생제는 감염을 치료하는 데 적합했다. 샘의 몸이 대장균에 격렬하게 반응했지만, 효과가 있었다. 샘의 심장박동을 돕기 위해 투여한 약물은 용량을 서서히 줄이다가 완전히 사용을 중단했다. 샘의 침대 옆에서 며칠 동안 그녀의 신장 기능을 보조하던 의료 장비가 요란하게 돌아가다가 이제 작동을 멈추고 조용해졌다. 샘의 어머니는 신선한 소변을 보고 이렇게 감사하게 되리라고는 생각지도 못했다. 그녀는 샘의 소변 주머니에 소변이 모이자 샘의 신장이 제 기능을 하는 것을 알고 매우 기뻐했다. 샘은 집중 치료를 받으면서 적절한 진단을 받고 적절한 시기에 적절한 약물을 투여 받았으며, 그로 인해 몸을 회복할 수 있는 충분한 시간을 확보했다. 이렇게 해서 샘은 어린아이에서 어른으로 성장할 기회를 얻게 되었다. 샘은 5일 전에 내 시선을 끌었던 공룡

티셔츠를 입고 우리에게 작별 인사를 했다. 샘을 다시 볼 일은 없겠지만, 다시 만나지 않는 게 좋은 일이었다.

안타깝게도 크리스토퍼의 상황은 달랐다. 그는 병을 앓게 된 지 3주가 지나서야 비행기로 영국으로 돌아왔고, 여전히 의식이 없고 생명 유지 장치를 부착한 상태였다. 그 당시 그의 폐를 통과할 수 있는 산소량이 너무 적어 분당 300회 이상 호흡할 수 있도록 의료기기에 의존해야 했다. 이 기계는 사람이 정상적으로 호흡하는 방식이 아니라 개가 숨을 헐떡이는 것과 같은 방식으로 산소를 전달한다. 아프리카에서 그의 폐에 침투한 세균을 효과적으로 죽이는 것으로 알려진 항생제가 일찍이 투여되었지만, 크리스토퍼는 죽어가고 있었다. 그는 인류 역사보다 더 오래된 고대 세균인 폐렴 연쇄상구균 때문에 죽어가는 것이 아니었다. 감염되고 몇 주가 지나고 나서 그 세균에 대한 신체의 반응으로 인해 죽어가고 있었다. 크리스토퍼의 신체가 그를 죽이고 있었지만, 매우 애석하게도 우리가 할 수 있는 일이 없었다.

나는 크리스토퍼가 중환자실에서 열여덟 번째 생일을 맞았던 날을 기억한다. 촛불이 켜지고 풍선이 나부꼈으며 주위에는 크리스토퍼가 행복했던 순간을 담은 사진들이 걸렸지만, 그는 점점 마르고 약해졌다. 크리스토퍼는 진정제 투여량이 줄어들면서 의식을 회복했지만, 의식이 있는 시간이 점점 짧아지면서 어머니에게 "내가 뭘 더 할 수 있을까?"라고 묻곤 했다. 아프리카의 지붕인 킬리만자로산의 어느 그늘 아래에서 기침한 지

12주 만에 크리스토퍼는 숨을 거두었다. 그가 떠나는 순간에 그의 가족들은 번갈아가며 그의 손을 잡아주었다. 그는 패혈증으로 사망했다. 현존하는 최고의 치료법을 동원하더라도 중증 패혈증 환자 다섯 명 중 한 명은 살아남지 못한다.

10년이 지난 후 나는 크리스토퍼의 가족을 방문했다. 아버지의 자동차 지붕에는 여전히 빨간 털실이 묶여 있었다. 가족이 중병으로 사망하는 것이 남은 가족에게 미치는 영향에 대해서는 이 책의 후반부에서 살펴보겠다. 나는 크리스토퍼의 사례를 절대 잊을 수 없었고, 그 후 몇 달, 몇 년이 지나도 중증 감염 환자를 만날 때면 종종 그가 생각났다. 그리고 감염을 조기에 적극적으로 치료해야 한다는 생각이 더 강해졌다.

나는 프랑스에서 가족들과 휴가를 보낸 후 돌아온 첫날에 25세의 카트린을 만났다. 그녀의 상태는 매우 좋지 않았다. 가족들은 카트린이 가끔 습진과 구순 포진이 생기는 것 외에는 매우 건강했다고 설명했다. 일주일 전부터 카트린은 열이 나고 숨쉬기가 어려워졌으며 가래가 나오기 시작했다. 흐린 월요일 아침에 내가 카트린을 만났을 때, 그녀는 폐부전과 신부전으로 생명 유지 장치의 도움을 받고 있었다. 가족은 카트린이 살아날 가망이 없다는 말을 이미 들은 상황이었다. 가장 강력한 항생제가 이미 투여되고 있었지만, 폐 상태는 호전되지 않고 악화하고 있었다. 뭔가 잘못된 것 같았다. 치료하는 데도 카트린은 왜 샘처럼 낫질 않는가?

프란체스코회 수도사였던 윌리엄이 창안한 '오컴의 면도날 Occam's razor'은 의학에서 선호되는 원칙이다. 이 원칙에 따르면, 문제를 해결할 때 가장 단순한 것이 가장 올바른 해결책인 경우가 많다. 그렇다면 왜 카트린의 감염은 처치 후에도 치료되지 않는 걸까? 그 답은 간단했다. 카트린은 감염되지 않았다. 그렇다면, 그녀의 몸 상태는 왜 그렇게 된 것일까?

감염을 나타내는 여러 증상이 발현되었지만, 그러한 증상들은 감염으로 인한 것이 아니었다. 만약 심각한 교통사고가 발생하면, 그 후 24시간 안에 심장박동수가 빨라지고 체온이 올라가며 감염 가능성을 판단하는 혈액 수치가 높아진다. 이 '급성기 반응'은 중증 감염에 걸렸을 때 나타나는 증상과 유사하며, 증상이 감염으로 인한 것인지 아닌지를 구별하는 척도는 환자에 대한 지식이다. 우리는 가족들로부터 카트린과 관련된 상세한 이야기를 듣고 검사 결과를 면밀히 검토하며 그녀의 신체 구석구석을 조사했다.

중환자실을 방문하는 사람들이 병실이 복잡하다고 말하는 경우가 종종 있다. 중환자실에는 신호음이 나는 의료기기, 약물을 주입하는 기기, 특수 모니터로 가득하기 때문에 압도되는 느낌을 받을 수 있다. 하지만 실제로 중환자실에서 중요한 것은 이러한 장비가 아니다. 물론 기술도 중요하지만, 집중 치료에서는 이보다 훨씬 더 단순한 요소, 바로 시간이 가장 중요하다. 팀 전체가 가장 절실하게 도움이 필요한 소수의 환자를 돌보기 위해 헌신적으로 노력하는 시간이 무엇보다 중요하다. 환자들의 이야기를 경청하고, 십여 건의 검사 결과를 일일이 검토하며, 환자들의 신체를 속속들이 관찰할 시간이 필요하다. 또한, 우리는 의료기기를 사용하여 환자의 신체가 회복할 수 있는 시간을 확보할 수 있다. 볼테르Voltaire는 "의학의 기술은 자연이 병을 치료하는 동안 환자를 달래는 것"이라고 말했다. 중환자실이 아무리 복잡하다고 해도 마찬가지이다.

카트린의 가족들은 카트린이 구순 포진이 잘 생겼고, 한번 생기면 재발하거나 오래 지속하는 경우가 많았다고 말했다. 그럴 때면 카트린은 상당한 피로감을 호소했는데, 이상하게도 그녀 외에는 가족 중 누구도 구순 포진이 생기지 않았다. 게다가, 가래와 소변에 피가 묻어 나왔다. 혈액 검사 결과 감염을 가리키는 혈액 수치가 높게 나왔지만, 중증 감염에서 예상되는 것만큼 높지는 않았다. 혈액, 소변, 가래에서 세균을 채취하기 위해 여러 번 시도했지만 아무것도 발견할 수 없었다. 우리는 카트린의 증상이 감염을 가장한 다른 질병이라고 생각하게 되었다.

다양한 증상에서 면역반응은 매우 비슷하게 일어난다. 어떤 경우에는 신체에서 외부 병원체를 대상으로 면역계가 작동하는 것이 아니라, 자가면역을 일으켜 건강한 정상 조직을 직접 공격할 수 있다. 이러한 자가면역질환에는 여러 유형이 있으며, 한 환자에게서 질환이 무리cluster로 나타나는 경우가 종종 발생한다. 습진, 꽃가루 알레르기, 천식, 당뇨병, 백반증 등이 흔히 볼 수 있는 자가면역질환으로 수백만 명의 사람들이 이 병을 앓고 있다. 또한, 중증 자가면역질환인 혈관염은 면역계가 이상 반응을 일으켜 다름 아닌 면역세포를 운반하는 혈관을 공격하면서 발생한다. 혈관은 몸 전체에 퍼져 있기 때문에 이 증상은 뇌졸중에서 심장마비까지 다양한 질환을 모방하기도 하고, 카트린의 경우처럼 폐부전과 신부전을 일으키는 감염을 모방하기도 한다.

카트린의 가족들은 중환자실에서 카트린의 침대를 지키면서 매일 새로운 사람들을 마주하곤 했다. 가족들은 간호사들과는 곧 익숙해졌지만, 물리치료사, 영양사, 약사, 작업치료사, 언어치료사 등 이름을 기억할 수 없을 정도로 많은 이들을 만났고, 3일째가 되자 카트린의 대가족 수보다 더 많은 사람이 카트린을 돌보고 있었다. 중환자 치료에서 핵심적인 역할을 담당하는 사람은 중환자 전문의로서, 중환자 전문의는 복잡하고 끊임없이 변화하는 의료 현장에서 오케스트라 지휘자가 되어야 한다. 의사뿐만 아니라 이러한 다양한 전문가들의 노력과 헌신으로 환자의 생명을 구할 수 있다.

객원 전문의들도 중환자 치료에 중요한 역할을 한다. 이들은 심장학이나 신경학과 같은 분야의 전문가로서, 우리는 이들 전문가의 조언을 받아 치료 계획을 조정한다. 카트린의 경우, 우리는 자가면역질환 치료 경험이 풍부한 류머티즘 전문의 내시Nash 박사의 도움을 받았다. 내시 박사는 임상적 통찰력, 환자를 대하는 태도, 호기심 많은 성격으로 유명한 류머티즘 전문의로 신체의 모든 부위에 영향을 미치는 질병을 전문으로 한다. 내시 박사는 이상하고 기묘한 질병들을 진단하고 효과적으로 치료하기 위해 복합적인 노력이 필요한 중환자실에서 의지할 수 있는 대단히 믿음직한 사람이었다. 내시 박사는 트레이드마크인 트위드재킷을 입고 검은 안경을 쓴 채 카트린을 만났고, 카트린에 대한 정보를 다시 한 번 꼼꼼하게 살펴봤으며, 우리가 진행한 검사의 결과를 검토했다. 그는 눈을 번뜩거리며 우리가 제기한 의구심에 동의했다. 감염이 아니라 면역체계가 자기 자신을 공격하는 질환이었다. 구강궤양, 객혈(기침할 때 피가 나오는 것), 신부전 등이 복합적으로 작용하는 것은 혈관에 염증이 생기는 베체트병의 증상이었다. 우리는 의료기기의 도움으로 카트린의 시간을 벌 수 있었고, 이제 그녀의 상태를 이해할 수 있었다.

인간의 면역계가 왜 자기 자신을 공격할까? 이것이 지난 100년 동안 연구자들이 던진 질문의 핵심이다. 독일의 면역학자이자 노벨상 수상자인 파울 에를리히Paul Ehrlich는 면역계의 자기 파괴에 대한 혐오감을 설명하는 '자가독성공포horror autotoxicus'라는 용어를 만들었다. 이러한 과정에 대한 명확한 답은 아직 없지만, 무엇이 영향을 미치는지에 대한 단서는 있다. 특히 1989년 면역학자인 데이비드 스트라찬David Strachan이 발표한 '위생 가설clean hypothesis'은 이후 진행된 응용 연구에서 지침이 되었다. 이 가설에 따르면, 지난 600만 년간 진화해 온 인류 역사에서 면역계의 발전은 가장 큰 성과 중 하나였다. 면역계는 종으로서 인류의 생존에 매우 중요하며, 인류가 다른 생명체와 더불어 존재할 수 있게 해주었다. 인류는 수백만 개의 다른 생명체와 나란히 살아가고 있을 뿐만 아니라, 피부 표면이나 피부 밑에서 사는 미세한 생명체와 공존하는 생태계에서 살고 있다. 대부분의 시간 동안, 매일 기생충, 벌레, 세균, 바이러스로 인해 발생하는 감염과 싸우는 것은 당연하다. 1만 년 전 최초의 농업혁명이 일어난 뒤에 호모 사피엔스의 삶도 바뀌었다. 더는 유목민으로 살지 않으며, 공동체로서 정착하여 청결하게 산다. 인류는 감염된 육류는 더 적게 먹고 곡식을 더 많이 먹게 되었다. 이러한 '진보'는 계속해서 이루어졌다. 오늘날에는 인류와 동물 간의 상호작용이 훨씬 줄었다. 또, 세균을 죽이는 물질을 사용하여 하루에도 여러 번 손을 씻고 옷을 세탁해 입으면서 인류의 거주지는 멸균의 성역이 되었다.

오늘날 우리의 면역계는 지루하다. 면역계는 세상에 태어난 순간부터 어른으로 성장할 때까지 충분한 훈련을 받지 못한다. 그래서 분노가 외부 침입자에게 향하는 것이 아니라 자기 신체로 향하게 된다. 이렇게 되면 피부가 건조해지고 코가 가려워지는 것에 그치는 경우도 있지만, 간혹 집중 치료를 받지 못하면 사망에 이를 정도로 심각해지기도 한다.

어떤 경우에는 약물로도 충분하지 않다. 크리스토퍼에게 플레밍이 발견한 항생제를 투여하고 중환자실 의료진들이 그를 헌신적으로 치료했지만, 안타깝게도 그는 사망했다. 그 이유에 대해 쉽게 설명할 수 있었으면 좋겠지만, 우리가 제공할 수 있었던 최선의 치료에도 불구하고 세균과 싸워 이길 수 없었던 크리스토퍼의 면역계와 그 강력한 세균의 조합이 치명적이었다고밖에 말할 수 없다. 이와 대조적으로, 샘의 갑작스러운 증상 악화와 회복을 통해서 우리는 감염의 다른 유형에 대해서 알게 되었다. 그리고 우리의 유전자 지도에 따라 미생물에 대해 감염 반응이 개인마다 다르게 나타난다는 것도 알게 되었다. 샘은 그녀의 몸에서 적절한 면역반응이 일어났다는 점에서 운이 좋았고, 조기에 효과적으로 진단과 치료가 이루어진 덕분에 살 수 있었다.

카트린의 경우 올바른 진단과 병의 원인이 감염이 아니라는 점을 간파할 수 있는 능력이 문제를 해결하는 데 핵심적이었다. 정확한 진단을 통해 적절한 치료가 가능할 뿐만 아니라 잘못된 치료가 시행되는 것을 방지할 수 있다. 우리는 류머티즘 전문의와 상의한 후 확신을 가지고 항생제 투여를 중단하고 카트린의 면역반응을 중단시킬 강력한 약물을 투여하기 시작했다. 이 약물은 그녀의 면역계가 제어하지 못하는 상태로 치닫지 않도록 막는 방어막이 되었다. 카트린에게 스테로이드 약물인 메틸프레드니솔론을 투여한 지 24시간 후 표적 치료제인 리툭시맙을 투여했다. 이와 같은 약물은 과학자들이 신중하게 분석하고 단백질 모델링을 시행한 후에 인공적으로 제조된다. 표적 치료제는 세포 표면에 있는 작은 틈이나 수용체에 딱 맞는 모양과 크기로 만들어져서 세포의 기능을 활성화하거나 차단

한다. 카트린의 경우, 이 약물이 면역세포가 병을 일으키는 항체를 생성하지 못하도록 했다. 그녀의 상태는 호전되기 시작했다. 폐에 필요한 산소량은 줄어들었고 신장이 소변을 만들며 입술의 구순 포진이 낫기 시작했다. 우리는 그녀의 면역계를 억제하기 위해 600만 년 전통의 혜안과 현대 제약 기술을 결합하여 사용했다. 카트린은 일주일 만에 집으로 돌아갈 수 있었다. 이런 이유로 나는 내 직업을 사랑한다.

3장

피부와 뼈

신체의 보호막과 보호대의 손상

의료계에 종사하는 것의 장점 중 하나는 마치 세계적으로 통용되는 여권처럼 의사로서 전 세계 어디에서나 의술을 사용할 수 있다는 것이다. 나는 운 좋게도 딸이 아직 어릴 때 가족과 함께 웨스턴오스트레일리아주의 아름다운 도시 퍼스에서 1년 동안 지내면서 세계에서 가장 분주한 외상 병원 중 한 곳에서 일할 수 있었다. 이 모험은 24시간의 비행기 여행으로 시작되었는데, 나는 힘이 넘쳐서 가만히 있지 못하는 18개월 된 딸의 기분을 맞춰주려고 안간힘을 써야 했다. 이 힘든 순간을 견뎌낸 뒤에는 스완강이 보이는 햇살 가득한 도시 퍼스에서 시간을 보내는 보상이 주어졌다. 멋진 한 해였다.

우리가 탄 비행기가 무더운 호주의 활주로에 착륙한 지 열두 달이 지난 후, 우리는 영국으로 돌아왔다. 나는 종종 나에게 이런 질문을 한다. 관심 있는 의학 분야에서 더 많은 보수를 받으며 아름다운 풍경과 완벽한 날씨에서 일할 수도 있었는데 왜 돌아왔을까? 대답은 분명했다. 우리 가족이 영국으로 돌아온 것은 내가 퍼스에 머무는 동안 만난 적이 있는 롭의 아버지와 같은 이유에서였다. 그가 왕립 퍼스 병원 밖에 세워둔 차 안에 조용히 앉아 1시간 동안 고심했던 것과 같은 이유에서였다. 우리는 우리 가족들과 가까이 있기 위해서 돌아왔다. 롭의 아버지도 간절히 그것을 원했지만, 그는 그렇게 하지 않았다. 그럴 수 없었다. 당장은 그럴 수 없었다.

1시간 전, 평화로운 스완강 남쪽의 조용한 교외에서 발생한 폭발 사고로 목조 주택이 산산조각이 날 때 귀가 터질 듯이 요란한 폭발음이 들렸을 것이다. 압력으로 마치 오래된 물집이 터지는 것처럼 지붕이 떨어져 나갔다. 피해액은 20만 파운드가 넘을 것으로 추정되었다. 어린아이가 잔해가 흩어져 있는 그을린 잔디밭을 가로질러 달리고 있었고 그 뒤에는 그의 네 살 난 누이가 있었다. 집 안에 있던 성인 다섯 명이 모두 다쳤지만, 그중 롭이 가장 심각한 상처를 입었다. 호주 응급 구조대의 구조 사이렌이 울렸고, 롭은 의식을 잃은 채 누워 있었다. 그는 얼굴, 팔, 등에 심한 화상을 입었으며 숨을 가쁘게 쉬고 있었다. 롭의 부상에 필요한 것은 롭이 그의 간이 실험실에서 제조하려 했던 마약의 이름과 같은, 바로 얼음이었다. 이 사고는 마약 제조실 폭발 사고 중에서 가장 규모가 큰 사고 중 하나였다.

영국의 민간 의료 기관에 폭발 사고로 인한 부상자가 거의 없다는 것은 감사한 일이다. 나는 짧은 기간 영국 공군에 복무하면서 미군과 훈련을 통해 폭발 사고로 어떠한 일이 일어날 수 있는지에 대해 조금이나마 알게 되었다. 폭발에 의한 부상은 크게 세 단계로 나뉜다. 1차 부상은 폭발의 높은 에너지로 인해 생성된 압력파 때문에 발생한다. 압력파가 신체의 공간을 통해 전파되면서 공기와 체액으로 차 있는 부위에 영향을 미친다. 따라서 장, 폐, 눈, 고막이 파열되는 상처가 생길 수 있다. 보이지 않지만 치명적인 압력파만으로도 쉽게 사망할 수 있다. 2차 부상은 압력파의 충격으로 공중으로 치솟는 물체 때문에 발생한다. '힘은 질량 곱하기 가속도(F=ma)'라는 공식에서 알 수 있듯이 일상적인 물체도 치명적인 무기가 될 수 있다. 의자, 탁자, 휴대전화, 심지어 다른 사람의 절단된 팔다리가 약 시속 480킬로미터로 머리에 충격을 가한다면 심각한 부상을 초래할 수 있다. 마지막으로 3차 부상은 몸이 주변에 정지해 있는 물체와 세게 부딪히면서 발생한다.

중환자실에서 일하다 보면, 매년 변하는 계절에 따라 일정한 패턴으로 환자를 치료하는 데 매우 익숙해진다. 가을 나무에 흰 서리가 맺히기 시작하면 독감에 걸린 환자들을 만난다. 6개월 후 더운 여름철에는 익사 직전에 구조된 환자들을 돌본다. 이러한 패턴은 주기적이기 때문에 예측할 수가 있다. 하지만 환자들의 가족들에게는 이러한 사고가 개별적이고 예측할 수 없는 비극적인 '블랙 스완 사건black swan event'이다. 블랙 스완은 전 세계적인 범위에서 영향을 미치는 9·11 테러나 브렉시트와 같은 예외적인 사건들을 설명하는 데 사용된다. 이 용어는 모든 백조는 흰색이라는 16세기 믿음에 그 기원을 두고 있다. 1697년 빌렘 데 블라밍Willem de Vlamingh의 탐험으로 그 믿음이 바뀌었다. 빌렘은 현재 롭이 사는 웨스턴오스트레일리아주에서 스완강 지역을 탐험하면서 커다란 물새를 발견했다. 그는 그 새를 깃털이 검고 부리는 밝은 붉은색이라고 묘사했는데, 이후 그 새는 블랙 스완, 흑고니 또는 흑조로 불리게 되었다. 블랙 스완이라는 용어는 2007년 레바논계 미국인 작가 나심 니콜라스 탈레브Nassim Nicholas Taleb의 저서 『블랙 스완The Black Swan』에서 발생을 예측할 수는 없지만, 발생하면 사회에 광범위한 영향을 미치면서 변화를 일으키는 사건을 설명하기 위해 사용되었다. 그는 인간이 미래를 정확하게 예측할 수 없으며, 예상치 못한 사건이 발생하여 삶을 극단적으로 변화시킨다고 말했다. 대체로 어떤 특정한 블랙 스완 사건이 발생할 가능성은 매우 낮지만, 어떤 유형의 중환자가 입원할지를 예측하는 것과 마찬가지로 전반적으로 어떤 때에 어떤 사건이 일어날 가능성은 매우 높다.

그러한 사건이 2002년 10월 12일에 일어났다. 인도네시아 발리섬의 쿠타에서 폭탄 테러가 발생해 202명이 사망하고 209명이 부상했다. 이 비극적 사건이 발생한 지 몇 시간 만에 중증 화상을 입은 생존자들이 가장 가까운 의료 시설인 왕립 퍼스 병원으로 이송되었고, 총 28명의 환자가 입원했다. 이들

환자를 치료하기 위해서 선구적 외과의 피오나 우드Fiona Wood
는 스프레이 온 스킨spray-on skin 기법을 개발했다. 이 블랙 스완
사건으로 퍼스 병원은 최고의 화상 치료 전문 센터가 되어 롭
이 생존할 가능성을 높일 수 있는 길을 열게 되었다.

롭이 응급실에 실려 왔을 때, 마치 해변 바비큐장에서 나
는 것과 같은 살 타는 냄새가 났다. 그의 얼굴이 심각한 화상
을 입은 것을 보고 우리가 가장 먼저 우려한 것은 고온으로 인
한 부상 후 몇 분에서 몇 시간 내에 빠르게 발생할 수 있는 부
종이었다. 과열된 가스를 흡입하고 환자의 기도가 손상되었음
을 나타내는 지표는 여러 가지가 있다. 환자의 목소리 변화, 그
을음이 섞인 검은 가래, 불에 그슬린 코털과 같은 변화는 매우
우려스러운 징후이다. 환자의 기도를 조기에 확보하지 못하면,
기도가 급속히 심하게 부어서 단 몇 분 만에 호흡을 못하게 될
수 있다. 이미 오래 방치된 상태였다면, 환자가 질식하여 사망
하는 것을 막는 유일한 방법은 목 앞쪽을 통해 환자의 기도에
접근하는 것이다. 모든 중환자실의 최악의 악몽은 이 시나리오
에서 메스와 플라스틱 튜브만 가지고 병상에서 응급수술을 하
는 것이다. 일반적인 상황에서는 1시간 걸리는 정교한 수술을
120초 안에 해내야 한다. 사전 경고나 어떠한 준비도 없이 가
장 기본적인 장비만 가지고 생사를 가르는 작업을 수행하는 것
이다.

다행히도 그럴 필요까지는 없었다. 마취제와 마비약 투여 후,
적시에 롭의 입을 통해 기도가 확보되었다. 나는 후두경의 구

부러진 금속 거울로 그의 성대를 살폈다. 후두경은 입의 부드러운 조직을 밀어내면서, 끝부분에 달린 조명을 이용해 성대를 볼 수 있도록 만들어졌다. 기도 내벽은 검은 그을음 조각들로 덮여 있었고 조직은 붉게 부어 있었다. 롭은 생명 유지 장치를 하고 있었고 혈중 산소량은 위험할 정도로 낮았다.

밀폐된 공간에서 발생한 화재에서 구조된 환자의 경우 일산화탄소와 같은 유독성 가스를 흡입하여 혈액 내 산소 농도가 낮아질 수 있다. 그러나 우리는 롭이 강력한 압력파의 직접적인 영향을 받아 폐가 다친 것이 아닌지 의심했다. 바로 흉부 엑스레이 촬영을 한 결과, 우려가 현실로 드러났다. 롭의 폐는 폭발로 상처를 입은 후 섬세한 공기주머니가 체액으로 채워지면서 밝은 흰색을 띠었다. 더욱 걱정스러운 것은 흉벽 내부와 폐 표면 사이에 두꺼운 공기층이 생긴 것으로, 이러한 상태를 기흉pneumothorax이라고 한다. 폭발로 가스가 급격히 팽창하면서 지붕이 날아가는 순간, 롭의 폐에서도 같은 현상이 일어났다. 압력이 급격하게 증가하면서 공기주머니의 벽이 파열되고, 그로 인해 흉막강으로 공기가 새어 나왔다. 폭발로 생긴 구멍 주변의 조직은 단방향 밸브를 형성했다. 우리가 롭의 폐에 공기를 주입할 때마다 공기가 흉막강으로 흘러 들어갔다. 이것이 줄어들지 않는다면 압력이 더 높아져 심장이 멈출 수 있었다.

나는 메스로 롭의 겨드랑이 아래 있는 갈비뼈 위까지 깊숙이 피부를 베었다. 그리고 손가락으로 갈비뼈 사이에 익숙하고 좁은 공간을 더듬으며 근섬유를 좌우로 밀어냈다. 내 손가락이 그의 갈비뼈 안의 마지막 단단한 층을 뚫고 나오자 혈액과 공기가 터져 나왔고 내가 흉막강을 제대로 찾았음을 알게 되었다. 갈비뼈 안쪽 표면 위를 손가락으로 원을 그리며 더듬자 롭이 숨을 쉴 때마다 부드러운 폐가 팽창하고 수축하는 것을 느낄 수 있었고, 손가락 끝으로 심장박동이 전해졌다.

롭의 생명을 위태롭게 할 수도 있는 부상을 일단 치료한 후, 우리는 롭이 입은 화상이 어느 정도인지를 진단할 수 있었다. 세밀한 검사 끝에 그의 몸 중 20퍼센트가 화상을 입었고, 대부분 2도 화상이었지만 일부 부위가 3도 화상을 입었다는 것을 알게 되었다. 외과적 치료와 이식 수술이 필요했다.

피부는 몸에서 가장 크고 중요한 면역 구조로, 평평하게 펼치면 큰 식탁 두 개를 합한 면적을 덮고 있다. 피부는 다양한 종류의 세균과 곰팡이를 품고 있으면서 1천 가지가 넘는 생명체들과 협력하는데, 그 정확한 조합은 개개인에게서 지문처럼 고유하게 나타난다. 이들 생명체의 서식지인 피부를 소독제로 깨끗이 닦으면 12시간 후에 마치 타임머신을 사용한 것처럼 정확하게 똑같은 미생물 지문이 재생성된다.

피부는 외부 침입 물질이 가장 먼저 접하면서 가장 뚫기 힘든 방벽이다. 피부는 외부 물질이 몸 안으로 들어가지 못하게 막을 뿐만 아니라 몸을 감싸는 껍질이 되어 신체 내 장기를 보호하는 중요한 역할을 한다. 큰 화상을 입은 후, 약물내성을 지닌 유기체로 인해 중증 감염이 발생하는 것은 일반적이다. 중증 화상이 발생한 지 몇 분 이내에 신체의 체액 구획에 큰 변화가 일어난다. 최고급 자연적 방수막인 피부가 기능을 하지 못하면 시간당 200밀리리터의 체액이 손실된다. 화상을 입은 환자는 체액을 잃을 뿐만 아니라 엄청난 열을 발산한다. 화상을 입은 부위에서는 주위 온도가 높게 유지되는데, 이것은 호주 레드 센터에 착륙한 비행기에서 내리는 것처럼 침입하는 외부 물질을 공격하기 위해서이다.

우리는 수학 공식을 적용해 손실되는 체액을 철저하게 계산하여 채워 넣었지만, 이 정도로 심각한 외상을 입게 되면 그 영향으로 세포 간 연결이 유지되지 못한다. 이로 인해 몸 전체와 심지어 장기 내에서도 부종이 발생한다. 동시에 신진대사(신체에서 일어나는 화학적 반응)가 급격하게 증가하면서 장기 부전이 발생하는 것은 중증 화상을 입은 환자에게 흔한 일이다. 설상가상으로 근육과 조직이 광범위하게 손상되고 근육 단백질인 미오글로빈이 과잉 생성된다. 입자가 큰 미오글로빈은 신장으로 이동하여 신장의 작은 구멍에 박혀 신부전을 유발한다.

롭이 중환자실에서 죽은 듯이 누워 있을 때, 그의 아버지는 자신과의 싸움을 하고 있었다. 그는 아들 롭의 소식을 듣고 곧장 차를 몰고 병원으로 달려왔다. 어느 부모라도 그랬을 것이다. 그러고는 중환자실에서 불과 몇 미터 떨어진 곳에 차를 주차했다. 역사상 가장 덥고 습한 저녁이었다. 차 열쇠를 반시계 방향으로 돌려 시동을 끈 후, 롭의 아버지는 머뭇거렸다. 그의 머릿속은 복잡했고, 수천 가지의 시나리오로 가득 찼다. 20분 동안 망설인 끝에 어려운 결정을 했다. 그가 차 열쇠를 시계 방향으로 돌려 시동을 걸자 더운 여름밤의 열기가 더해졌다. 롭의 아버지는 집으로 돌아가 아들을 5일 동안 만나지 않았다. 몇 년 후 그는 신문 인터뷰에서 그날 밤 자신의 딜레마에 대해 "아버지로서 병원에 있는 아들을 보러 갈 것인지, 경찰청장으로서 병원에 있는 아들을 보러 가지 않을 것인지를 선택해야 했다. 둘 다 선택할 수는 없었다"라고 말했다.

몇 년 후, 나는 롭과 그의 아버지를 다시 만났다. 롭은 폭발 이후 여러 차례 피부 이식 수술을 해야 했지만, 폐는 빠르게 회복되었고 일주일 만에 중환자실에서 퇴원했다. 며칠 후 롭의 아버지는 사고 이후 처음으로 아들을 껴안았다. 그들은 서로를 안고 있는 동안 앞으로의 여정이 길고 힘들 것이라는 것을 깨달았다. 그들의 생각은 옳았다. 곧 강인해 보이지만 슬픈 표정을 한 경찰청장이 범죄자 아들을 방문하는 가슴 저미는 모습이 신문 1면에 실려 호주 전역에 배포되었다.

살면서 우리가 저지른 최악의 실수를 떠올려보자. 아마 자기 외에는 아무도 모르는 것일 수 있다. 그 실수는 불법일 수도, 부도덕한 것일 수도, 또 부당한 것일 수도 있다. 어제 저지른 것일 수도 있으며, 50년 전에 저지른 실수일 수도 있다. 하지만 아무리 끔찍한 실수를 저질렀다 하더라도, 그 실수가 우리의 전부가 아니다. 우리가 저지른 가장 큰 실수가 바로 우리 자신인 것은 아니다. 우리 대부분은 실수를 저지르고도 운 좋게 그 책임을 모면하게 된다. 어떤 사람은 지난주 운전 중에 휴대전화로 문자를 보냈지만, 그 실수가 사고로 이어지지는 않았다. 하지만 어딘가에서 누군가는 문자를 보내다 사고가 났다. 그 사람은 영원히 그 실수에 대한 책임을 지게 될 것이다. 사고를 당한 사람과 아닌 사람 사이에는 우연성 말고는 차이가 없다.

내 환자 중에도 실수를 저지른 사람들이 많았다. 나는 소아성애자, 마약상, 살인자, 강간범, 아내 구타자들을 치료했다. 또, 죽을 지경에 이를 정도로 담배를 피우고 술을 마신 사람들도 돌보았다. 이것이 올바른 일인가? 제한된 자원, 시간, 돈을 들여 다른 사람의 삶을 비참하게 만든 사람들을 치료해야 하나? 그렇다. 그래야 한다.

우선, 중환자실에서 우리가 알게 되는 '사실'이 실제로는 잘못된 경우가 많다. 내가 호주에서 일하는 동안, 이전에 심장 이식 수술을 받은 적이 있는 원주민 여성을 치료했던 기억이 난다. 이 여성은 알코올의존자이기도 했다. 나는 그녀가 음주 운전으로 교통사고를 낸 후 입원했다고 들었다. 그 사고로 차 뒷좌석에 있던 손자 세 명이 사망했다. 나는 그때 이 여성의 이기적인 행동으로 무고한 사람들이 목숨을 잃었는데도, 이 여성은 심장을 이식받아 여전히 혜택을 누리고 있다는 사실에 매우 화가 났고, 이 여성이 중상으로 결국 사망했을 때는 그녀가 정당한 법의 심판을 피해갔다는 생각에 속은 기분이 들었다.

몇 주 후, 나는 이 여성의 사망 서류를 작성하다가 그녀가 입원할 당시 혈중알코올농도가 사실은 0이었다는 말을 들었다. 나는 가족들의 이야기를 듣고, 할머니인 이 여성이 혼자서 손자 손녀 세 명을 돌보느라 이식된 심장에 대한 거부반응을 억제하는 데 필요한 약을 살 여유가 없었음을 알았다. 그녀는 사실 거부반응 방지제를 살 돈이 없었기 때문에 운전 중 심장마비로 사망했다. 음주 운전이 아니었다. 우리는 그녀에게 치료약을 제공하거나 영웅적으로 그녀의 목숨을 살릴 수는 없었지만, 진실을 밝혀줄 수는 있었다. 가족들은 그녀의 상황에 대한 오해가 밝혀진 것에 감사했다.

환자의 불편한 과거가 사실이라 할지라도, 의료는 환자의 가치에 따라 승인하여 제공하는 상품이 아니다. 벌을 주려고 의료를 제한하는 것은 인간 생명을 존중하지 않는 사회로 가는 지름길이다. 환자가 아무리 어리석다 할지라도, 의료가 환자가 내린 선택을 반대하기 위해서 휘두르는 무기가 되어서는 안된다. 의료 자원은 성공 가능성에 영향을 미치는 요소를 고려하여 배분되어야 하지만, 선택에 대한 가치 평가가 그 기준이 되어서는 안 된다. 만약 사회가 심한 흡연자나 알코올의존자들을 치료하지 않기로 한다면, 비만한 사람, 비활동적인 사람, 오토바이 운전자, 익스트림 스포츠 중독자, 신발 끈을 제대로 묶지 않는 사람들도 치료하지 않아야 하는가? 선택에는 책임이 뒤따른다. 하지만 사회는 잘못된 선택을 한 사람들을 포함한 모든 사람에게 의료를 제공할 의무가 있다.

나는 살면서 잘못된 '선택'을 했던 사람들과 대화를 하면 할 수록 인간의 자유의지가 죽음에 미칠 수 있는 영향에 대해서는 점점 더 회의적이 된다. 인간이 인생에서 이룬 업적에 대해 칭송과 축하를 받는다고 할지라도, 그러한 업적을 이루기 전에 나에게 주어진 선택의 기회가 순전히 나 혼자의 힘으로 만들어낸 것이라고 할 수 있을까? 나는 유아 사망률이 낮아 내가 살아남을 가능성이 높은 국가, 무상교육을 받을 수 있는 국가에 태어나겠다고 선택하지 않았다. 책을 살 여유가 있는 안락한 가정에 태어나겠다고도 선택하지 않았다. 또, 뇌의 신경전달물질이 균형을 이루어 과학을 이해하지만, 약물중독이나 폭력에 취약해지지 않을 수 있었던 것도 내가 선택한 게 아니다. 설령 내가 '올바른 선택'을 할 수 있었다고 해도, 그것들은 기회의 사막 아래 묻혀 있는 모래 알갱이와 같다. 이러한 관점은 "자유의지는 환상the illusion of free will"이라고 말한 샘 해리스Sam Harris의 견해로도 뒷받침된다. 뇌에서 인지를 담당하는 영역을 스캔하는 기능적 MRI 연구에 따르면, '우리'가 결정을 내린다는 것을 우리가 인식하기 훨씬 전에 이미 잠재의식적으로 우리의 선택이 미리 결정된다. 이것은 단순히 의료가 가치에 따라 선별적으로 제공되어서는 안 된다는 또 다른 증거일 뿐이다. 또, 내가 의학을 직업으로 선택한 이유에 대해서도 고찰해 보게 한다.

중환자 의학 전문의가 되는 길은 내가 10대 때 멋모르고 의사가 되겠다는 바람만으로 덤벼들었던 것만큼이나 험난했다. 오랜 시간 고민했던 일생일대의 선택이었지만, 내 직업 상담사가 없었다면 내 삶은 매우 달라졌을지도 모른다. 그녀는 내 이력을 보고 이렇게 물었다. "여기에 TV 드라마 〈엑스파일The X-file〉의 주인공인 폭스 멀더 요원처럼 되고 싶다고 썼는데, 농담인가요?" 농담이 아니었다. 데이비드 듀코브니가 연기한 폭스 멀더 요원은 과학적이고 논리적이며 열정적인 인물일 뿐만 아니라 불가사의한 면모도 있어 시청자들의 사랑을 받았다. 그 당시에는 몰랐지만, 나는 어머니, 자녀, 할머니인 환자들을 중환자실에서 치료하면서 내가 10대 때 가졌던 오랜 꿈을 실현하고 있음을 이제 깨달았다. 나는 의학 연구를 진행하면서 이해할 수 없는 요소들에 대해 탐구하고자 여러 해 동안 밤늦게까지 병원에서 일하고 있다. 같은 질병에 걸렸는데도 왜 어떤 환자는 빨리 사망하고 또 다른 환자는 살 수 있는지와 같이 중대 질병에 대해 알려지지 않은 것들이 많다. 환자의 생존 가능성은 소득 수준 등 다양한 요인들의 영향을 받는다. 사회경제적 격차가 커지면서, 그러한 격차가 중환자의 건강에도 실질적인 영향을 미친다는 우려가 커지고 있다. 이런 사회경제적 문제와 비교하면 내가 매일 겪는 이해할 수 없는 상황들은 상대적으로 사소한 것일지도 모른다. 그렇다고 해도 내 머릿속은 가장 어려운 퍼즐을 풀 때보다 훨씬 더 복잡해진다.

나는 아직도 내가 10대 때 의대 입학통지서를 받고 기쁨과 기대로 손이 떨렸던 순간을 기억한다. 당시에 나는 의대에 입학하지 못한 사람들보다 내가 얼마나 더 많은 시험을 쳐야 하는지에 대해서는 거의 생각하지 못했다. 20년이 지난 지금도 도서관의 책 냄새를 맡으면 내가 중환자 의학 전문의가 되기 위해 거쳐왔던 수많은 시험, 과제물, 논문, 무시무시했던 임상시험이 떠오른다.

나는 처음으로 내가 진짜 의사 앞에서 진짜 환자를 진찰했을 때를 마치 폴라로이드 사진을 보고 있는 것처럼 기억한다. 나는 청진기를 바닥에 떨어뜨리고 환자에게 청진기를 반대 방향으로 대고 청진할 만큼 서툴렀다. 중환자 치료 기술이 발전했고, 나는 이제 청진기를 거의 사용하지 않는다. 우리 가족은 최근에 붉은 여우처럼 생긴 수컷 강아지 체스터를 새 식구로 맞이하고 검진을 하기 위해 동네 동물 병원을 방문했다. 수의사는 우리 가족에게 청진기를 주면서 체스터의 심장박동을 들어보라고 했다. 아이들은 자신 있게 청진기로 체스터의 심장판막이 두근두근 소리를 내면서 닫히는 소리를 들었지만, 나는 또 청진기를 반대 방향으로 갖다 댔다. 가족들은 그걸 보고 즐거워했지만, 나는 갑자기 열아홉 살의 의대생이었던 흐린 아침으로 돌아간 것처럼 식은땀을 흘렸다.

지난 20년간 내 달력에는 힘들고 고통스러운 시험과 끊임없는 실습 평가 일정이 일상적으로 들어가 있었다. 어떤 계절에는 기분 좋은 산들바람이 불고, 또 어떤 계절에는 춥고 혹독한 날이 있듯이, 내 일상은 예측할 수 있는 계절의 변화처럼 다소 정해져 있었다. 학생이 의사로 성장하는 여정에서 시험은 여전히 중요한 부분을 차지한다. 물론 의학 훈련 마지막에 치르는 구식의 극적인 기말고사는 거의 사라졌다. 순전히 지식을 기억할 수 있는지를 평가하는 시험만으로는 훌륭한 의사는커녕 안전한 의사도 만들어낼 수 없다. 기계 학습과 인공지능이 만연한 시대에 의학에서 더 많은 정보와 더 나은 대답만이 중요하다고 생각하기 쉽다. 가장 밝은 빛에 의해 어두운 그림자가 드리워지듯이, 인공지능은 새로운 난제를 제기한다. 인공지능은 때때로 올바른 질문을 하지만, 그러한 질문에 대한 단순한 답 여러 개를 통합해 복잡한 답을 찾아야 할 경우가 있다. 이것은 중환자 의학 시험에서 매우 중요한데, 중환자 의학에서는 의사들이 병상에서 혈액검사, 손으로 쓴 메모, 엑스레이와 심장 모니터링 결과 등 수백 가지의 정보를 동시에 파악해야 하기 때문이다. 단순히 이러한 정보를 개별적으로 평가하는 것은 중환자에게 도움이 되지 않으며, 모든 정보를 통합하여 판단하는 것이 필수적이다.

　환자에게 필요한 것은 올바른 질문을 던짐으로써 의학의 복잡성을 통합할 수 있는 능력을 갖춘 의사이다. IBM의 슈퍼컴퓨터 왓슨과 같은 기계가 개발되면서 인간의 통합 능력조차 대체될 수 있다. 의사 한 명을 훈련하기 위해서 들어가는 공적 자금이 50만 파운드를 초과하는 상황에서 사회는 심장이 있는 의사가 아니라 심장이 없는 로봇에 더 의지해야 하지 않을까? 중환자 전문의의 역할이 단순히 진단을 내리고 치료 계획을 세우는 것에 국한된다면 로봇이 올바른 선택이 되겠지만, 중환자 전문의로서 내 역할은 그것보다 훨씬 더 광범위하다. 인간 의사로서 내 강점은 복잡하고, 혼란스럽고, 인간적인 의료 팀을 지

휘하여 유일무이한 인간 환자에 집중할 수 있다는 데 있다. 문제에 대한 답을 아는 것은 해결책의 일부분일 뿐이다. 병원 복도 벽에 저명한 백인 중산층 남자의 초상화를 걸어두던 시절은 진작에 사라졌어야 했다. 대신 다양한 사람들로 구성되고 젠더 균형을 이룬 팀으로 대체되어야 한다. 아울러 환자, 가족, 직원과 소통할 수 있도록 인간성을 갖춤으로써 인간 의료진의 가치가 왓슨의 가치보다 더 높아질 수 있다.

내가 의학 훈련을 받는 동안 치렀던 수많은 시험에는 정해진 답이 하나만 있는 질문들이 많았다. 하지만 중환자 의학에서는 불확실성을 다루는 경우가 많다. 따라서 이러한 시험을 고안하는 것이 힘들기는 하겠지만, 시험을 통해 의사가 정답이나 오답이 없는 질문을 하고 답할 능력이 있는지를 평가해야 한다. 침습적 치료를 할 수 있는 능력과, 그보다 더 중요한 문제인 애초에 침습적 치료를 해야 하는지에 대한 판단을 분간할 수 있도록 해야 한다. 의사가 할 수 있는 것과 의사가 해야 하는 것이 항상 일치하는 것은 아니다. 의학에서 가장 중요한 것은 환자의 이야기를 이해하는 것이다. 아직 로봇은 이야기를 잘 이해하는 능력이 부족하지만, 내가 같이 일했던 인간 의사 대부분은 이야기를 이해하는 능력을 갖추고 있다.

퍼스에서 무더운 여름을 보낸 지 수년이 지난 후, 창가의 풍경은 매우 달라졌다. 2018년 3월 1일, 그날은 아름답고 희망차며 새로운 봄을 시작하는 날이어야 했다. 하지만 그날은 춥고 기나긴 겨울의 마지막 날이 되었다. 그리고 내가 병원을 거의 그만두고 나올 뻔한 날이었다.

내가 중환자실 의사로 일하면서 겪는 스트레스와 긴장감은 상반되기도 하지만, 유사한 것이기도 하다. 나는 한 번의 큰 실패나 사건으로 심리적 충격을 받지는 않는다. 많은 환자의 이야기를 기억하지만, 다른 모든 이야기를 잊을 정도로 나를 시달리게 하는 환자는 없었다. 영국 사이클링 팀은 그들의 성공을 '작은 개선의 집적aggregation of marginal gains'이라고 묘사했는데, 나는 그것의 정반대인 '작은 좌절들의 집적' 때문에 어느 날 병원을 거의 그만두고 나올 뻔했다. 사소한 많은 일이 나를 좌절하게 했다.

2018년 3월 초 영국에는 '동쪽에서 온 괴수'라고 불린 이례적인 한파가 불어닥쳤다. 3월 첫 주말, 봄을 맞는 정원에 보라색 튤립꽃이 피는 대신, 한파 준비가 전혀 되어 있지 않던 영국에 35년 만에 가장 큰 폭설이 내리면서 날씨로 인한 사망자가 16명에 이르렀다. 중환자실은 그 어느 때보다 바쁜 시기를 보냈고, 의료 대응 역량은 평상시의 150퍼센트 이상이 요구되었다. 중환자실 병상은 26개였지만 환자는 46명이었다. 중요하면서도 일하기 힘든 주말이었다. 특히 나흘간 눈 때문에 발이 묶여 집으로 갈 수 없는 상황에서, 일하러 나올 수 있는 직원들도 얼마 되지 않았고 심지어 일을 마쳐도 집에 갈 수 없었다. 거의 먹지도, 자지도 못한 채 많은 환자를 치료하는 동안, 내 안에서 작은 좌절들이 축적되고 있었다. 그러던 중 응급 전화가 왔는데, 중증 환자 중에 심각한 피부 감염에 걸린 환자를 사립 병원으로 옮기기 위해 외국 대사관 직원이 병원에 도착했다는 내용이었다. 나는 이송하다가 잘못되면 그 환자가 사망할 수도 있다는 것을 알고 있었다. 차가 덜컹거리면서 혈압이 오르내리면 생명이 위험해질 수 있었고 수평으로 누운 자세 때문에 산소 농도가 떨어질 수도 있었다. 그런데 우리는 환자를 이송시켜야 한다는 압박을 받고 있었다. 하지만, 나는 너무 피곤해서 논쟁할 힘이 없었다. 그날은 쉬는 날이었지만, 폭설 때문에 도움이 필요할 듯해서 병원에 출근했다. 나는 병원 창문 밖에서 눈사람을 만들고 있는 아이들을 보며 내 아이들이 무엇을 하고 있을까 궁금해했다. 그냥 신경 쓰지 말고 집으로 가도 될 텐데, 이미 나는 할 수 있는 만큼 최선을 다하지 않았나? 하지만 그것으로 충분하지 않았다.

나는 살면서 상처받은 사람이 다른 사람에게 상처를 주기 쉽다는 것을 배웠다. 하지만 의사이자 작가인 빅터 프랭클Viktor Frankl은 꼭 그렇지만은 않다는 사실을 깨닫게 해준다. 그는 홀로코스트를 겪으면서도 "상황을 더는 바꿀 수 없게 되면, 우리는 자기 자신을 변화시켜야 하는 도전에 직면한다"라고 말했다. 그리고 덧붙여 "자극과 반응 사이에는 공간이 있다. 그 공간에는 우리가 반응을 선택할 힘이 있으며, 우리의 성장과 자유는 우리의 반응에 달려 있다"라고 말했다. 이러한 정신적 공간을 찾아 성급함을 버리고 냉철하게 반응하는 것이 쉬운 일은 아니다. 하지만 그러지 못한다면 우리는 우리 자신에게 상처를 주고 다른 사람에게도 상처를 주기가 쉽다.

그 눈 오는 날, 뭔가가 나를 병원 밖으로 나서지 못하게 했다. 어쩌면 자유의지, 우연, 혹은 결정론적이고 기계적인 운명일 것이다. 우리는 사립 병원으로 환자를 옮기려는 가족과 이야기를 나누었다. 가족은 다정하고 합리적이며 이성적이었고, 나처럼 사랑하는 사람에게 최선인 것을 해주려고 했다. 그들이 환자를 다른 병원으로 옮기려는 것은 신뢰를 잃어서가 아니라, 자식을 사랑해서였다. 부모로서 집에서 수천 마일 떨어진 나라에서 위독한 상태에 있는 아이를 사랑했기 때문이었다. 무엇을 해야 할지 모르는 부모가 할 수 있는 유일한 일은 줄 수 있는 모든 도움을 제공하는 것이었다. 우리와 대화를 나눈 후 부모들은 상황을 직시하고 부신이 아닌 대뇌의 반응을 따랐다. 그리고 그들의 자식을 런던으로 이송하지 않고 우리 병원에서 치료하기로 결정했다.

그들과 대화를 나눈 후에 나는 병원에서 12시간을 더 일했다. 작은 좌절은 축적되어 내 직업, 내 역할, 내 삶에 의구심을 느끼도록 만들었다. 하지만 큰 것들을 떠올리자 작은 것들은 사소하게 느껴졌다. 그 큰 것들이 더 중요했고, 지금 이 글을 쓰는 동안에도 여전히 큰 것들이 이기고 있다.

내가 그랬던 것처럼, 다른 사람들이 그만두고 싶을 만큼 가치 없는 날을 보내지 않게 하기 위해서 중환자 치료 체계를 어떻게 개선할 수 있을까? 나는 병원 경영 회의에 참석해 참신한 경영관리 방법론이 제시되는 것을 들으면서 수없이 많은 인스턴트커피를 마셨다. 어리고 건강한 외모의 사회 초년생들이 좋은 의도로 병원에 와서 어려운 비즈니스 용어들을 사용하면서 경영관리법으로 병원의 위기를 해결할 수 있다고 말한다. 그들은 질서 정연한 실리콘밸리 환경에서 개발한 전략을 선발해 복잡한 응급실 환경에 적용하려고 한다. 그들은 '린 경영lean management'과 같은 용어를 사용하면서 전후 일본의 자동차 산업계에서 사용한 전략을 피가 난무하는 수술실 환경에 적용하려고 한다.

안전에 민감한 산업계로부터 선택적으로 기술을 차용해 의학에 적용한다면 도움이 될 수 있다. 매일 우리 병동은 항공업계에서 사용하는 승무원 인적자원 관리 방법과 점검표를 통해 도움을 받는다. 또 다른 전략은 수술을 효율적으로 진행하도록 하는 데 도움이 될 수 있으며, 동일한 정도의 노력으로 무릎 인공관절 수술을 더 많이 집도할 수 있게 해준다. 하지만 이러한 산업 표준은 몹시 추운 날 새벽 2시에 중환자 수술을 어떻게 할 수 있는지를 알려주지 못한다. 이러한 전략들은 의학 분야의 복잡성, 변수, 인간적 특성을 고려하지 못한다. 만약 목표를 달성하기 위해 대수술이 복싱데이 오후 10시로 예약된 사실을 알게 되면 환자는 매우 심란할 것이다(복싱데이는 영연방 국가 및 일부 유럽 국가에서 공휴일로 지정된 12월 26일을 일컫는다-옮긴이 주).

이것은 환자와 의료진이 비인간적 대우를 받는 것 같은 기분이 들게 한다. 환자로서 의료 서비스를 받아본 사람이라면 누구라도 어떤 점이 가장 불편했는지 기억할 것이다. 고장 난 자판기, 불편한 의자, 잘못된 발음으로 호명되었던 기억 등이 있었을 것이다. 이것들은 우리에게 영향을 미치는 인간적인 경험이지만 화려한 컴퓨터 프로그램으로는 나타낼 수 없는 것이다.

이제 나는 더 나은 결과에만 치중하는 것이 아니라 더 나은 경험에 초점을 맞추는 혁신을 기대한다. 경험, 안전, 효율성은 공존할 수 있고, 공존해야 한다. 이들 요소는 충돌하지 않고 서로 보완하면서 성공적으로 공존을 이룰 수 있다. 병원을 운영하는 데 필요한 전략은 이상적으로 병원을 운영하기 위해 고안된 전략이어야 하며, 다른 산업계에서 단순히 빌려온 것이어서는 안 된다. 그리고 의학 분야에서 자체적으로 이러한 전략을 육성하고 설계하며 개발해야 한다.

2016년은 그웬과 그녀의 가족에게 멋진 해가 될 것 같았다. 인근 학교에서 미술 교사로 일한 그녀는 자신의 직업을 사랑했다. 미술 교사로 일하면서 그녀는 자신의 창의력을 학생들에게 전수할 수 있었고 일정한 생활수준을 유지할 수 있을 만큼 여유 있는 삶을 살며 세 자녀가 자라는 것을 지켜보았다. 30대중반이 되면서 그웬과 그녀의 남편은 다음 모험을 준비했다. 그들은 커피에 대한 애정과 웨일스 해안의 매력에 이끌려, 어느 날 저녁 와인을 마시면서 식탁보에 그림을 그려가며 계획을 세웠다. 내가 그웬을 만나게 된 날로부터 일주일 후에 그웬의 가족은 아름다운 웨일스 시골 마을 인근 해안 도로에 커피숍을 열 예정이었다. 하지만 사고로 모든 것이 바뀌었다.

처음 도착한 구급대원들은 충격적인 광경을 목격했다. 자동차 세 대에서 떨어져 나온 다른 색의 금속 파편들이 일부러 섞어놓은 것처럼 어지럽게 뒤섞여 있어서 어느 차에서 나온 것인지 거의 구별할 수 없었다. 그웬의 큰딸은 할머니의 손을 잡고 절뚝거리며 금속 더미 속에서 밖으로 나왔다. 충격으로 떨고 있었다. "엄마는 어딨어?" 딸은 어깨 너머로 보며 물었다.

시어머니가 안전하게 운전하는 차량이 번잡한 교차로로 진입했을 때, 그웬은 조수석에 앉아 있었다. 그다음에 무슨 일이 일어났는지는 불분명하지만, 차량 충돌 사고가 발생하면서 그웬은 차 안에 갇혔다. 다른 탑승자들은 경미한 상처만 입고 탈출할 수 있었지만, 그웬을 안전하게 구출하는 데는 2시간이 넘게 걸렸다. 중상을 입은 그웬은 포일 담요를 덮고 차 옆에 누워 있었다. 그녀는 외상으로 의식을 잃었고, 신체에서 가장 큰 혈관인 대동맥이 파열되어 피를 흘리고 있었으며, 갈비뼈 여러 개가 골절되어 숨쉬기가 힘들었다.

그웬은 작은 시골 병원으로 이송되었고, 의사 오웬 매킨타이어와 중환자실 의료인 크리스 쇼가 그웬을 인근 외상 전문 병원으로 안전하게 이송하는 임무를 맡았다. 그들이 탄 헬리콥터가 진흙밭에 착륙했다. 헬리콥터 팀은 자동차 경기에서 경주 도중 정차하는 차량을 정비하는 것처럼 신속하고 민첩하게 움직였지만, 큰 샴페인 병만큼 위태로웠다. 그들은 전문 훈련과 정기 시뮬레이션 연습을 바탕으로 표준 운영 절차에 따라 움직여 그웬의 생명을 구했다. 의사 매킨타이어가 손가락과 메스를 사용해 그웬의 폐에 고인 피를 뽑아내는 동안 다른 팀원들은 그녀에게 생명 유지 장치를 연결하기 위해 준비했다. 동시에 추위와 부상으로 혈관이 망가졌기 때문에 그웬의 어깨뼈 아래로 특수 바늘을 깊숙이 꽂아 기증된 혈액과 혈액 응고제를 투여했다. 이 혈액 제제가 골수 혈관을 통해 순환하면서 그녀가 출혈로 사망하는 것을 막았다. 그웬이 여전히 길가에 누워 있었어도 헬리콥터 팀이 이러한 처치를 하는 데는 문제가 없었을 것이다. 헬리콥터 팀은 필요한 곳이라면 어디에서라도, 궂은 날씨에는 방수포를 펼치고 활주로 바닥에 앉아서라도 어려운 의료 조치를 수행한다.

유인원으로서 위험을 평가하는 인간의 능력은 형편없다. 우리는 수백만 마일 떨어진 곳에서 상어가 서퍼를 공격했다는 이야기를 듣고 지나칠 정도로 민감하게 반응한다. 그리고 휴가 때 수영을 하다가 우리도 상어에게 공격을 당하지는 않을지 걱정한다. 하지만 우리가 더 신경 써야 하는 것은 집에서 공항까지 자동차를 타고 안전하게 이동하는 것이다.

전 세계적으로 매일 3천 명이 넘는 사람들이 교통사고로 사망하며, 이는 연간 130만 명에 해당한다. 교통사고 생존자 중 5천만 명이 장애를 가지게 된다. 주로 젊은 층의 사람들이 외상을 입는 교통사고에 연루되는 경우가 많으며, 15세에서 30세 인구의 주요 사망 원인 중 하나가 교통사고이다. 서양에서 도로 안전이 꾸준히 개선되고 있지만, 저소득 국가와 중간소득 국가에서는 그렇지 못하다. 이들 국가는 전 세계 차량의 절반만 보유하고 있지만, 교통사고 사망은 전 세계 비율의 90퍼센트 이상을 차지한다.

그웬이 살아서 병원에 도착할 수 있었던 것은 영국 항공 산업 초기에 발명된 안전벨트 덕분이다. 조지 케일리George Cayley 는 19세기에 글라이더에 탑승한 조종사를 보호하기 위한 최초의 안전벨트를 만든 영국 엔지니어이다. 1885년 뉴욕에서 택시 탑승객을 보호하기 위해 사용된 안전벨트가 최초로 특허를 받긴 했지만, 오늘날 사용되는 3점식 안전벨트를 도입한 것은 1950년대 볼보가 처음이었다. 이로 인해 중환자 치료에서 다루는 부상의 범위가 기존에는 주로 중증 두부외상이었지만, 오늘날에는 주로 흉부, 복부, 골격 외상으로 바뀌었다. 안전벨트를 매는 간단한 행위만으로도 교통사고 사망 확률을 절반 이상으로 낮출 수 있다. 안전벨트는 크게 도움이 되니 항상 착용해야 한다.

그웬이 받은 수혈의 기원에 대해서도 역사책에서 찾아볼 수 있다. 의학은 특히 전쟁 중에 발전했다. 수혈의 발전은 제1차 세계대전이 낳은 가장 중요한 의학적 성과 중 하나이다.

1913년 이전에는 주는 사람에게서 받는 사람에게로 직접 피를 공급하는 직접 수혈만이 가능했다. 하지만 심한 출혈로 수백만 명의 군인들이 사망하게 되자 화학 첨가물을 사용하여 혈액을 저장하기 위한 연구가 가속화되었다. 과일에서 나오는 구연산염이 혈액의 응고를 막는다고 알려져 있었는데, 이것은 나중에 구연산염이 응고에 필요한 칼슘을 결합하는 역할을 하기 때문이라는 사실이 발견되었다. 이렇게 혈액을 액체 상태로 유지하는 방법이 개발되면서 최초의 혈액은행이 설립되었으며 심각한 출혈을 사전에 관리할 수 있게 되었다.

그웬이 EC-145 헬리콥터에 실리는 동안, 헬리콥터 팀원들은 그웬의 다리가 전혀 움직이지 않는다는 것을 알아차렸다. 사고가 발생한 지 3시간 후, 붐비는 도로변에서 멀리 떨어진, 상대적으로 조용한 중환자실에 앉아 있는 동안 그녀의 남편은 나에게 어려운 질문을 했다. 그웬은 장파열과 심각한 척추 손상으로 수술을 받고 있었다. 다리가 움직이지 않은 것은 다발성 척추 골절로 척수가 손상되었기 때문이었다. 심각한 외상을 입은 환자를 치료할 때 척추 골절이 있다면 주의해야 한다. 척수는 척추 중심에 위치하며 뇌의 기저부에서 엉덩이 윗부분까지 내려간다. 매끄럽고 밧줄 같은 구조물인 척수는 새끼손가락 너비의 공간에 천억 개의 신경세포를 가지고 있다. 척추의 단단한 뼈가 척수를 완전히 감싸 손상되지 않도록 보호하는 것은 척수가 그만큼 생명 유지에 중요하다는 점을 보여준다. 여러 가지 측면에서 몸에서 기둥 뼈 역할을 하는 척추는 생명을 지탱하는 보호대로 간주된다. 척추 자체가 부서지면 뼛조각이 몸을 보호하는 구조물이 아닌 치명적인 무기로 변한다.

그웬의 척수 손상은 다리와 신호를 주고받는 부위에서 발생했다. 내가 그웬의 남편에게 이 사실을 전하자 잠시 침묵이 흘렀다. 바닥을 바라보던 그가 천천히 고개를 들었다. 그의 시선이 나를 향했다. 그리고 그는 내게 가장 어려운 질문을 했다. "아이들에게는 뭐라고 말해야 하나요?" 나는 뭐라고 대답해야 할지 몰랐다.

어려운 질문에 답하는 것 역시 의사가 해야 할 일이다. "살수 있을까요?" "밤을 새워야 할까요?" "예전처럼 돌아갈 수 있을까요?" 전 세계의 중환자실에서 매일, 매시간, 그리고 바로 지금, 환자를 사랑하는 이들이 하는 질문이다. 어떤 언어로 말하든지 간에, 이러한 질문에 답하기란 늘 똑같이 어렵다. 나는 이 질문에 추측해서 답할 수도 있고, 통계를 참고해서 이러한 상황에서 사망률은 95퍼센트라고 답할 수도 있다. 하지만 그러한 대답은 20명 중 1명의 확률로 기적처럼 살아남은 환자들에게는 아무런 의미가 없다. 우리는 중환자실 의사로서 정확한 답변을 하기가 불가능한 이 질문에 그냥 정직하게 "모르겠습니다"라고 대답해야 한다. 이 한 문장이 의학계에서는 가장 드물게 사용되는 말이다. 이 문장에는 희망을 주기도 하면서 동시에 슬픔을 준비할 수 있게 하는 힘이 있다. 하기 힘든 말이기도 하다. 사람들은 계획이 있다는 말을 듣고 싶어 한다. 그들은 확실한 것을 원한다. 그들은 수년간의 교육과 경험에서 우러난

대답을 들을 수 있기를 바란다. 그리고 의사는 그들이 원하는 답을 줄 수 있다. 불확실성을 사라지게 할 수 없음을 스스로 인정하는 데는 용기가 필요하다. "모르겠습니다"라는 말은 내가 할 수 있는, 가장 정직하고 역설적이게도 현명하며 많은 것을 함축하는 말이다.

그웬과 그녀의 가족을 만난 지 2년 후, 나는 마침내 남편의 질문에 대한 답을 얻었다. 나는 가족들과 웨일스의 고대 수도이면서 지금은 시장 도시인 매킨레스를 여행한 적이 있다. 그곳은 그웬이 살던 곳에서 멀지 않은 곳으로, 자동차로 이동하면 바쁜 병원 근무에서 벗어나 우리의 새 가족인 강아지 체스터와 함께 시간을 보내기에 완벽한 장소가 나온다. 더 좋은 것은, 그웬의 집을 방문해 그녀와 그녀의 가족들을 만날 수 있었다는 것이다.

시간을 거슬러 올라갈 수 있다면, 그웬의 남편이 한 질문에 더 쉽게 답할 수 있을 텐데. 그럴 수만 있다면, 나는 아이들에게 말해야 한다고 말할 것이다. 그웬이 안전벨트를 매고 있었기 때문에, 그리고 헬리콥터 구급 팀, 헌혈자, 여러 의료진 덕분에 심각한 상처를 입고도 살아남았을 뿐만 아니라 회복해서 다시 건강해질 것이라고. 그웬이 회복하기 위해서는 그녀의 가족이 중요한 역할을 해야 하며 그 여정은 길고 힘들 것이라고. 그웬의 남편은 아이들에게 엄마가 놀라울 정도로 용감하고 강하다고, 그래서 어떠한 어려움이 생명을 위협하더라도 엄마는 삶에 대한 애정을 잃지 않을 것이라고 말해야 한다. 그들의 삶은 영원히 바뀌겠지만, 어떠한 기회가 사라지면, 또 다른 기회가 온다고 말해야 한다.

나는 2018년 그웬의 집에서 그녀의 가족들을 만나 이런 말을 직접 할 수 있게 되어 기뻤고 감사했다. 그 사고로 그웬은 커피숍을 열지 못했고, 그녀와 가족들의 삶은 급격하게 바뀌었다. 다양한 방식으로 재활치료를 했지만, 그웬은 휠체어가 필요하게 되었고 평생 휠체어를 타야 할 수도 있었다. 대체로 그녀의 가족은 분주하면서 행복한 나날을 보냈다. 그웬은 '막대기에 머리만 달린' 채 산다는 느낌이 들었을 때 힘들었다고 말했다. 그녀는 자녀들과 춤추는 것과 같은 일상적인 일들이 그리웠다고 말했다. 장애의 장벽과 싸우는 것 역시 큰 도전이었다. 그웬은 일반 사람들이 정상이 아닌 장애인은 받아들이지만, '정상적인' 장애인은 받아들이기 어려워한다는 심오한 말을 했다. 패럴림픽 선수가 되면 유명해질 수는 있다. 하지만 장애가 있는 사람들은 대부분 비범해지길 바라는 것이 아니라 정상적인 새로운 삶을 추구한다.

그웬은 헨리 프레이저Henry Fraser의 훌륭한 저서 『사소하지만 소중한 것들The Little Big Things』에 나온 그의 생각을 인용했는데, 프레이저는 그 책에서 심각한 척추 부상을 입은 후 자신의 삶에 관해 이야기했다. 그웬은 자신을 살리기 위해 얼마나 많은 사람들이 그들의 삶을 헌신했는지에 대해 깊이 감사했다. 이제는 그웬이 그녀의 삶을 살아야 할 차례이다. 우리가 만난 지 불과 6주 후에 그웬은 동네에 새 가게를 열어 그녀가 힘겨운 여정을 헤쳐 나갈 수 있게 해준 미술 작품들을 전시했다. 그녀의 초기 작품들은 어두운 면이 있긴 하지만, 여름이 가까워지면서 작품들이 판매되면 삶에 새로운 빛이 깃들게 될 것이다.

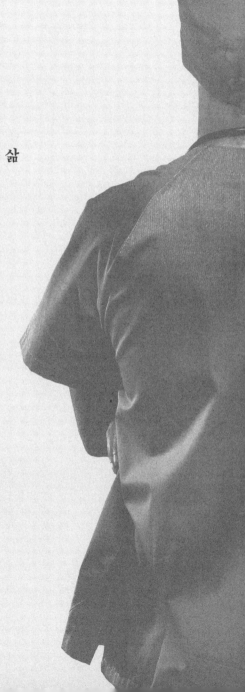

4장

심장

심박수 20억 번의 삶

첫 저서를 발간하는 작가로서 나는 많은 독자가 이 책을 읽고 즐기길 바란다. 이 책이 좋은 평을 받기를 바란다. 또, 이 책을 통해 내 환자들과 내 직업에 대해 제대로 알릴 수 있길 바란다. 하지만 무엇보다 내가 가장 바라는 것이 있다. 내가 매일 병원에 일하러 올 때마다 가지는 희망이 있다. 나는 이 책이 실제로 누군가의 생명을 구할 수 있게 되길 바란다. 어쩌면 아버지나 친구의 생명, 아니면 이웃의 생명, 심지어 방문하려는 커피숍에서 마주치게 될 낯선 사람의 생명일 수 있다. 어떻게 하면 우리가 이걸 함께 해낼 수 있을지 설명하겠다. 그러나 그 전에 먼저 다음 환자인 판사를 소개하려고 한다.

그는 키가 180센티미터가 넘고 턱수염은 깨끗하게 다듬었으며 굵고 인자한 목소리를 가졌고 풍채가 좋았다. 20년 동안 형사 전문 변호사로 일한 후에는 18년 가까이 순회판사로서 거의 모든 유형의 형사사건을 재판했다. 그는 합리적인 접근 방식을 취하는 것으로 유명했고 어리석은 행위를 용서하지 않았으며 언제나 공정했다. 그는 짜증을 내거나 흥분해서 화를 내고 나면 항상 진심으로 사과했다. 내가 판사를 처음 만났을 때, 그는 더 이상 전설적인 인물로 보이지 않았다. 그는 죽었다 살아 났다. 그것도 단 하루 만에 한 번이 아니라 스무 번도 넘게 죽 었다 살아났다.

판사의 이야기는 그가 형사보상 심리를 주재하던 한산한 화요일 아침부터 시작된다. 피고들이 걱정스럽게 경청하고 있 을 때, 판사는 몸이 불편해지는 것을 느꼈다. 먼저 그는 자리 에서 일어날 때 현기증을 느꼈으며, 그의 피가 뇌까지 닿지 못 했다. 그다음, 그의 몸 안의 세포 속 산소가 부족해지면서 그 는 쿵 소리를 내며 법정 바닥의 카펫 위로 쓰러졌다. 법정 안 내원은 신속하게 움직였으며, 판사가 숨을 쉬지 않는 것을 보 고 초조하게 자신의 작은 손을 판사의 흉부 위에 올렸다. 안 내원은 판사의 흉부를 힘껏 눌렀다. 그리고 다시, 또다시, 그 러고 또다시 한 번 더 눌렀다. 나는 이 긴장된 8분 동안의 녹 음 기록을 들을 수 있었는데, 판사가 사망한 순간 안내원은 조 심스럽게 웨일스 억양으로 판사의 이름을 부르며 심폐소생술 cardiopulmonary resuscitation, CPR을 했다. 그녀가 판사를 그의 이름 으로 부른 건 그때가 처음이었다.

응급 구조대가 도착했을 때, 판사는 효과적인 일반인 CPR (bystander CPR)을 여전히 받는 중이었다. 구급대원들은 그의 맨살에 모니터를 부착해 심장에서 발생하는 전기신호를 감지 했다. 모니터에는 심정지에서 자주 나타나는 매우 비정상적인 패턴이 나타났다. 원래라면 심장의 전기신호는 작은 언덕과 큰 산, 그리고 계곡과 또 다른 언덕이 이어지는 웨일스 계곡의 지

평선처럼 보이는 게 정상이다. 하지만 판사의 심장은 심실세동(VF)이라고 하는 불규칙한 패턴의 전기신호를 내보내고 있었다. 심실세동은 심장근육이 제대로 수축하지 못하는 현상인데, 판사의 심장은 혈액을 전신으로 보내지 못하고 있었다. 빨리 조치를 취하지 않으면 그의 생명이 영원히 꺼질 수 있었다.

앞으로 신기한 의료기기와 복잡한 약물을 통해 판사가 어떻게 그의 법정으로 돌아갈 수 있게 되었는지를 설명하겠지만, 그러기 위해서는 한 가지 전제 조건이 충족되어야 한다. 우선 판사가 살아서 병원에 도착해야 한다. 이것은 다소 단순한 발상인 것처럼 들리겠지만, 사실은 생존 사슬의 핵심 요소이다. 매년 영국에서 3만 명의 사람들이 심정지로 갑자기 쓰러진다. 그들은 판사의 경우처럼, 심장이 완전히 멈추었다가 분당 200회 박동을 시작하거나, 아니면 전기신호가 제대로 작동하는 데도 심장에서 혈액을 전혀 공급하지 못하게 된다. 심정지를 겪은 사람 100명 중 약 20명만이 살아서 병원에 도착한다. 그 20명 중 2명만이 상대적으로 정상적인 삶으로 돌아갈 수 있다.

중환자 의학이 시작된 이래, 환자가 받는 치료보다 받지 않는 치료를 놓고 논쟁이 일었으며, 특히 치료를 중단하거나 보류하는 것을 둘러싸고 의견이 대립되었다. 우리는 환자에게 최선이 무엇인가를 염두에 두고 애초에 이루어진 개입을 평가하고 생명 유지 치료를 중단할지의 여부를 결정한다. 심폐소생술 포기 동의서가 도입된 이래 환자에게 CPR을 시행해야 할지 말지를 사전에 확인하는 것이 공식적인 절차가 되었다. CPR은 다른 선택적 치료법과 비교해 가장 효과적이지 않음에도 불구하고, CPR 포기에 대해서는 일반 대중들 사이에서 논란의 여지가 많다. 이와 대조적으로, 항생제 처치나 심지어 응급수술을 보류하는 결정은 CPR보다 환자의 삶과 죽음에 더 큰 영향을 미치지만 심폐소생술 포기 동의서처럼 공식적인 절차가 마련되어 있지 않다. 나는 환자들에게 제공될 수 있는 5천여 개의 치료법에 대해서 동의서를 작성해야 한다고 말하려는 것이 아니다. 그 반대이다. 의사소통, 의사 결정 과정의 공유, 대중의 이해 증진은 현재 사용되는 심폐소생술 포기 동의서와 같은 양식 한 장으로 대체될 수 없다. 또 그렇게 되어서도 안 된다. 안타깝게도 CPR이 무엇인지에 대한 대중의 인식은 증진되었지만, CPR이 누구에게 도움이 되는지에 대한 대중의 이해는 부족하기 때문이다. CPR이 제대로 시행되면 생명을 연장하고 죽음을 피할 수 있다. 그러나 확고한 고정관념에 따라서, 아니면 심리적으로 혼란스러운 심리적 상황에서 CPR을 선택했지만, 그 결과가 단순히 죽음을 지연하고 삶의 존엄성을 저해할 뿐인 경우가 너무나 많다.

TV에서 방영하는 의학 드라마에서는 CPR의 주요 구성 요소로 흉부 압박을 강조하지만, 그것은 단지 한 가지 요소에 불과하다. '심폐소생술'이라는 명칭에서 알 수 있듯이, CPR은 심장과 함께 폐의 활동을 소생시키는 것이다. 나는 응급실에서 심정지 환자를 치료할 때 환자의 목 옆 경동맥을 손가락으로 눌러 맥박이 없는 것을 확인한 후 소생술의 세 가지 요소인 A, B, C에 집중한다.

A 요소는 환자의 기도Airway와 관련된 것으로, 기도는 외부 공기가 폐로 자유롭게 이동하여 호흡이 가능하게 한다. 우리는 주로 기도삽관을 시술하는데, 이것은 플라스틱 관을 성대를 통해 기관으로 삽입하는 것이다. 바빌로니아 탈무드의 이야기에서 밝혀졌듯이, 호흡을 위한 개방된 통로를 확보하는 것이 CPR의 가장 오래된 구성 요소이다. 이 이야기에서는 목에 상처가 난 어린양의 기도에 구멍을 내고, 그 구멍에 속이 빈 갈대를 삽입하여 이 양의 목숨을 살렸다. 임시로 만든 파이프 형태의 구조물을 사용해 기관 내 막힌 부분을 우회하는 이러한 전통은 오늘날에도 계속해서 사용되고 있다. 볼펜이나 빨대와 같은 다양한 물건들이 생명을 구하는 데 사용되기도 한다. 기도를 통제하기 위한 방법은 계속해서 발전했다. 익수로 인한 사망을 막기 위해 1768년 설립된 네덜란드 휴메인 소사이어티Dutch Humane Society는 물에 빠졌던 환자를 통에 넣어 거꾸로 굴리는 신기한 방법을 권장했다. 이것은 기도에서 물과 이물질을 제거하기 위한 것이었다. 놀랄 것도 없이 이러한 방식은 성공하지 못했고 다행히도 더는 사용되지 않는다. 1895년 알프레드 커스틴Alfred Kirstein이 구부러지는 금속 칼날 모양에, 끝부분에 조명이 달려 있는 후두경을 발명하면서, 후두경을 이용해 관을 기관에 안정적으로 삽입할 수 있게 되었다.

기관 내에 관을 삽입하면 막힌 부분을 우회할 수 있을 뿐만 아니라, 더 중요하게는 의대생들이 비비의 생명을 구하기 위해 했던 것처럼, 산소가 포함된 공기를 환자의 폐 안으로 강제로 밀어 넣을 수 있다. 이는 CPR의 B 요소로서 인공적인 호흡 Breathing을 제공하여 산소를 폐로 전달한다. 산소가 부착된 공기주머니의 사용은 1500년대에 권장되었던, 환자의 콧구멍과 항문에 풀무를 끼우는 기법에서 발전한 것이다. (여기서 거짓말로 비위를 맞춘다는 뜻의 '엉덩이에 연기를 불어 넣다blowing smoke up one's arse'라는 표현이 생겼다.) 1732년 12월 3일 스코틀랜드의 알로아에서 외과 의사 윌리엄 토사치William Tossach가 처음으로 구강 대 구강 호흡을 사용하여 광부 제임스 블레어를 소생시키면서 구강 대 구강 호흡법이 사용되기 시작했다. 이 광부가 스코틀랜드 지하 60미터 탄광 바닥에서 지상으로 운송되었을 때 그는 이미 '어떻게 보아도 사망한' 상태였다. 토사치는 당시 "내 입을 광부의 입에 가까이 대고 내가 할 수 있는 한 최대한 강하게 입으로 공기를 불어 넣었다"고 설명했다. 토사치 이전에도 비슷한 방법이 소개된 적이 있는데, 구약성서에는 예언자 엘리사가 그의 입을 어린 소년의 입에 갖다 댐으로써 그의 목숨을 구했다는 이야기가 있다.

대기 중 산소가 발견되면서 날숨이 '빈' 상태라는 우려 때문에 일시적으로 구강 대 구강 호흡법의 사용이 중단되었다. 이러한 우려는 어느 정도 사실이다. 하지만 대기 중 산소 농도가 21퍼센트인 것에 비해 날숨의 산소 농도는 16퍼센트이므로 이 정도 농도는 구강 대 구강 호흡법으로 사람을 소생시키기에 충분하다. 어쨌든 이러한 우려 때문에 팔을 머리 위로 올려서 흉부에 압력을 가하는 인공호흡법이 개발되었다. 이 우스꽝스러운 호흡법은 아서 코난 도일Arthur Conan Doyle의 「증권 거래소 직원The Adventure of the Stockbroker's Clerk」에서도 등장한다. 홈스는 어느 사업주가 바지 멜빵에 목이 매달린 채로 있는 것을 발견하게 되는데, 왓슨이 그의 팔을 들어올려 흉부에 압력을 가해 그의 목숨을 구했다. 이 인공호흡법은 1960년대 흉부 압박이 더 효과적이라는 연구 결과가 발표될 때까지 계속 권장되었다.

CPR의 C 요소는 압박Compression이다. 나는 셀 수도 없을 만큼 많은 사람의 흉부를 압박해 보았다. 흉골 가운데에서 적절한 위치를 선택하고 분당 약 100번을 누르면 흉곽에 자연스러운 반동이 생겨 혈액이 심장 안팎으로 순환한다. 이 작업은 신체적으로나 감정적으로 힘든 일이다. 아이의 엄마가 아이 손을 꼭 쥐고 머리를 쓰다듬는 것을 보면서 세 살짜리 아이에게 CPR을 하는 것은 특히 더 그렇다.

앞쪽 흉골과 뒤쪽 척추 사이에 있는 심장을 압박해서 심장 안의 혈액을 밀어내는 동안, 흉강 내 압력이 바깥쪽의 폐의 압력보다 높아지면서 혈액을 심장 밖으로 내보낸다. 외부 심장마사지 소생술이 처음으로 보고된 것은 1892년이지만, 1958년 브루클린 출신의 윌리엄 쿠웬호벤William Kouwenhoven이 외부 심장마사지 소생술과 전기 자극을 결합하여 진행한 실험이 성공한 후에야 사용이 허용되었고, 이로써 제세동기를 사용하여 비정상적인 심장박동을 재설정할 수 있게 되었다. 이후 오스트리아 의사 피터 사파르Peter Safar와 미국인 의사 제임스 엘람James Elam이 소생술에 대한 광범위한 연구를 진행했다. 외부 심장마사지 소생술이 효과적이라는 증거가 있었지만, 다른 많은 의료 혁신과 마찬가지로 채택되는 데는 15년이 넘게 걸렸다. CPR은 캔 뚜껑을 여는 것처럼 흉부를 외과적으로 개복해야 하는 침습적 시술에서 오늘날 사용되는 폐쇄적 형태의 CPR로 발전했다.

윌리엄 쿠웬호벤은 뉴욕 브루클린에서 전기기술자들이 전기에 감전되어 심장박동이 불규칙해지면서 사망한 것을 보고 전기가 인체에 미치는 영향을 연구했다. 그는 사망한 전기기술자들이 심실세동이나 심실빈맥으로 알려진 비정상적 심장박동이 나타나 사망했다는 것을 발견했다. 이것은 구급대원들이 판사에게서 발견한 것과 같은 양상이었다. 심실이 수축하여 혈액이 제대로 배출되지 못하고, 심근이 제 역할을 못 하면서 경련을 일으킨다. 이러한 비정상적 상태를 바로잡기 위해 적정한 양의 직류전기로 전격을 가해야 하는데, 전류가 지나치게 높으면 심장 조직 자체를 손상할 수 있으므로 적정 전류를 가해 심장박동수를 정상으로 되돌려놓아야 한다.

오늘날에는 외부 심장마사지 소생술과 더불어 심장박동이 불규칙한 환자에게 전기충격을 이용하여 심장박동을 회복시키는 전기적 제세동이 소생술의 핵심으로 여겨진다. 자동제세동기automated external defibrillator, AED가 광범위하게 사용되면서 일반인이 외부 심장마사지 소생술을 시행할 수 있게 되었을 뿐만 아니라, 심장박동이 불규칙해질 경우 자기 자신이나 다른 사람에게 안전하게 전기 자극을 가할 수 있게 되었다. 자동제세동기는 전기신호에 이상이 있는지를 자동으로 평가하고 안전하게 전기충격을 통제하는 자기 제어가 가능하다. 외딴 지역에도 드론으로 자동제세동기를 운송할 수 있기 때문에 구급차가 바로 도착하지 못하는 경우 응급조치 지연으로 인한 사망을 막아 생명을 구할 수 있다.

이렇게 놀라운 소생술을 배웠는데 도대체 왜 중환자실에서 의사들은 심정지가 온 모든 사람의 생명을 구하려 하지 않는 걸까? 어째서 심폐소생술 포기 동의서가 윤리적 선택의 문제가 되는 걸까? 심정지가 발생할 수 있는 상황은 두 가지가 있다. 첫 번째는 환자의 심장에 주요 문제가 발생하거나 예상치 못한 심정지로 다른 인체 기관에 문제가 생기는 것이다. 이는 갑작스러운 심장마비, 폐 내 혈전, 심지어 심각한 외상에 의해 야기될 수 있다. 이러한 상황에서 우리는 심정지 상태를 초래한 근본적 문제를 '고치기' 위해 인력으로 할 수 있는 모든 조치를 하며, 이러한 조치에 필요한 시간을 벌기 위해 CPR을 수행한다. 2017년에 웨일스 항공 응급 팀에 있던 의대 동료 중 한 명은 길가에서 환자의 목숨을 구하기 위해 심장 절개 수술을 하기도 했다. 또 어느 프랑스 의료 팀은 〈모나리자〉가 묵묵히 내려다보는 파리 루브르 박물관 한복판에서 심정지가 온 환자에게 휴대용 심장 바이패스 기기를 연결하기도 했다.

또 다른 상황은 이미 중증 기저질환이 있는 환자에게서 심정지가 발생하는 경우로, 이는 환자의 생명이 마지막에 도달했음을 뜻한다. 만성 심장 질환, 폐 질환, 말기 암 환자 모두 심장이 정지되면서 사망한다. 그들은 심정지가 원인이어서 사망하는 것이 아니다. 그들의 죽음은 원래 앓고 있던 질환으로 인한 것이며, 그들도 역사상 다른 모든 인간과 똑같은 방식으로 사망한다. 이런 상황에서 발생하는 심정지는 기저질환을 고칠 수 없다는 신호다. 따라서, 이런 경우 심장을 압박하는 것은 환자의 존엄성을 해치고, 심장을 압박하는 의료진에게 정서적 고통을 안겨줄 뿐이다. CPR을 수행하여 시간을 벌게 된다고 하더라도 아무것도 고칠 수 없기 때문에 삶을 연장하는 것이 아니라 죽음을 지연하는 데 그칠 뿐이다.

달리 표현하자면, 생명이 꺼지는 순간에 CPR을 고집하는 것은 이해하기가 힘들다. 대부분의 사람은 CPR을 포기한다. 사람들은 심폐소생술 포기 동의서를 작성하는 과정에서 CPR 포기에 '동의하지 않는다'라고 말할 기회가 거의 없다. 왜 그럴까? 임박한 죽음 앞에서 사랑하는 사람과 이러한 주제로 대화를 하는 것은 그렇게 즐겁지 않다. 나는 사람들이 사전에 비용을 지불하면서까지 장례를 미리 준비하는 것을 볼 때면 놀라곤 한다. 따라서 이렇게 감정적으로 무거운 주제에 관한 대화는 거의 하지 않는 것이 당연하다. 그러므로 우리는 중환자 전문의로서 때때로 평화적이고 열린 자세로 이 주제에 관해 사람들의 인식을 증진하고 의견을 물어볼 필요가 있다. 중환자실에서 의학적으로 무의미한 연명치료를 받으며 보낸 가슴 아프고 힘든 2주가 환자와 나누는 어렵지만 솔직한 대화를 대체할 수는 없다. 환자는 자기 생각을 표현할 권리가 있다. 내 동료이자 완화치료 의사인 마크 타우버트Mark Taubert는 이 주제에 관한 사회적 논의를 활성화하기 위해 'Talk CPR'이라는 이니셔티브를 시작했다. 이 프로젝트는 생명을 제한하는 질환에 걸린 사람들이 소생술에 대해 대화할 것을 장려했다. 그리고 타우버트는 데이비드 보위David Bowie가 사망한 후 보낸 공개서한에서 사람들이 죽음에 대처할 수 있도록 도와준 데 감사를 표했다. 그 서한의 일부는 다음과 같다.

오, 제발 사실이라고 하지 마세요. 이 잿빛의 추운 2016년 1월에 당신의 죽음을 사실로 받아들이게 되면서, 우리 중 많은 이들이 생업으로 돌아갔습니다. 그 주 초에 나는 인생의 마지막 순간에 와 있는 어느 병원 환자와 대화를 나누었습니다. 우리는 당신의 죽음과 음악에 관해 논했습니다. 그리고 여러 무거운 주제들에 관해서도 대화했습니다. 죽음을 앞둔 누군가와 대화하기에는 그렇게 쉽지 않은 주제였습니다. 사실 당신의 이야기는 우리가 많은 의사와 간호사들이 대화 주제로 꺼내기 어려워하는 죽음에 대해 열린 마음으로 대화할 수 있게 해주었습니다.

자, 이제 전화기를 끄고 문을 닫고 음료수를 내려놓자. 이 책을 전에 읽었던 여느 책들과 똑같다고 생각할 것인지, 아니면 내 삶과 주변 사람들의 삶을 바꿀 책으로 만들 것인지는 나와

이 책을 읽고 있는 여러분에게 달렸다.

일반인이 심정지가 온 사람에게 CPR을 할 수 있다면 매일 수천 명의 목숨을 구할 수 있다. 다시 말하면, 만약 우리가 어떤 사람에게 CPR을 한다면, 그 사람이 심정지 후 살아서 집으로 돌아갈 확률이 두 배가 된다. 이제 CPR을 직접 해보자. 가장 좋은 점은 쉽다는 것이다.

오른손을 들어 가슴 한가운데 젖꼭지 사이에 단단하고 움푹 들어간 부분에 올려라. 그런 다음 왼손을 오른손 위에 올려라. 이제 노래를 할 차례이다. 비지스Bee Gees의 1977년 명곡인 〈스테인 얼라이브Stayin' Alive〉를 큰 소리로 따라 부르면서 가사에 맞춰 두 손으로 가슴을 위아래로 눌러보자.

아, 아, 아, 아, 살아 있는 거야, 살아 있는 거야
아, 아, 아, 아, 살아 있는 거야

여러분은 지금 정확한 위치에서 적정한 속도로 CPR을 수행했다. 무료 CPR 강좌를 듣고 나면 CPR을 훨씬 더 잘할 수 있게 될 것이다. 이제 여러분은 누군가가 쓰러져 제대로 숨을 쉬지 못하고 있고 정상적인 활력징후가 보이지 않을 때 그 사람을 살릴 수 있는 기술을 갖추었다. 응급 구조대에게 연락이 갔는지 확인한 다음, 무릎을 꿇고 우리가 배운 대로만 하면 된다. 팔을 힘있게 곧게 펴서 가슴이 안으로 움직이는 것을 느낄 때까지 세게 누르면 된다. 이렇게 한다고 해서 해를 끼치는 것

은 아니며, 오히려 한 사람의 생명을 구할 수도 있다. CPR을 하는 데 위험이 따를 수도 있지만, 그렇다고 CPR을 하지 않으면 궁극적 위험, 즉 사망이라는 확실한 결과를 낳게 된다.

심정지가 발생했을 때 환자의 예후를 향상시키려면 초기에 CPR을 하는 것이 매우 중요하다. 구급차가 아무리 신속하게 출동한다고 해도, 구급요원이 도착해서 CPR을 하는 것보다 바로 옆에 있던 사람이 CPR을 하는 것이 더 빠르다. 일반인 CPR은 항상 장려되어야 하며, 나는 누구라도 CPR을 할 수 있게 훈련받기를 권한다. 만약 CPR로 누군가의 생명을 구한 적이 있다면 나에게 편지로 알려주길 바란다. 아마 그것은 내가 받게 될 최고의 편지가 될 것이다.

앞서 살펴보았듯이, 조기에 CPR을 하는 것이 생명을 구하는 데 핵심적이다. 또, 판사의 심근에서 나오는 비정상적인 전기신호를 고치는 데 걸리는 시간도 중요하다. 이 사실을 잘 아는 구급대원들은 신속하게 판사의 피부에 최대 1천 볼트의 전기를 가했고, 전기가 심장에 전해지자 비정상적 심장박동이 정상으로 돌아왔다. CPR이 심장의 펌프질을 일시적으로 대체하는 한편, 이 '제세동'은 전기적 오류를 재설정하여 심장이 스스로 펌프질을 할 수 있게 한다. 판사의 심장 모니터에 익숙한 산맥 모양의 전기신호가 다시 나타났다. 심장에 있는 네 개의 방이 순서대로 제대로 자극을 받으면서 혈액이 다시 순환되기 시작했다. 생명이 다시 살아났다. 법정에서 취재 기자들과 피고인이 불안해하는 사이, 판사의 뇌가 일정 시간 산소를 공급받지 못했기 때문에 바로 그 자리에서 판사는 생명 유지 장치에 연결되었다. 그리고 나는 판사가 일시적인 죽음을 맞게 된 원인이 무엇인지를 밝혀내는, 즉 판사의 생사를 결정할 문제를 해결해야 했다.

나는 심정지가 온 환자를 만났을 때 나 자신에게 세 가지 질문을 한다. 심정지의 원인이 무엇인가? 고칠 수 있는가? 뇌를 보호하기 위해 무엇을 할 수 있는가?

심정지로 이어질 수 있는 요인들은 여러 가지가 있지만, 가장 흔한 원인은 심장, 폐, 뇌에 있으며 특히 심장 문제가 가장 크다. TV 드라마에서 등장인물이 가슴을 움켜쥐며 고통스러워하는 것과는 달리, 심장질환 환자는 대부분 갑작스러운 죽음을 맞는다.

심장마비는 심장에 혈액을 공급하는 세 개의 주요 혈관 중 하나인 관상동맥이 막히는 심장질환의 한 형태이다. 관상동맥이 막히는 요인으로는 응고된 혈액, 지방 분자, 시간이 지나면서 약해진 혈관 벽이 파열되면서 떨어진 경화된 흉터 조직이 있다. 갑자기 이렇게 막히게 되면, 혈액은 더는 관상동맥을 통해 심장근육에 닿을 수 없게 된다. 그러면 심장의 그 부분이 펌프질을 멈추게 되고 정상적인 전기신호가 심장의 다른 부분으로 전달되는 것을 방해할 수 있다.

심정지는 심장마비로 인한 갑작스러운 막힘 증상이 없어도 발생할 수 있다. 만성질환으로 인해 형성된 흉터 조직은 갑작스러운 단락short circuit을 일으킬 수 있으며, 이로 인해 판사의 경우처럼 심실세동과 같은 비정상적인 심장박동이 나타날 수 있다.

심장이나 뇌가 대처할 수 없을 정도로 공기에서 혈액으로 전달되는 산소량이 너무 적으면 심각한 폐 질환이 심정지를 유발할 수도 있다. 예를 들어, 폐색전증이 생기면 혈전 때문에 혈액이 폐를 통해 정상적으로 순환하지 못하게 된다. 마지막으로, 뇌출혈이나 뇌졸중 등 여러 뇌 질환으로도 심정지가 발생할 수 있다. 뇌출혈로 인해 뇌간에 압력이 가해지거나 뇌졸중으로 산소가 부족해질 경우 화학물질이 분출되어 심박수가 매우 빠르거나 매우 느려질 수 있다. 뇌간은 체온, 혈압, 심지어 소변량 등 여러 필수 기능을 조절하는 신체의 제어 센터이다. 따라서 뇌간 부근의 부위가 손상되면 심장마비를 일으킬 만큼 심각한 정도의 생리적 혼란이 빠르게 발생할 수 있다.

나는 나중에 중환자실에서 판사의 가족들을 만났을 때 그들에게 전할 말이 많았다. 그날은 우리에게도, 판사에게도 바쁜 날이었다. 나는 그가 심정지를 겪었지만, 동료의 신속한 조치 덕분에 살아서 병원에 도착했다고 설명했다. 앞서 살펴본 것처럼, 심정지의 가장 흔한 원인은 심장질환이다. 우리는 판사의 뇌를 스캔했지만, 출혈이나 뇌졸중의 흔적은 발견되지 않았다. 또, 흉부 스캔 결과 혈전도 발견되지 않았다. 소생술을 하는 과정에서 갈비뼈가 여러 개 부러지기는 했지만, 이것은 CPR이 효과적이었기 때문에 그의 뇌에 혈액이 공급될 수 있었음을 보여주는 것이어서 오히려 다행이었다. 그런 다음 판사는 심장 연구실로 이송되었고, 그곳에서 심장 전문의는 판사의 왼쪽 팔 요골동맥에 스파게티면 굵기의 얇은 플라스틱 관을 삽입했다. 엑스레이를 이용하여 그의 심장에 혈액을 공급하는 관상동맥 입구까지 촬영했는데, 엑스레이를 통해 우리는 관상동맥에 막힘 증상이 새로 발현되지 않았다는 것을 알 수 있었다. 그는 심장마비를 겪지 않았다. 나이, 식이, 고혈압의 조합으로 인해 그의 동맥이 점점 좁아진다는 증거가 있었다. 이러한 증상은 심장마비가 발생하면 막힌 혈관을 열기 위해 일반적으로 사용하는 풍선이나 금속 스텐트로는 치료할 수 없다. 이 모든 정보를 종합하여 우리는 수년간 혈액이 충분히 공급되지 않아 심장에 경미한 손상이 축적되었고, 이로 인해 심장 배선의 전기적 절연에 섬유화(흉터)가 생겨서 심정지가 발생했다고 결론을 내렸다. 안타깝게도 여기서부터 진짜 문제가 시작된다.

처음 만난 자리에서 판사의 아내가 나에게 한 첫 질문은 이러한 상황에서 가장 흔한 것이었다. "남편이 언제 깨어날까요?"라고 그녀가 물었다. 이것 또한 우리가 가장 답하기 어려워하는 질문이다. 나는 '언제'가 문제가 아니라 깨어날 수 있을지의 '여부'가 더 큰 문제라고 설명해야 했다. 그 전에 내가 항상 나 자신에게 묻는 세 가지 질문을 짚어보자. 판사의 심정지 원인이 무엇인가 하는 첫 번째 질문에는 이미 답을 했다. 병을 고칠 수 있는지에 답하기 전에 먼저 가장 시급한 질문에 답해야 한다. 판사의 뇌를 어떻게 보호할 수 있을까?

현재로서는 뇌를 보호하는 방법을 뒷받침하는 확실한 증거가 아직 발견되지 않았다. 심정지 후 24시간 동안 신체를 정상 온도보다 4도 낮게 유지하면 뇌 손상을 줄일 수 있다는 연구 결과가 있긴 하지만, 이것은 체온을 낮게 유지해서 유익한 효과가 있다기보다는 체온이 올라가는 것을 막으면서 나타난 결과라고 볼 수도 있다. 현재 이 문제를 증명하기 위해서 국제적인 차원에서 대규모 임상시험이 진행되고 있다.

우리는 판사의 체온을 적당한 온도인 섭씨 36도로 낮추고, 그의 몸을 플라스틱 관으로 감싸 기계로 냉각된 물을 순환시켜 24시간 동안 이 온도가 일정하게 유지되도록 했다. 그러고 나서 우리는 36시간을 더 기다려 그의 몸이 서서히 따뜻해지고 그의 의식을 잃게 하기 위해 우리가 사용한 약물의 대사가 일어나도록 했다. 만약 그가 이 과정을 이겨낼 수 있다면, 우리는 그를 깨우려고 시도할 수 있을 것이다. 이때가 지나야 판사의 뇌가 살아남아 다시 의식을 회복할 수 있을지의 여부를 가늠할 수 있을 것이다. 하지만 애석하게도 판사의 심장 상태가 다른 방향으로 진행되고 있었다.

판사의 가족과 이야기를 나눈 다음 날, 나는 간밤이 지루한 밤이었길 바라며 출근했다. 중환자실에서는 지루하다는 것은 좋은 일이었다. 환자가 회복하기 위해서는 시간과 안정이 필요하지 흥분이 필요하지 않다. 안타깝게도 판사와 야간 근무 팀에게 그날 밤은 전혀 지루하지 않았다. 판사는 상태가 안정되기는커녕, 그의 심장이 심실세동 단계로 접어들었다. 이 단계에서 전기신호는 무질서하게 발생하며 극단적으로 반복된다. 심실세동이 한 차례 발생하면, 치료하더라도 계속해서 반복적으로 재발한다. 심정지가 발생하면 심장의 혈액 공급이 감소하고, 그런 다음 또 심정지가 올 가능성이 커지는 식으로 자발적인 순환이 일어난다.

지난 12시간 동안 판사는 심정지를 20회 이상 겪었으며, 매번 CPR을 하고 전기충격을 가해 심장을 재설정했다. 심정지가 너무 빈번하게 발생해 더 정교한 시술과 치료가 필요했다. 이러한 상황에서 일반적으로 사용되는 약물도 거의 바닥나고 있었다. 아무것도 효과가 없었다. 따라서 우리는 심박 조율기를 시술했다. 심박 조율기는 판사의 정맥을 통과하여 심장으로 연결되는 전선을 통해 인공적인 전기 자극을 가해 심장의 전기신호를 인공적으로 조율하는 것이다. 이것도 역시 효과가 없었다.

결국 한밤중에 판사는 심장 연구실로 다시 옮겨졌고, 허벅지의 대퇴동맥을 통해 대동맥으로 연결되는 관이 삽입되었다. 관 바깥쪽을 감싸는 소시지 모양의 풍선은 저밀도 헬륨 가스를 이용하여 분당 100번 이상 부풀려져 매우 빠르게 팽창과 수축을 반복했다. 이것은 혈액을 관상동맥으로 밀어내는 심장 윗부분의 압력을 기계적으로 증가시켰다. 집의 수도꼭지에서 나오는 물처럼, 압력이 높아지게 되면 혈류량이 증가한다. 혈류량이 개선되면 심장근육의 기능이 향상되고 추가적인 심정지가 발생할 가능성이 줄어들 수 있다.

그날 밤 근무한 간호사와 의사들은 판사의 심장이 안정된 후 아침 6시가 되어서야 처음으로 차가운 차를 마실 수 있었다. 판사가 그날 밤 사망할 것 같지는 않았다.

중환자 치료에서 가장 흔하게 볼 수 있는 심장 문제는 불규칙한 심장박동과 불충분한 혈액 공급이다. 심장이 제 기능을 하고 혈액을 공급하기 위해서는 다른 근육과 마찬가지로 제대로 움직여야 한다. 그러지 못할 경우 심부전이 발생한다. 우리 모두에게 언젠가 일어날 일이다. 놀랍게도 크든 작든 간에 지구상의 거의 모든 포유류가 평균수명과 심장박동수 사이에 반비례 관계를 유지한다. 포유류는 평생 약 10억 회 정도 심장이 뛴다. 벌새의 심장은 분당 1,200회 이상 뛰며 수명은 단지 3년에서 5년에 불과하다. 대왕고래의 분당 심장박동수는 단 6회이지만, 평균수명은 100년이 넘는다. 인간은 생활 방식과 영양을 개선하여 인위적으로 이 수치를 늘려 평균수명이 높아졌다. 이제 인간의 평생 심장박동수는 약 30억 회가 되었다.

만성심부전의 심각성에 대해서는 전문가와 대중 모두 과소평가하고 있다. 병원에 입원하지 않고 집에서 치료하는 심부전 환자는 증상이 아무리 경미하다고 해도 일부 암 환자보다 기대수명이 더 짧다. 이는 흉부 중심에 위치한 심장이 건강에서도 중심적인 역할을 한다는 점을 강조한다.

우리가 운동하거나, 버스를 타기 위해 달려오거나, 성관계를 할 때 심장의 박동은 올라간다. 보통의 경우 6분간 성관계가 지속되는 동안(물론 '보통의 경우'라는 말은 이것과는 다른 경우도 있다는 뜻이다), 심장박동수는 400회에서 1,000회 이상으로 증가한다. 이로 인해 신체의 다른 부분으로 전달되는 혈액의 양이 30리터에서 120리터 이상으로 증가하며, 이는 고급 적포도주 160병에 해당한다. 또, 심박수가 증가할 뿐만 아니라, 심장박동이 훨씬 더 강해지기 때문에 정상적인 상황이라면 심장이 한 번 뛸 때 80밀리리터의 혈액을 내보내던 것이 120밀리리터로 늘어난다.

이것은 힘든 일처럼 보일지 모르지만, 이 6분 동안 임신하게 된 여성이 나중에 직면할 상황과 비교하면 아무것도 아니다. 이 흥분의 순간으로부터 아홉 달 후, 분만을 앞두고 진통을 겪는 여성의 심장은 두께가 이전보다 10퍼센트 더 두꺼워진다. 근육이 성장하면서 두꺼워진 심장은 한 번 뛸 때마다 혈액을 50퍼센트 더 많이 내보낸다. 게다가 분만 중 혈압이 낮아지면 매분 80퍼센트 더 많은 혈액이 산모와 아기에게 공급된다. 놀랍게도 이러한 생리학적 변화는 임신 5주 차부터 시작된다.

적어도 정상적인 상황에서는 그렇다. 하지만 환자 루시와 그녀의 아기는 그렇게 운이 좋지 않았다. 매일 산책하는 동안 숨이 가빠지는 것은 루시에게 새로운 일이 아니었다. 첫째 아이의 출산 예정일까지 3주밖에 남지 않은 예비 어머니인 그녀는 집에 아기를 위한 방을 마련하고 신중하게 아기 이름 목록을 작성했으며 유모차를 완벽하게 접는 방법을 연습하고 있었다. 루시와 그녀의 남편은 아기를 맞을 준비가 되어 있었다. 그러나 그들은 그들의 삶과 태어나지 않은 아기의 삶이 완전히 바뀔 것에 대한 준비는 되어 있지 않았다.

심장근육이 혈액을 짜내는 기능이 약해지면 심부전이 발생한다. 심장이 멈추지는 않지만, 단순히 신체의 필요에 맞게 적절한 펌프 기능을 하지 못한다. 만약 우심실에서 이런 상황이 발생하면, 혈액은 몸과 다리에 고이게 된다. 심장의 왼쪽이 영향을 받게 되면 혈액이 역류하고 심장이 온몸으로 혈액을 보내지 못하게 되면서 폐에 물이 차게 된다. 젖은 밀가루가 체에 달라붙어 있는 것처럼, 폐에 물이 고이면 산소가 폐의 작은 구멍을 통해 혈류로 흘러 들어가지 못한다. 호흡이 힘들어지고 효과적이지 못하게 된다. 심장의 양쪽이 모두 영향을 받게 되면, 살아 있는 것 자체가 힘들어진다.

출산일이 가까워지면서 루시는 매일 산책하는 것을 그만두어야 했다. 쉬고 있을 때도 숨 쉬는 게 힘들어졌기 때문이다. 잠을 자는 것도 편하지 않고 힘든 일이 되었다. 무릎까지 체액이 차면서 발목이 두꺼워졌다. 루시는 인터넷 커뮤니티에 올라온 여러 게시글을 읽고 알게 된 몇 가지 증상에 대해 우려하게 되었다. 그녀는 자신이 발목 부종, 호흡곤란, 고혈압을 일으키는 임신중독증을 겪고 있는 것이 아닌지 의심했다. 하지만, 지난 몇 주간 그녀의 혈압은 낮은 수준이었다. 인터넷 게시글을 보면 다른 임신부들도 호흡이 가쁘고 발목도 비슷하게 부었다고 했다. 그녀는 임신하면 원래 이런 증상이 생기는 거라고 생각했다. 의자에 앉은 채로 제대로 잠을 자지 못하는 밤이 계속되면서 화장실까지 걸어가는 것조차 힘들어졌다. 그러다 루시는 쓰러졌다.

심부전 사례의 90퍼센트 이상이 고혈압, 비만, 흡연, 허혈성 심장질환 등의 만성질환을 가진 환자들에게서 나타난다. 이러한 질환은 치료가 어려우며, 모든 의학 분야에서와 마찬가지로 치료보다 예방이 더 낫다. 심부전의 증상과 결과를 개선하기 위해 많은 약물과 장치가 개발되었다.

질환이 위독하다고 하더라도 젊고, 건강하며, 다른 의학적인 문제가 없는 환자의 경우, 심부전으로 사망할 가능성은 매우 낮다. 그러나 중환자실은 가장 중증인 환자들이 입원하는 곳이며, 이로 인해 질병 분포가 왜곡되어 나타난다. 지금 당장 중환자실을 둘러보더라도 환자 중에 뇌출혈, 중증 결핵, 백혈병, 신장 이식 환자가 많을 거라고 생각하는 것도 무리는 아니다. 사실은 그렇지 않다. 하지만 집중 치료가 필요한 상황에서 이러한 환자들이 중환자실로 오게 된다. 중환자실에 오는 환자는 가정의로부터 진료를 받고 상태가 호전될 수 있는 정도의 환자가 아니다. 중환자실 환자는 1천 명 중 1명꼴로 나오는, 집중치료 없이는 사라지지 않는 심각하고 희귀한 증상을 가진 사람들이다. 멀리서 말발굽 소리가 들리면 우리는 '얼룩말(희귀질환-옮긴이 주)'이 아닌 그냥 말이 오기를 기대한다.

내가 루시를 만났을 때, 그녀는 땀에 젖어 있었고 손은 차갑고 멍이 든 것처럼 파랬으며 혈압이 매우 낮았다. 폐는 액체로 가득 찼고 배 속의 아기는 살아남으려고 애쓰고 있었다. 루시는 젊고 아무런 기저질환이 없었는데도 심각한 심부전 증상을 겪고 있었다. 심장마비가 발생하면 특정 혈관이 혈액을 공급하는 부분만 비정상적으로 나타나는데, 그녀의 심장 검사 결과는 모든 부분에서 비정상적으로 나타났다. 불과 일주일 전에 루시에게 그녀의 아기를 보여주는 데 사용되었던 초음파 기술을 사용하여, 우리는 그녀의 심장이 힘겹게 뛰고 있는 것을 볼 수 있었다. 심장의 오른쪽은 약했고 왼쪽은 더 약했다. 그녀의 심부전 증세는 심각했으며, 우리는 뚜렷한 원인을 찾을 수 없었다. 우리는 체계적으로 그녀가 복용했을지도 모르는 약물이나 보충제, 호르몬 이상, 비타민 결핍, 태어나면서부터 있었지만 몰랐을 관상동맥의 문제 등 일반적이지는 않지만, 심부전을 일으킬 수 있는 요인들을 고려했다. 하지만 어느 것도 들어맞지 않았다. 이제 남은 유일한 요인은 그녀에게 가장 소중한 그것 뿐이었다.

루시는 건강한 심장을 가진 사람도 임신하면서 아기의 요구에 적응하느라 극단적 어려움을 겪을 수 있다는 것을 보여준 사례였다. 드물게 임신 자체가 심장에 영향을 미쳐 심부전을 일으킬 수 있다. 의학에서는 복잡한 용어를 좋아하는데, 이 용어 역시 다르지 않다. 분만전후 심근병증은 말 그대로 임신기(분만기) 전후에 심장근육에 발생하는 문제(심근병증)를 말한다.

이 질환의 원인은 아직 완전히 밝혀지지는 않았지만, 가장 가능성이 높은 요인은 바이러스 감염과 비정상적 면역반응이다.

3킬로그램의 이물질인 아기를 9개월 동안 배 속에 품고 산다는 것 자체가 면역학적 측면에서 보면 대단한 업적이며, 그동안 거의 문제가 생기지 않았다는 사실이 놀랍다. 신체가 완전히 형성되어 어머니의 몸에 공급되는 혈액에 의지하는 아기를 배 속에 품고 산다는 것은 진화적인 측면에서 가장 초월적인 성취 중 하나이다. 이것이 가능한 것은 포유류가 진화하는 과정에서 일반 바이러스 감염의 부작용으로 외래 바이러스의 유전자 코드가 점진적으로 통합되어왔기 때문이다. 인간을 감염시킨 바이러스는 인간의 유전자 코드를 '해킹'하여 살아남고 인간의 세포 속 DNA 조직을 이용하여 수백만 개의 복제품을 만들어낸다. 일반 바이러스 감염이 치료되더라도, 마치 지하실에 내용물 없이 비어 있는 상태로 방치된 상자처럼 바이러스의 유전자 코드 조각들은 남아 우리의 유전자와 완전히 통합된다. 대부분 이러한 상자는 단순히 공간만 차지하고 말지만, 때때로 매우 유용하게 사용되기도 한다. 그러한 상자 중 어떤 것은 바이러스가 인간의 면역체계로부터 몸을 숨겨 복제될 수 있게 해준다. 일반 감기와 같은 바이러스는 위장한 첩보원처럼 인체를 속여 바이러스를 인체의 일부분으로 인식하게 할 수 있다. 그렇게 되면, 인체는 바이러스가 그것의 목적을 위해 인체를 사용하도록 허용한다. 이러한 유전자의 능력은 우리가 이해할 수 없는 이유로 인간의 먼 조상의 DNA에 새겨지고 새로운 목적이 생길 때까지 수백 년 동안 사용되지 않는다. 이제 이러한 유전자적 능력으로 인간의 아기는 어머니의 면역체계로부터 몸을 숨길 수 있게 된다. 인간이 새로운 생명을 지키기 위해 고대로부터 내려온 바이러스의 전략을 이용하는 것이다. 역설적이게도, 수세기 동안 바이러스 감염은 이러한 능력을 향상시켜왔지만, 동시에 위험한 선천성 감염을 일으키고 루시의 사례처럼 분만전후 심근병증을 유발하면서 고통을 가져왔다.

루시의 병상이 자동문을 통과해 중환자실로 들어오는 것을 보면서 우리는 우려하기 시작했다. 스트레스를 받는 상황에서는 기본으로 돌아가는 것이 도움이 되는 경우가 많다. 우리는 중요한 세 가지에 집중한다. 올바른 진단을 내리기, 인체 장기의 기능을 유지하기, 원인을 찾아 치료하기가 그것이다. 안타깝게도 우리가 진단한 분만전후 심근병증은 새로운 심장을 이식하는 것 외에는 알려진 치료법이 없다. 따라서 우리는 루시의 장기가 버틸 수 있도록 지원하는 것 외에는 할 수 있는 게 없었다.

심장이 수축하지 못할 때 일반적으로 투여되는 강력한 약물은 승압제와 혈관수축제로, 이들 제제는 심장근육과 혈관에 작용한다. 승압제는 심근 세포 내부의 칼슘 수치를 높이거나 심장을 칼슘에 민감하게 함으로써 심장 수축의 강도를 증가시킨다. 최고의 승압제인 아드레날린은 인체에서 자연적으로 생성되지만, 속도를 조절할 수 있는 펌프를 사용하여 외부에서 주입할 수 있다. 혈관수축제는 정맥과 동맥을 압박하여 말 그대로 혈관계를 수축시킨다. 이것은 혈압을 높일 뿐만 아니라, 심장으로 혈액을 보내고 다시 심장이 혈액을 내보낼 수 있도록 돕는다. 가장 일반적으로 사용되는 혈관수축제는 노르아드레날린으로 일반적으로는 자연적으로 생성되지만, 이것 또한 인위적으로 제조가 가능하다.

대부분 가장 위독한 환자에게 이러한 약물 중 한두 가지가 투여된다. 이 약물이 펌프에 의해 얇은 플라스틱 관을 통과하자 깜박거리는 신호가 나타난다. 약물은 목에 있는 큰 혈관인 내경정맥이나 다리의 대퇴정맥을 통해 몸으로 이동한다. 그런 다음 우리는 다리나 팔의 동맥에 삽입된 관에 부착된 전기 변환기를 통해 혈압 신호를 관찰하여 약물의 효과를 초 단위로 측정한다.

루시를 치료하려면 약물만으로는 충분하지 않다는 게 분명해졌다. 그녀의 손과 발은 차가웠고 신장은 소변을 생성하지 않았으며 장기가 기능하지 못했다. 심부전으로 다발성 장기 부전이 발생했다. 약물의 효과로 심장이 뛰고 있었지만, 그녀의 몸에서 필요로 하는 것에 비하면 충분하지 않았다. 그리고 그녀의 아기에게 필요한 것에 비해서도 턱없이 부족했다. 루시의 장기들이 제 기능을 하지 못하게 되면서, 아기의 심장박동이 이상 징후를 보이기 시작했다. 심장박동이 느려지다가 분당 300회 이상으로 빨라질 수 있었다. 루시를 구하기 위해서는 아기를 구해야 했다. 응급 제왕절개수술을 하기 위해 루시와 배속의 아기는 수술실로 이송되었다. 수술실에서 나올 때, 루시와 아기는 분리되었다. 신생아 팀이 호프라는 이름의 이 어린 여자아이를 안았을 때 그녀는 허약하고 기운이 없었다. 그리고 엄마처럼 생명 유지 장치에 의지하게 되었다.

출산 이후 루시 몸의 산소요구량이 줄어들어 심장에 무리는 덜해졌지만, 이것만으로는 충분하지 않았다. 그녀는 계속해서 심부전이 악화하는 징후를 보였고, 쇠약해진 심장으로 연결된 혈관의 압력이 높아지면서 간이 비대해졌다. 처음에 우리는 판사의 심장을 지탱한 풍선 펌프와 같은 장치를 삽입하는 것이 도움이 되기를 바랐다. 이것은 심장 왼쪽이 수축하는 데는 효과가 있었지만, 폐에 찬 유체나 심장 오른쪽에는 도움이 되지 않았다. 다음으로 할 수 있는 조치는 루시에게 새로운 심장을 주는 것이었지만, 당분간은 금속으로 만든 심장이어야 할 것이다.

1628년 윌리엄 하비Willaim Harvey가 혈액순환을 처음으로 발견한 이후 의학계는 오랫동안 심장에 매료되어왔다. 심장은 가장 아름답고 부드러운 펌프이며, 변화하는 요구에 대응하며 완벽하게 주기적이다. 심장의 기능을 대체할 기술은 여전히 계속 연구되고 있지만, 이제 심장이 피부밑에 이식될 만큼 작은 장치의 도움을 받을 수 있을 만큼 발전했다. 이 장치는 심장이 거의 기능하지 않는 사람들조차도 수년 동안 생명을 유지할 수 있게 해준다. 또, 새로운 의학적 진전으로 심장이 아예 없어도 살 수 있게 되었다. 체코의 전직 소방관인 야쿠브 할릭은 심장 없이 살아가는 두 번째 환자로, 그의 몸에 이식된 기계식 펌프

두 개가 심장의 기능을 한다. 그는 플라스틱 심장을 달고 살았던 여섯 달 동안 맥박이 없는 상태에서도 체육관에서 운동할 수 있었다.

루시의 경우, 심장이식이 분명한 선택이 될 수 있었지만 문제가 있었다. 그녀의 조직과 일치하는 심장을 기증받기를 기다리다가 그 전에 사망할 수도 있었다. 공여되는 심장이 턱없이 부족하기 때문에 심장이식 수술을 받기 위해서는 거의 3년을 기다려야 한다. 루시에게는 몇 시간을 기다리는 것조차 힘든 일이었다.

1964년 최초로 인간에게 원숭이의 심장을 이식한 이래 유전공학은 매우 발전했다. 이것은 인간에게 행해진 최초의 심장이식 수술이었으며 심장이식을 받은 환자는 불과 2시간 만에 사망했다. 머지않아 다른 동물의 장기가 인간에게 성공적으로 이식(이종 이식)될 가능성이 커지고 있다. 하지만, 대부분의 전문가는 아직 2년에서 5년 정도는 더 있어야 할 것으로 예상하며, 유전적으로 조작된 돼지와 인간 간의 신장이식이 먼저 성공해야 할 것으로 보고 있다.

심장을 공여받았다 하더라도, 이러한 상황에서 이식수술을 하기는 어렵다. 장기를 이식했다고 해서 환자의 질환이 완전히 없어지는 것은 아니다. 장기이식은 단 한 번의 개입으로 끝나지 않는다. 어떤 이식이든, 이식수술 후에는 평생 약물을 복용해야 하며, 약물이 매우 강력하기 때문에 면역체계를 깨뜨리고 심각한 감염을 일으키며 희귀한 유형의 암을 유발할 수도 있다. 루시가 아이를 출산한 후 서서히 심장 기능을 회복할 가능성이 있었다면 우리는 이식수술을 하지 않고 그녀가 회복하기를 기다렸을 것이다.

1951년 최초로 인간에게 심장 우회로 기계를 사용한 수술이 진행되었지만, 이 환자는 수술 후 즉시 사망했다. 2년 뒤인 1953년 필라델피아 토머스 제퍼슨 대학 병원에서 18세 여성이 '철 심장Iron Heart' 기계를 사용한 심장 수술을 받고 살아났다. 이 기계는 이론상 단순하지만, 기술적인 측면에서 매우 복잡하고 작동도 어렵다. 이 기계는 압력을 가해 정맥 계통에서 혈액을 빼내 산소를 추가한 후 그 혈액을 동맥에 공급한다. 이러한 다소 거친 과정에서 섬세한 혈구가 손상되지 않도록 하고, 동시에 큰 혈전이 생기지 않도록 예방하는 것이 어렵다. 혈액을 묽게 하는 약물을 사용할 경우 혈관에 삽입된 큰 관 때문에 출혈이 발생할 위험이 높아질 수 있다는 점을 염두에 두어야 한다.

이러한 기계는 점차 발전하여 크기가 작아지고 덜 복잡해지면서 생산 비용은 감소하였다. 이제 이 기계를 휴대하는 것이 가능해졌으며, 우리는 굵은 관 2개를 피부를 통해 혈관에 삽입하는 것만으로 심장의 기능을 대체할 수 있게 되었다. 체외막산소화장치(에크모)Extracorporeal Membrane Oxygenation, ECMO라고 불리는 이 기술은 혈구를 보호하는 부드러운 원심성 펌프를 활용하며, 표면적이 넓고 매우 얇은 막을 사용해 혈액에 산소를 공급한다. 이 기계의 관 내부 막에 약물을 결합하면 필요한 혈액 희석 약물의 양이 감소하므로 출혈의 위험을 줄일 수 있다.

어느 무더운 화요일 루시는 처음으로 에크모를 시술받았다. 초음파 기계를 사용하여 정맥과 동맥에 관이 삽입되었다. 곧이어 짙은 붉은색 혈액이 기계의 투명한 내부로 흘러나왔고, 그 혈액은 밝은 붉은색을 띠고 생명을 가득 품은 채 반대쪽으로 다시 들어갔다.

검지와 중지를 목의 옆 부분에 갖다 대면, 심장박동의 진동이 대동맥을 통해 경동맥으로 전달되면서 심장이 쿵쿵 뛰는 것을 느낄 수 있다. 하지만 이것을 루시에게 하면 에크모 기계가 루시의 쇠약한 심장 기능을 완전히 대체하지만, 아무것도 느낄 수 없다. 인위적으로 생성된 혈류는 지속해서 루시의 몸 안으로 안정적으로 흘러 들어간다. 그녀는 살아 있지만, 맥박은 뛰지 않는다.

루시의 아기가 태어난 지 이틀 만에, 루시는 에크모를 통해 충분한 산소를 혈액에 공급받고 정신을 차릴 수 있었다. 루시의 호흡기 작동을 중단하고 기도에 장착된 관을 제거한 후, 우리는 곧 루시와 대화를 나눌 수 있었다. 그녀가 힘겹게 뱉은 첫 두 단어는 알아듣기 힘들 정도였다. 그녀는 손으로 그녀의 배를 덮고 있는 침대 시트를 만지면서 발아래 쪽을 보았다. 여전히 심장박동이 없는 그녀는 천천히 "내 아기?"라고 말했다.

루시가 그녀의 인생에서 가장 중요한 질문을 하고 나서 한 시간 후에 그녀는 딸을 처음으로 만났다. 딸의 싸움은 루시의 싸움보다 짧았다. 딸은 신생아 중환자실에서 생명 유지 장치에 의지하여 단 하룻밤을 보냈다. 딸이 루시의 가슴에 머리를 기대자, 지난 9개월 동안 익숙하게 들었던 심장박동 소리가 들리지 않았다. 루시의 심장이 다시 저절로 수축할 수 있을 정도로 충분히 회복하여 에크모를 뗄 수 있으려면 5일은 더 기다려야 할 것이다. 그리고 5주 후, 루시는 집에서 딸을 돌보면서 앞으로 딸과 함께 살아갈 남은 인생을 새롭게 준비할 수 있게 되었다.

내가 일하는 병원 입구에는 상점, 카페, 환자, 환자의 가족, 병원 직원, 그리고 때때로 비둘기로 가득 찬 돔형 공간이 있다. 가족들에게 좋은 소식과 나쁜 소식이 전해지는 곳이고, 의사들이 앉아서 그날 있었던 어려운 환자 사례에 관해 이야기하는 곳이며, 피곤한 야간 근로자가 퇴근하기 전에 비싼 커피를 마시는 곳이다. 이곳에서는 많은 일이 벌어진다.

특히 바빴던 어느 날, 나는 야근을 마치고 자동문 쪽으로 걸어가고 있었다. 그때 친숙한 얼굴이 보였다. 판사의 아내가 미소를 지으며 경쾌하게 걸어왔다. 내가 판사를 만난 지 거의 4개월이 지난 때였는데, 나는 판사가 아직 병원에 있는 것을 걱정하고 있던 터였다. 판사는 중환자실에서 퇴원해도 좋을 만큼 건강이 호전되었지만, 뇌 상태에 대해서는 확신할 수가 없었다.

판사가 가족을 알아볼 수 있을까? 혼자서 먹고, 집을 찾아가고, 직장에 일하러 갈 수 있을까?

"남편이 의료진들에게 매우 감사해하고 있어요"라고 판사의 아내가 말했다. "수술이 끝났으니 남편을 집으로 데려가려고 왔어요. 곧 다시 출근할 거랍니다!"

야근을 끝낸 뒤에 밀려온 복합적인 감정 때문인지, 집에 도착할 때까지 버티기 위해 마신 카페인 때문인지, 아니면 그 둘 다인지 알 수 없었지만, 목이 메어왔다. 나는 판사의 아내에게 남편이 살 수 없을지도 모른다고 여러 번 말했었다. 이제 판사의 가족은 장래를 생각해 볼 수 있었다. 판사는 특수 심박 조율기를 장착하는 소수술을 받았는데, 이제 판사의 심장박동에 이상이 생길 경우, 심박 조율기가 자동으로 전기 자극을 가할 수 있다. 이것은 CPR이 필요한 상황을 예방하고 또 다른 심장 폭풍의 악순환이 발생하는 것을 막을 것이다.

몇 주 후 나는 판사와 그의 아내를 만나 몇 시간 동안 그동안 있었던 일들에 관해 즐거운 대화를 나누었다. 판사는 구급차를 타고 가까운 재활병원으로 가는 길에 창문으로 꽃이 만발한 봄 나무를 보고 나서야 그가 앓고 있는 병의 무게를 실감했다. 병원에 오기 전 그가 마지막으로 본 나무는 잎이 다 떨어지고 가지만 남아 바람에 흔들리고 있었는데 이제 나무들은 생기가 넘치고 아름다운 빛깔을 자랑하고 있었다. 판사는 몇 주 동안의 삶과 기억을 잃었다. 그 점이 판사의 앞날에 대한 전망과 관점에 변화를 가져왔다. 그는 한때 당연하게 여겼던 사소한 것들의 아름다움을 새로운 시선으로 보게 되었다. 살아 있는 것만으로도 행복했다. 그는 옛 친구들에게 연락했고 다시 오페라를 즐겼으며 일이 전부인 인생을 더는 살지 않겠다고 결심했다. 재활병원에 있는 동안 판사는 자신이 어렸을 때 기숙학교에서 느꼈던 것과 같은 낯섦을 느꼈다. 그는 집이 그리웠다. 판사는 이제 병원을 떠날 준비가 되었다. 집으로 돌아가야 했다. 판사는 그날 아침 물리치료를 마치고 목발은 벽에 세워둔 채 처음으로 혼자서 걸었다. 그런 다음 그는 지난 며칠 동안 그가 정복할 수 없었던 계단을 올라갔다. 몇 시간 후 그는 집에 도착해 수많은 병문안 편지에 둘러싸였다. 그중에는 그가 진행하다가 중단된 재판의 피고인이 보낸 편지도 있었다.

5장

폐

세상을 향해 열린 창

"나는 금을 연기처럼 사라지게 만든 사람은 많이 보았지만, 연기를 금으로 바꾼 사람은 당신이 처음입니다."

이 말은 400년 전 월터 롤리 경이 담배라고 하는 식물을 영국에 처음 소개한 후, 엘리자베스 1세가 그에게 한 말이다. 오늘날 재배되고 있는 담배N. tabacum는 기원전 6000년 안데스산맥의 볼리비아나 아르헨티나 북부로 추정되는 지역에서 유래되었다. 기원전 5000년경에 이미 마야인들은 종교의식의 일환으로 피우는 담배와 씹는 담배를 사용했고 심지어 담배를 관장제로 사용하기도 했다. 크리스토퍼 콜럼버스는 대륙에 도착한 후 이 담뱃잎들을 버렸는데(콜럼버스의 탐험대가 아메리카 대륙에 처음 도착했을 때 담뱃잎을 선물로 받았지만 필요가 없다고 생각하고 버렸다-옮긴이 주), 그 후 1492년 또 다른 탐험가인 로드리고 데 헤레스가 쿠바에 도착한 후에서야 담배의 효용성이 인정되었다. 1830년 남미의 '파펠라테papelate'가 프랑스에서 대중화되면서 오늘날 우리가 알고 있는 담배가 전해지기 시작했다. 오늘날 우리와 담배의 관계는 고대 마야인들의 그것과 유사한 점이 많다. 거의 종교에 가깝고, 명백하게 의식을 치르는 것과 같이 행해지며, 간단히 단조로운 삶에서 벗어날 수단이다.

담배는 세계에서 가장 위험한 식물이다. 흡연은 전 세계적으로 예방 가능한 사망의 주요 원인이다. 매년 흡연으로 인한 사망자 수는 약 800만 명에 달하며, 그중 10퍼센트는 간접흡연으로 인한 것이다. 사망자 5명 중 1명은 담배와 관련이 있으며, 흡연자는 비흡연자보다 10년 일찍 사망하는 것으로 나타났다. 약물 오남용과 관련해 입원한 환자들이 중환자실 입원환자의 3분의 1을 차지하며 40퍼센트의 비용을 발생시킨다. 그중 담배 관련 사례는 15퍼센트인 반면, 술은 9퍼센트, 불법 마약은 5퍼센트이다.

푸른빛이 감도는 웨일스의 이른 새벽, 우리의 다음 환자인 머빈이 아침 식사를 마치고 나서 가장 먼저 입술에 댄 것은 담배였다. 담배는 밀가루 공장에서 일하는 머빈이 무자비할 정도로 고된 노동에서 벗어날 탈출구였으며 먼지를 뒤집어 써가며 일한 긴 하루를 마무리할 때 휴식할 수 있게 해주는 원천이었다. 마야인들과는 달리 머빈은 열네 살부터 예순일곱 살까지 하루에 담배 20개비를 피웠다. 그가 담배를 피우기 시작했을 때는 담배 피우는 것이 이상한 일도 아니었고, 그것을 만류하는 사람도 없었다. 그의 어머니가 지역 담배 공장에서 일했기 때문에 말 그대로 담배가 가족을 먹여 살렸다. 나는 머빈이 마침내 담배라는 종교를 저버리기로 마음을 먹은 지 불과 몇 주 후에 그를 만났다. 그는 숨을 쉴 때 오래된 교회 오르간처럼 쌕쌕 소리를 내었다. 그의 모습을 보기도 전에 병원 입구에서부터 그의 숨소리를 들을 수 있었다. 그의 얼굴은 새벽하늘 빛깔처럼 파랬고 금방이라도 죽을 것 같았다. 우리는 역학조사로 그 원인을 알 수 있었다.

역학은 여러 무리의 사람들 사이에서 질병이 발생하는 빈도와 원인을 설명하는 과학이다. 겉보기에 지엽적인 정보도 대단히 중요한 역할을 할 수 있으며, 추가적인 질병이 발생하는 것을 예방할 수 있고, 질병의 근본 원인을 밝히는 데 도움이 될 수 있다. 응용역학과 공중보건 조치를 결합하면 수백만 명의 목숨을 극적으로 구할 수 있으며, 임상의사 한 명이 평생 환자들을 치료하는 것보다 훨씬 광범위한 영향을 미칠 수 있다.

역학이 가장 효과적으로 사용된 대표적 사례는 1854년 런던에서 창궐했던 콜레라이다. 전염병이 집중적으로 발생했던 소호의 브로드윅가는 오늘날 유기농 커피 전문점과 고급 패션 브랜드가 밀집해 있다. 하지만 160년 전 영국 의사인 존 스노우John Snow가 그린 지도를 보면 훨씬 더 많은 정보가 담겨 있음을 알게 될 것이다. 그는 많은 사람의 목숨을 앗아간 전염병인 콜레라의 원인을 연구하고 있었다. 스노우는 식수 펌프 주변에 콜레라 사례가 집중되었음을 알고 현미경으로 물의 샘플을 관찰하여 물에 '흰색 응집 입자'가 있다는 사실을 발견했다. 세균이 감염을 일으켰다고 생각한 스노우는 이 입자가 콜레라의 원인이라고 확신했다. 그는 자신의 연구 결과를 교구 지도자들에게 전달했으며, 그들은 마지못해 식수원 펌프의 손잡이를 시험 삼아 제거해 보기로 했다. 그러자 616명의 목숨을 앗아간 질병이 몇 주 만에 종식되었다. 존 스노우의 놀라운 업적은 여기서 그치지 않았다. 1854년 스노우는 빅토리아 여왕이 아들 레오폴드를 분만하는 것을 돕기 위해 클로로폼을 안전하게 사용하였는데, 이것이 마취제의 사용이 대중화되는 전환점이 되었다.

1956년에 출판된 영국 의사 조사British Doctors' Study는 새로운 역학 기술을 개척한 획기적인 연구로 흡연이 폐암을 유발한다는 결정적인 증거를 제시했다. 이 연구는 1951년부터 2001년까지 50년 동안 영국 의사 4만 명을 대상으로 폐암과 심장병을 유발하는 환경요인을 밝히기 위해 진행된 전향적 연구였다. 이 새로운 통계 방법을 확립한 사람은 영국의 윌리엄 리처드 돌 경Sir William Richard Doll으로 그는 원래 생리학자였으나 역학자로서 세계에 크게 기여했다. 그가 내린 결론에 따르면, 흡연자는 비흡연자보다 폐암과 심장병으로 사망할 위험도가 두 배 더 높았다. 흡연이 직접적으로 폐암과 심장병 같은 질병을 일으킨다는 데는 의심의 여지가 없었다. 이렇게 우리는 흡연이 감염, 암, 폐색전증, 출혈, 천식, 기흉 등 중증 치료가 필요한 폐 질환을 일으키며 악화시키는 직접적 원인이라는 사실을 알게 되었다.

담배를 입술에 물고 들이마시는 순간 발암물질 43가지와 독성물질 400가지를 포함한 4,000가지가 넘는 화학물질이 우리의 섬세한 기도를 통과해 내려간다. 니코틴은 즉시 혈관을 수축시켜 혈액의 공급을 제한하는데, 이는 그 자리에서 바로 심장마비를 일으킬 수도 있다. 시꺼먼 타르가 공기주머니의 표면을 덮고, 일산화탄소는 혈액이 산소를 흡수하는 것을 막는다. 시체를 방부처리하는 데 사용되는 폼알데하이드가 암모니아, 사이안화수소, 비소, 살서제와 결합하여 폐를 지탱하는 조직에 직접적인 손상을 가한다. 이것은 생명체의 구성 요소인 DNA에 오류를 일으킨다. 담배를 피울 때마다 흡연자와 그 주변 사람들이 죽어간다.

폐암이나 혈관 질환에 걸리지 않더라도, 뜨거운 연기와 독성 물질로 인해 만성 폐 질환이 생길 수 있다. 만성폐쇄성폐질환은 흡연자에게 가장 흔하게 발생하는 질환이며 40세 이상 성인 20명 중 1명에게 영향을 미친다(흡연이 유일한 원인은 아니며, 산업 먼지에 노출된 내력이나 유전적 질환도 원인이 될 수 있다). 담배를 피울 때마다 폐는 유해한 화학물질로부터 자신을 보호하기 위한 필사적 노력을 하게 되는데, 폐의 통로인 기관지에서 걸쭉한 점액이 점점 더 많이 생성된다. 동시에 일반적으로 입자상 물질을 위로 쓸어 올려 입 바깥쪽으로 내보내는 섬모가 제대로 기능하지 않게 된다. 이로 인해 걸쭉하고 더러운 점액이 축적되는데, 이를 폐에서 내보내기 위해 얼굴이 벌겋게 될 정도로 심한 기침이 반복적으로 나타난다. 또한, 폐가 팽창하고 수축할 수 있게 해주는 폐의 해면 같은 구조가 약화한다. 서랍 바닥에서 발견된 낡은 고무줄처럼, 폐가 탄력을 잃고 허약해지는 것이다. 그러면 호흡이 어려워지면서 폐에 공기 걸림이 발생하면서 폐의 일부 부위가 쪼그라들어 혈액 내 산소 농도가 낮아지지만, 다른 부위는 과도하게 팽창된 풍선처럼 부풀어 오른다. 원래는 공기를 호흡으로 바꾸는 효율적인 수단이었던 매끄러운 폐가 낡고 병들어 교체되어야 하는 기관으로 변한다.

내가 머빈을 처음 봤을 때, 그의 모습은 만성폐쇄성폐질환과 관련해서 교과서에 실릴 수도 있을 정도였다. 침대 끝에 앉아 있는 그를 얼핏 본 것만으로도 많은 사실을 알 수 있었다. 수년간 심한 산업 먼지와 디젤 연기를 흡입한 데다 담배까지 피워 그의 폐는 크게 손상되었다. 머빈은 숨을 내쉴 때마다 가능한 한 헐떡거리지 않으려고 입술을 오므리고 있었다. 이것은 그가 의식적으로 행하는 행위가 아니라 타당한 병리학적 근거에 기반한 것인데, 다시 말해 질병이 인체의 생리에 영향을 미치면서 일어나는 행동이라는 뜻이다. 숨을 내쉴 때 폐의 탄성 반동은 안쪽으로 당기고 흉곽은 바깥쪽으로 향하면서 폐의 균형이 이루어진다. 이렇게 해서 숨을 내쉴 때마다 폐 내부에는 놀라운 양의 공기가 남게 된다.

보통 때처럼 숨을 내쉬다가 멈춰보자. 이제 가능한 한 많은 공기를 억지로 더 내뱉어보자. 1리터 정도를 추가로 내뱉을 수 있어야 한다. 이렇게 한 뒤에도 폐 안에는 공기 1리터가 더 남아 있다. 이러한 추가 용량을 기능적 잔기 용량function residual capacity, FRC이라고 한다. 기능적 잔기 용량은 혈액 내 산소가 정상적인 수준을 유지하고 폐가 호흡을 효율적으로 할 수 있도록 적절한 정도로 팽창할 수 있게 한다.

마지막으로 파티를 준비하면서 풍선을 불었던 때를 떠올려

보자. 풍선에 바람을 넣기 시작하면 처음에는 잘 안 불어져서 힘들다고 느꼈을 것이다. 또, 풍선에 바람이 충분히 들어가면 원래 정해진 크기 이상으로 더 부풀리는 게 어려워진다. 풍선을 효율적으로 불 수 있는 최적 지점이 있다. 폐도 비슷한 방식으로 작동한다. 머빈의 폐 조직은 탄성이 줄어들었기 때문에 그의 폐는 매우 비효율적으로 팽창했다. 머빈의 폐 내 일부 부위는 과팽창했고 일부는 저팽창했다. 폐에서 최적 지점이 사라졌다. 잘 안 불어지는 풍선을 몇 개 정도는 불 수 있어도 그런 풍선을 평생 5억 번 부는 것은 상당히 많은 문제를 일으킨다. 게다가 머빈의 경우, 기능적 잔기 용량이 감소하여 위기 상황에서 사용할 수 있는 산소 비축량이 줄어든 상태였다. 입술 오므리기 호흡은 50년 동안 흡연한 결과 쇠약해진 기도를 가능한 한 개방 상태로 유지하여 폐가 쪼그라들어 허탈되는 것을 막기 위한 마지막 시도였다.

머빈의 목 근육은 굵고 강하게 발달했다. 이것은 그가 생계를 위해 육체노동을 했기 때문이 아니다. 그보다는 수년간 폐 질환으로 인해 호흡하는 데 점점 더 많은 노력이 필요하게 되어 목 근육이 '강제 노동'을 했기 때문에 튼튼해진 것이다. 이러한 목 근육이 횡격막과 가슴 근육을 도와 머빈이 하루에 2만 번 이상 호흡을 하여 무사히 '건강한' 하루를 보낼 수 있도록 도와주었다. 머빈은 병원 침대에 앉아 있었다. 그의 몸은 앞을 향해 기울어져 있었고, 마치 안정적인 삼각대처럼 두 팔을 벌려 양쪽 다리를 지탱하고 있었다. 그의 몸은 폐에 전달되는 힘을 최대화할 수 있는 자세를 취하고 있었고, 이렇게 해서 그의 폐는 열리고 닫히기를 정상적인 10회가 아닌 40회 반복할 수 있었다. 머빈의 흉부는 내부에 갇힌 공기 때문에 큰 통 모양을 하고 있었다. 그가 담배를 끊은 이후로 그의 손가락에서는 불그스름한 니코틴 색이 사라졌다. 하지만 수년간 혈중 산소 수치가 낮아 조직이 과도하게 성장하면서 손톱이 손가락 끝으로 말려 들어가 있었다. 그의 발목은 부어 있었는데, 폐에서 생긴 변화로 혈관이 축소된 상태에서, 이 작고 빽빽한 혈관을 통해 혈액을 억지로 공급하느라 오른쪽 심장의 혈압이 상승했기 때문이다.

얼핏 본 모습만으로 나는 머빈이 심각한 만성폐쇄성폐질환을 앓고 있다는 것을 알 수 있었다. 하지만 왜 증상이 크게 악화했는지는 알 수 없었다. 또, 가족에게 급히 병원으로 오라고 연락하더라도 가족들이 도착하기 전까지 그가 살아 있을지도 확신할 수 없었다.

담배를 피우지 말아야 하는 건강상의 이유를 더욱 강조하는 충격적인 사실이 있다. 이런 장면을 머릿속에 그려보자. 수년 동안 담배를 피웠다. 담배는 건강에는 안 좋지만, 담배를 피우면 매우 기분이 좋아진다고 느낀다. 월요일 오후 3시 직장에서 근무 중이다. 지옥 같은 하루를 보냈고, 스트레스를 받고 있으며, 불안하고, 절실하게 휴식이 필요하다. 사무실 바깥 조용한 곳을 향해 걸어가면서 담배에 불을 붙이거나 전자담배에 전원을 켠 뒤 깊게 흡입한다. 숨을 내쉬자 흰 연기가 차가운 공기를 채우고, 근심 걱정이 사라지기 시작한다. 기분이 금방 평온해지고 남은 하루를 잘 보낼 수 있을 것 같은 생각이 든다. 이렇게 말하면, 흡연에는 단점도 있지만 장점도 존재한다는 주장에 대해 과연 반대할 사람이 있을까?

안타깝게도 이것은 잔인한 환상이며, 여러분은 하루에도 스무 번씩 자신을 속이고 있다. 회사 일이 힘들었던 것이 문제가 아니다. 스트레스와 불안은 사실 신체가 니코틴 금단현상을 겪으면서 일어난 반응이다. 뇌의 수용체는 하루에 담배 20개비에 해당하는 수준의 니코틴 자극을 기대하도록 수개월과 수년에 걸쳐 훈련을 받아왔다. 니코틴 자극을 받고 다음 자극을 받기 전까지 그사이에 니코틴이 부족해지면 급성 금단증상이 빠르게 나타난다. 단기적인 해결 방안은 니코틴을 추가로 공급하여 불안을 해소하는 것이다. 니코틴이 공급되자마자 몸은 습관적인 흡연으로 재정의된 '정상적' 상태로 돌아온다. 하지만 이러한 '정상적' 상태는 실제로는 정상이 아니다. 흡연은 긴장을 풀어주는 것이 아니라, 단순히 애초에 스트레스를 일으킨 급성 금단증상을 해소하는 것뿐이다. 매일 매 순간 비흡연자들이 경험하는 정상적인 기능적 상태로 되돌아온 것일 뿐이다.

다음번에 입에 담배를 물게 된다면, 이 점에 대해 생각해 보길 바란다. 담배를 한 개비 피울 때마다 금단현상을 치료하게 되는 것이지, 다른 무언가가 제공되는 것이 아니다. 만약 흡연자라면 도움을 청해 담배를 끊길 바란다. 이미 수백만 명이 금연에 성공했다. 친구와 가족도 해냈으니, 여러분도 할 수 있다. 내일, 다음 주, 새해에 하겠다고 생각하지 마라. 시작하기에 좋은 시간도, 나쁜 시간도 없다.

전화기를 들고 엄마, 아빠 또는 자녀에게 메시지를 보내라. 그리고 담배를 끊겠다고 말해라. 페이스북과 트위터 게시글에도 적어라. 아래 박스에 금연 각오를 적어라. 중환자실에 입원한 후에서야 담배를 끊는 사람이 되지 말자. 장례식 전날이 되어서야 담배를 끊는다고 말하지 말자. 나는 새벽 3시에 생명유지 기계에 의지한 당신의 모습을 보고 싶지 않다. 나는 당신 가족에게 당신이 흡연으로 사망했다고 말하고 싶지 않다.

우리는 무엇을 할 수 있을지, 무엇을 해야 할지를 생각하며 중환자실로 달려갔다. 기계의 도움으로 머빈의 폐가 제 기능을 할 시간을 벌 수 있다면, 원인을 밝혀내고 치료할 수 있을지도 모른다. 머빈은 힘겹게 호흡하고 있었는데, 우리는 그의 혈중 이산화탄소 농도를 보고 그가 호흡하는 데 도움이 필요하다는 것을 알게 되었다. 기관에 관을 삽입하는 침습적 인공호흡기를 선택할 수도 있었지만, 얼굴에 맞는 마스크를 사용해 외부에서 공기를 주입하는 방식인 비침습적 인공호흡기가 대안이 될 수 있었다. 이러한 인공호흡 방식으로 환자가 호흡할 때마다 가해지는 압력을 조절하고 산소를 추가로 공급할 수 있으며, 만성 폐쇄성폐질환이 발생한 경우 생명 유지 장치가 필요하게 될 상황을 예방하고 환자의 생존 가능성을 높일 수 있다. 또한, 지역 사회에서는 비침습적 인공호흡기를 사용하여 만성 호흡기 질환과 심각한 수면무호흡증을 앓는 환자의 삶의 질을 향상시킬 수 있다.

단단한 플라스틱 마스크가 얼굴에 꼭 묶여 있다면 기분이 어떨지 상상해 보자. 그리고 호흡이 이미 불가능해졌을 때 이런 마스크를 하고 있다고 생각해 보자. 이것이 혼돈 상태에 있는 환자에게 즐거운 경험이 될 수 없다는 걸 이해하기는 어렵지 않다. 이 치료법이 호흡하기 위한 것인데도, 어떤 사람들은 질식할 것 같다고 느낄 것이다. 머빈은 그의 질환으로 인해 혼돈 상태에 있었기 때문에 우리는 그에게 마스크를 씌움으로써 그의 필요를 충족시켜야 한다. 그렇지 않으면 진정제를 사용할 수밖에 없는데, 그럴 경우 그의 호흡 기능이 더 악화할 위험이 있었다. 따라서 우리는 댄스파티에서 오용되는 해리성 약물로 잘 알려진 케타민을 소량 투여했다. 숙련된 전문가가 처치할 경우, 케타민은 진정 효과가 있을 뿐만 아니라 환자가 호흡을 유지할 수 있게 해준다. 그러나 나이트클럽 등에서 정식 훈련을 받지 않은 아마추어가 사용하게 되면 발작, 심장마비, 구토, 신장 손상을 일으킬 수 있다.

인공호흡기를 사용한 지 10분이 지나자 머빈의 혈중 이산화탄소 농도가 감소해 pH가 높아졌다. 그의 혼돈 증세는 개선되었다. 그의 흉부 엑스레이 촬영 결과 감염을 나타내는 흰 거품 같은 것은 보이지 않았고 공기가 없어서는 안 될 부위에 있지도 않았다. 그의 혈액검사 결과 감염 세포는 정상적 수준이었고, 심장 검사 결과도 정상이었다. 머빈은 비감염성 만성폐쇄성 폐질환이 악화한 것으로 보였다. 환자가 이미 만성으로 이 질환을 앓고 있는 경우, 매년 여러 차례 반복해서 질환이 악화할 수 있으며, 질환이 악화한다면 환자는 사망할 수 있다.

진단이 나온 후 우리는 만성폐쇄성폐질환의 이상 반응에 대한 치료를 시작했다. 우리는 공기저항을 줄이기 위해 기도 주변 작은 근육에 있는 신경 수용체(베타 수용체)를 차단하는 약물을 추가했다. 이 약물은 매일 수백만 명의 천식 환자들이 사용하는 것으로, 고유의 파란색 흡입기를 통해 흡입한다. 또한, 기도 염증을 줄이기 위해 강력한 스테로이드를 투여했으며, 작은 공기 통로의 막힘을 제거하기 위해 점액 단백질 구조를 분해하는 약물도 사용했다. 안타깝게도 상태가 호전되지 않았다. 그래서 우리는 주요 효소인 포스포디에스테라제를 비활성화하는 강력한 약물을 추가해 기도 근육을 이완시켰다. 이것은 많은 사람이 매일 아침에 마시는 약물인 카페인과 비슷하다. 카페인은 자연적으로 발생하는 포스포디에스테라제 억제제로서, 의료시설이 없는 시골 지역에서 폐의 수축을 치료하기 위해 사용될 수 있다. 인스턴트 커피를 씹는 것은 그렇게 유쾌한 일은 아니지만, 도움을 받을 수 없는 상황에서 심각한 천식 증상이 있는 사람의 생명을 구하는 데 도움이 될 수 있다. 카페인과 유사한 이 새로운 약물이 머빈에게 도움이 되었고, 수축되었던 그의 폐가 마침내 많이 이완되었다.

머빈의 상태는 초기 조치 후에 호전되었지만, 얼마 지나지 않아 다시 악화하였다. 그의 호흡을 도울 수 있는 비침습적 인공호흡기를 사용하면서 조치를 계속했지만, 이번에는 어떠한 조치를 해도 효과가 없었다. 머빈에게 생명 유지 장치를 연결하는 것 외에는 선택의 여지가 없었다. 우리가 관, 의료 장비, 약물을 준비하는 동안, 때마침 머빈의 아내와 조카가 도착했다. 나는 그들과 대화한 후, 관, 의료 장비, 약물을 치워버렸다. 머빈에게 생명 유지 장치를 연결하지 않으면 사망할 수도 있었다. 하지만 우리는 생명 유지 장치를 사용하지 않기로 했다. 왜?

나는 처음에는 머빈이 기계에 의지해 폐호흡을 할 수 있다면, 원인과 치료 방향을 찾을 시간을 확보할 수 있을 거로 생각했다. 하지만 그래서는 안 되었다. 우리는 '질환'을 고치는 게 아니라 '환자'를 고쳐야 했다. 머빈을 치료해야 했다. 중환자실에서 가장 중요한 게 누구인가? 의사도 간호사도 환자 가족도 아니다. 병원 관리자도 아니며 법원의 판사도 아니다. 바로 환자이다. 위독할 때, 환자들은 그들의 소원이 무엇인지 생각하거나 말할 능력이 거의 없다. 따라서 환자 가족이 환자가 원하는 것을 전해줄 수 있는 가장 훌륭한 전달자가 되는 경우가 종종 있다. 머빈의 아내와 조카는 지난 몇 년간 폐 질환이 머빈의 삶을 어떻게 서서히 갉아먹었는지에 관한 아름답고 비극적인 이야기를 자세히 전해주었다. 그는 힘세고 건장하며 자신감 있는 남자였지만, 이제 걸어서 집 밖을 나갈 수도 없을 만큼 허약해졌다.

나는 환자들이 중병을 앓기 시작한 후에 그들을 만나기 때문에, 그들이 그 전에는 어떤 삶을 살았는지 상상하기 어려울 때가 있다. 내가 머빈을 치료한 것은 그가 극도로 쇠약해진 후였기 때문에 그가 과거에 어떤 흥미진진한 삶을 살았는지 짐작조차 하지 못했다. 머빈은 수년간 완벽하게 건강한 삶을 살기 위해 노력했다. 그는 10년간 아마추어 보디빌더로서 성공했으며, 공장에서 무거운 밀가루 포대를 가볍게 던지곤 했다. 그의 친구들은 그를 괴물이라고 불렀다. 몇 년 전 머빈이 수영경기에서 이긴 선수가 그로부터 2년 후에 올림픽 동메달을 딸 정도로 그는 최고의 운동선수였다. 젊었을 때는 멋진 음악가이기도 했는데, 병을 앓게 되면서 다시 음악에 대한 열정이 되살아났다. 머빈은 자신 앞에 창창한 미래가 펼쳐질 것이라고 예측했고, 삶이 더 힘들어지면 더는 살고 싶지 않다고 그의 가족에게 말했다. 그는 심폐소생술을 거부했으며 생명 유지 장치에 의지하여 살기를 원하지 않았다. 머빈이 원했던 것은 삶에 대한 남은 열정을 쏟아부을 수 있을 만큼 건강하게 사는 것이었다.

그는 만성폐쇄성폐질환 진단을 받은 이후 이미 오랫동안 보디빌딩을 하지 못하고 있었다. 그는 몸을 단련하는 대신 나무를 조각하기 시작했다. 목공이 그의 삶의 큰 부분을 차지하게 되었다. 한번은 몇 달 동안 단단한 튤립나무와 단풍나무를 조각해서 아름답고 건장한 흔들 목마를 만들어 죽은 반려견의 이름을 따서 메간이라고 불렀다. 그러다가 그의 폐가 악화하면서 숨을 쉬기가 힘들어져 목공을 할 수 없게 되자 다른 취미를 찾았다. 머빈은 목소리가 크고 좋았던 1960년대에 1965년산 붉은색 호프너 베리틴 기타를 들고 클럽 수백 군데를 돌아다녔다. 머빈은 4인조 밴드의 리드 기타리스트이자 보컬리스트로 대가들과 함께 연주하기도 했다. 안타깝게도 1970년대에 그의 기타는 사라졌는데, 추운 성탄절에 머빈의 호흡이 점점 악화하고 있을 때, 머빈의 아내는 잃어버린 기타를 찾아내그에게 되돌려주었다. 기타의 표면은 긁혀 있었고, 머빈은 거의 40년 동안 이 기타를 연주하지 않았지만, 몇 주 만에 다시 음악에 빠져들어 작곡을 시작했다. 음악에 대한 열정이 커져 삶은 여전히 살 만한 가치가 있는 것이 되었다.

우리가 머빈에게 생명 유지 장치를 연결하기 위해 필요했던 약물과 의료 장비를 치워버린 그날, 나는 집으로 돌아가 내 가족에게 머빈에 대한 이야기를 해주었다. 다음 날 아침 나는 병원에 출근하면 아쉬운 마음이 들 거라고 예상했다. 우리가 머빈의 상태에 도움이 될 수 있는 모든 약물과 치료법을 동원해 할 수 있는 조치를 다했으므로 머빈이 살아남기 위해 싸웠던 병실을 떠났을 거라고 생각했기 때문이었다. 비록 머빈의 만성 폐질환을 되돌릴 수는 없었지만, 그의 상태가 다시 악화할 가능성은 거의 없었다. 하지만 안타깝게도 새벽에 그의 상태가 나빠졌다. 머빈의 혈중 산소 농도가 위험할 정도로 낮았고 이산화탄소 농도는 위험할 정도로 높았으며 아무것도 효과가 없었다.

하지만 해가 뜰 무렵이 되자 변화가 생겼다. 어쩌면 스테로이드제 효과가 나타나기 시작한 것일 수도 있고, 아니면 그가 받은 물리치료 때문일 수도 있고, 어쩌면 다른 것 때문일 수도 있다. 천천히, 머빈의 상태가 나아지기 시작했다. 이튿날 아침이 되어 내가 중환자실에 갔을 때, 그는 눈을 뜨고 있었다. 그의 아내가 그의 손을 잡고 있었고, 그는 아내에게 차 한 잔을 달라고 부탁했다.

몇 달 후 내가 머빈의 집을 방문했을 때, 그는 다른 사람처럼 보였다. 물론 나에게 인사하려고 서 있을 때, 그는 여전히 숨이 가빴지만 중심을 잃지는 않았다. 집 안에는 그의 폐 질환을 보여주는 물건들이 흩어져 있었다. 다양한 색깔의 흡입기 여러 개와, 그의 상태가 악화할 경우를 대비한 응급용 스테로이드 패키지가 보였다. 머빈은 비침습적 인공호흡기의 도움을 받으면서 중환자실에서 4일을 보냈고, 총 2주간 병원에 있었다. 그는 머지않아 자신의 폐 질환이 재발할 것이라는 것을 알고 있었다. 하지만 오늘은 아니다. 내가 차를 마시는 동안, 머빈은 가장 좋아하는 의자에 앉아 다음 주에 재활치료를 받으러 간다고 말했다. 그는 6주간 재활치료를 받으면 50미터 정도는 쉬지 않고 걸을 수 있을 거라고 말했다. 그가 지난 몇 년간 할 수 없던 일이었다. 나는 그와 대화하면서 오른손의 손가락 하나가 없다는 것을 알아챘다. 오래전에 공장에서 있었던 사고 때문이었다.

"나는 이제 악보를 읽을 수 없고 손가락도 하나 없어요"라고 그는 말했다. "그래서 기타를 다시 칠 수 있는 나만의 방법을 만들어야 해요."

내가 그의 깁슨 레스폴 기타를 어설프게 튕기자, 머빈은 아름다운 핸드메이드 어쿠스틱 6현 기타를 집어 들었다. 그의 손가락이 힘들이지 않고 기타 줄 사이를 오가며 에릭 클랩턴의 〈천국의 눈물Tears in Heaven〉을 거의 완벽하게 연주했다.

"배우고 싶으세요? 의사라서 바쁘신 줄 알지만 제가 가르쳐 드릴게요"라고 그는 말했다.

나는 보고 들었으면서도 믿을 수가 없었다. 바로 이런 이유로 의사라는 직업이 대단하다. 의료 기계, 급여, 연금 때문이 아니다. 사람들 때문이다. 머빈과 같은 사람들 때문이다. 우리는 그가 가장 원했던 것을 그에게 돌려주었다. 그가 원한 것은 자신의 방식대로 살 수 있는 시간이었다. 우리가 머빈이 원하는 대로 해줄 수 있었던 것은 그의 말에 귀를 기울였기 때문이었다. 중환자 의학은 많은 것을 할 수 있다. 하지만 올바른 일을 해야 하고, 환자들이 원하는 일을 해야 한다.

나는 2011년부터 2015년까지 란도우 병원의 소규모 중환자실에서 교대로 야간 근무를 했다. 1912년 설립된 이 병원은 호흡기 전문병원으로서 암에서부터 결핵에 이르기까지 다양한 폐 질환을 치료했다. 그리고 앞으로 살펴보겠지만, 초기 의학 연구개발에 중요한 역할을 했다. 이 병원은 시간이 지나면서 그 기능이 변화했는데, 전시에는 포로를 돌보는 병원이 되었다가 최근에는 정신 건강 센터가 되었다. 이 병원은 내부 1킬로미터 길이의 중앙 복도에 많은 사람이 남긴 감사의 메모로 유명한데, 지금은 복도에 병원의 역사를 보여주는 그림들이 걸려 있다. 3년 동안 심장마비 환자가 있을 때마다 이 긴 직선의 통로를 달려가는 것은 확실히 체중 유지에는 도움이 되었지만, 환자가 사망한 뒤에 당직실로 되돌아갈 때는 외로움을 느꼈다.

나는 야간 근무가 바쁘지 않으면, 그다음 날 아침에 내 연구를 위해 근처 실험실에서 패혈증 면역세포를 배양했다. 이렇게 보낸 시간 덕분에 박사학위를 마칠 수 있었고, 그때 한 의학 연구가 아직도 인생에 큰 영향을 미치고 있다. 지금은 훌륭한 연구 간호사 팀과 동료 의사인 매트 와이즈와 함께 심정지, 패혈증, 영양과 같은 요소를 연구하기 위한 다양한 임상시험을 지원하고 있다.

지난 250년 동안 의학은 많은 진전을 이루었다. 과거에는 비과학적인 사례 연구만을 바탕으로 임상시험이 이루어졌다. 하지만 란도우 병원 의사였던 아치 코크란Archie Cochrane 덕분에 변화가 생겼다. 아치는 1970년대 역학 혁명을 일군 선구자로서 의료 연구에서 무작위 배정 임상시험Randomised control trials, RCT을 확립했다. 오늘날 우리는 어떤 환자에게 어떠한 치료법을 몇 시에 실시할지를 정하는 데 이 연구법을 활용하고 있다. 우리는 RCT를 통해 과학적이고 엄격한 방법을 도입하여 까다로운 문제의 해결책을 찾을 수 있다. RCT는 환자를 두 개의 집단으로 나눈 다음, 한 집단에게는 '진짜' 치료를 하고, 다른 집단에게는 '위약' 치료를 해서 대조하여 연구한다(임상시험은 더 나은 약물을 찾기 위해 두 가지 활성 약물을 비교하여 진행될 수도 있다). 환자의 치료법은 무작위로 정해지고, 환자나 의료진 모두 어떤 치료를 받는지를 알 수 없도록 진행된다. 또, 정밀한 통계 기법을 사용하여 편향을 제거해 결과를 분석하므로 연구자들은 어떤 치료법이 효과적인지 확신을 가지고 말할 수 있다.

RCT의 설계는 가장 견고하고 신뢰할 수 있는 것으로 여겨진다. 하지만 중환자실에서 내가 하는 일 중 90퍼센트가 임상시험 증거에 기반하지 않는다. 유독 나만 그런 것은 아니다. 의사들이 매일 하는 일 가운데 많은 부분이 전통적 관행에 불과하다. 환자에게 최선인 치료를 제공하기 위해 노력하지만, 항상 연구하지 않으면 무엇이 최선일지 확신할 수 없는 경우가 많다. 나는 내일 환자들의 몸을 손으로 만져서 진단하고 청진기를 사용해 환자들을 진찰할 것이다. 그러나 놀랍게도 손과 청진기를 이용한 진찰이 유용한 관행이라고 뒷받침하는 연구 결과는 거의 없다. 만약 청진기가 오늘 발명된 것이라면, 현재 의료기기 승인 기준에 따라 평가했을 때 그 기준을 통과하지 못할 가능성이 높다. 그러나 이러한 관행은 전통과 문화 때문에, 그리고 최선의 방법을 중재하는 데 연구가 유일한 수단이 아니라는 생각 때문에 계속 행해지고 있다.

심지어 증거 기반 관행에서도 증거가 신빙성이 약하거나 상당히 편향적인 경우가 많다. 모든 시험이 RCT만큼 견고하게 설계되지는 않는다. 예를 들어 모든 중증 감염 치료에는 항생제를 사용해야 한다는 것이 명백해 보이지만(현재로서는 분명히 항생제 요법을 계속 사용해야 한다), 이러한 관행을 뒷받침하는 강력한 증거는 없다. 이 요법은 과거 사실에 대한 연구를 바탕으로 하는데, 환자 집단이 과거에 우연히 항생제를 투여받았는지 아닌지를 조사한다. 시간이 지남에 따라 이 환자들을 추적해 보면 항생제를 투여받은 그룹이 생존할 가능성이 더 높다는 것을 알 수 있다. 하지만 무작위 배정을 포함한 엄격한 시험방법을 사용하지 않고서는, 이러한 결과가 환자가 더 나은 의료진에게서 더 나은 치료를 받았기 때문이거나 아니면 애초에 덜

아픈 상태였거나 기저질환이 심각하지 않았기 때문에 나온 것인지 알 수 없다. 다시 말해, 이러한 후향적 연구에서는 항생제를 투여받은 집단의 환자들이 살았다고 하더라도, 항생제가 직접적인 이유가 아닐 수도 있다. 항생제는 단순히 다른 요인을 나타내는 대리 지표가 될 수 있는데, 이를 교란변수confounder라고 한다.

또 다른 예로, 만약 A 신문을 읽는 사람이 B 신문을 읽는 사람보다 심장병에 걸릴 확률이 더 높다고 가정해 보자. 그 이유는 A 신문이 심장병의 직접적 원인이어서가 아니라, A 신문을 읽는 사람이 B 신문을 읽는 사람보다 흡연을 더 많이 하고, 비만이고, 나이가 더 많고, 그 외 측정되지 않은 교란변수가 더 많기 때문이다. 이런 이유로 RCT와 같이 측정되지 않은 교란변수를 제거한 고품질 임상 연구 설계가 중요하다.

의료계에서도 일부 영역에서 신뢰도가 높은 증거가 부족하다는 문제를 인식하고 있다. 의료 관행을 맹목적으로 따르는 것은 변화하려는 노력이 부족해서가 아니라 단순히 임상시험과 관련된 복잡성과 비용, 윤리적 문제 때문이다. 연구가 중환자 의학의 주변에서만 머물 것이 아니라 중심부에서 이루어져야 하며, 정부의 적극적인 지원이 필요하다. 적절한 인원의 연구진을 모집하여 전문적으로 훈련을 해야 한다. 그리고 대중과 연구진들에게 임상시험의 이면에서 제기되는 윤리 문제에 관해 설명해야 한다. 하지만 현재 의료 체계가 압박을 받는 상황에서 당장 필요한 사항들을 고려하면 이러한 요구를 충족시키기는 어려울 수 있다.

겨울이 다가오면서 내 기대감은 점점 고조된다. 올해는 얼마나 나쁠까? 얼마나 많은 환자가 독감으로 중태에 빠지게 될까? 내 아이들은 예방접종을 받았나? 시간이 지나, 크리스마스 광고가 사라지고 부활절 달걀이 상품 진열대에 나타나기 시작할 때까지도 병원에서는 겨울 질환의 여파가 계속된다. 수많은 신문 기사에서 보도하듯이 '겨울 위기'는 '위기'로 바뀌었다. 그런데 나는 왜 환자 수와 비교해 직원이 부족한 상황에서 사무실에 앉아서 연구 계획을 세우고 있는가? 나는 왜 동료들과 함께 일하지 않고 집중 치료 임상시험을 진행하고 있는가?

의료 체계가 압박을 받는 상황에서 의학 연구는 의료 체계가 잘 운영되고 있을 때만 할 수 있는 선택적인 것이라고 생각하기 쉽다. 연구가 의료 체계라는 큰 기계가 원활하게 작동될 때에만 사용하는 부수적인 구성 요소라고 여겨질 수 있다. 하지만 그렇지 않다. 연구는 환자와 의료진에게, 그리고 의료계에 중요하다. 특히 중증 치료법 10개 중 단 1개만이 확고한 증거로 뒷받침되는 중환자 의학에서는 더욱더 그렇다. 나머지 치료법들은 효과가 없거나, 소모적이거나, 심지어 예상치 못한 부작용이 있을 수 있다. 하지만 미래의 수많은 환자에게 더 나은 치료를 제공할 의료 시험에 참여하는 간호사의 영향보다 중환자 간호사의 영향을 정량화하기가 훨씬 더 쉽다.

임상시험에 참여한 환자는 위약으로 치료를 받았다고 하더라도 임상시험에 참여하지 않은 환자보다 생존율이 더 높다.

환자가 연구를 진행하는 병원에서 치료를 받으면, 그렇지 않은 병원에서 치료를 받는 것보다 생존할 가능성이 더 높다. 또한, 좋은 연구를 육성하는 환경에서는 직원 간 의사소통이 더 잘되고 직원 공백이 줄어들며 직원들의 만족도가 높다. 병원의 다양한 전문가들이 모여 협력한다면 갈등이 일어 서로 충돌하는 것을 막을 수 있다. 병원에서 일할 때 손을 잘 씻는 것과 다른 사람을 잘 가르치는 것이 핵심을 이룬다. 마찬가지로 연구도 병원 업무의 핵심이 되어야 한다. 연구는 우리가 환자들을 도울 수 있는 더 나은 방법을 찾기 위해 안전하게 오를 수 있는 발판이다. 연구는 우리가 가진 가장 효과적인 알약일 수 있다.

하지만 연구에 투입되는 비용과 '일선' 의료, 대중 인식, 품질 개선 방안 마련에 투입되는 비용 간에 갈등이 생기는 것 같다. 지식을 발전시키기 위해 특별히 설립된 일부 대학들은 수익성 있는 대학원 과정과 비교하면 연구가 단순히 "돈이 들어오고 돈이 나가는 것"일 뿐이라고 여긴다. 정부가 암의 조기 진단과 패혈증 등과 관련한 분야에서 대중의 인식을 개선하기 위해 목소리를 높이는 것은 응당 해야 할 일이다. 그러나 의사들이 실제로 효과가 있는 치료법과 진단으로 무장하지 못한다면 그들이 할 수 있는 일에는 한계가 있다.

1999년 영국에서 수막구균성 질병으로 안타깝게도 190명이 사망했다. 2016년에는 단 10건의 사망이 보고되었다. 이러한 감소가 유리잔을 사용하여 수막구균성 수막염에 의한 피부발

진을 확인하는 방법을 홍보한 광범위한 캠페인 덕분이라고 생각하는 것은 오산이다. 실제로는 연구진들이 많은 시간과 비용을 들여 연구를 진행하여 안전하고 효과적인 백신을 생산함으로써 사망자 수 감소에 크게 기여했다. 연구가 중요하다.

하지만 중증 환자를 대상으로 한 연구를 통해 의료를 발전시키기는 어렵다. 높은 사망률과 부작용만으로도 임상시험 보고 과정에서 행정적 부담이 커진다. 중환자실 입원 시기는 예측할 수 없고 정해진 일정을 따르지도 않는다. 중환자의 3분의 1이 병원 진료 시간이 아닐 때 입원하기 때문에 24시간 내내 진행되는 연구가 아니라면 이들 중환자는 임상시험에 참여할 기회를 놓치게 된다. 게다가 임상시험 참여를 허용하는 표준 방식은 의식이 없고 중증인 환자에게는 적절하지 않다. 예를 들어, 우리 부서에서는 판사처럼 심정지가 온 환자의 체온을 낮춰야 하는 상황에서 최적온도를 연구하기 위해 국제 임상시험을 하고 있다. 환자가 도착한 후 몇 시간 이내에 체온을 낮추기 위해 조치를 해야 한다. 이러한 환자들은 밤늦게 병원에 도착하는 경우가 많고, 혼수상태며 판단 능력이 없어서 임상시험에 참여하겠다는 동의를 할 수 없다. 가족 구성원에게 동의(정확하게는 승낙)를 구하는 것이 대안이 될 수는 있지만, 만약 심폐소생술 포기 동의서에 관한 결정을 가족이 하게 된다면, 그것은 완전히 비윤리적이다. 가족이 좋은 의도로 내린 결정이 위기의 순간에 고통을 가중하는 결과를 낳을 수 있다. 게다가 시간이 제한된 상황에서 결정을 내려야 하므로 충분한 정보를 바탕으로 동의하는 것과는 거리가 멀어진다.

그러면 어떻게 해야 할까? 증거가 약한 치료법을 계속 유지하면서 아무 피해 없이 좋은 결과가 나오기만 바라야 할까? 당연히 그래서는 안 된다. 지난 50년간 많은 연구가 주목을 받았으며, 이러한 연구를 통해 암과 같은 질환이 있는 환자들이 상당한 혜택을 받았다. 마찬가지로, 어려운 문제를 해결하지 않고 자유방임적인 태도를 취하는 것은 가장 아프고 취약한 환자들에게 아무런 도움이 되지 않는다.

이러한 연구의 불균형을 해결하기 위해 동의서 제출을 유예하는 것이 도움이 된다. 사전동의가 필요하지 않은 임상시험에서는 윤리적 검토와 법적 조사를 광범위하게 진행한 후에 환자의 동의를 거치지 않고 치료를 시작할 수 있다. 가족이 대신 이러한 치료를 하는 것을 승낙할 수 있지만, 나쁜 소식을 갑작스럽게 전해 듣고 충격에 휩싸이지 않을 수 있는 선에서 가능한 한 최대한 이른 시일 내에 이루어져야 한다. 이러한 과정에서 가족들은 만약 환자가 스스로 결정을 내릴 수 있었다면 환자의 생각이 어떠했을지 의료진이 가늠하는 데 도움을 준다. 또 환자가 회복했을 때 임상시험을 계속할지에 대해서도 가족에게 동의를 구할 수 있다.

사전동의 없이 임상시험을 진행하는 것은 개인의 선택을 제한하고 자율성을 침해한다는 우려를 야기할 수 있다. 하지만 특정한 상황에서는 연구의 주요 문제에 대한 해결책을 모색하고, 중증 환자의 치료를 지연시켜 피해를 줄 수 있는 잠재적 요인들을 제거하고, 불안한 가족 구성원들에게 부담을 주지 않는 것이 필수적이다. 전 세계에서 이러한 접근법을 채택한 임상시험들이 이미 장기적으로 긍정적이고 실질적인 효과를 가져왔다.

임상 연구가 훌륭한 결과를 가져왔다고 하더라도, 그 결과를 토론하고 선정하고 배포하는 체계 자체가 본질적으로 잘못됐다는 주장도 있다. 의학은 과거에 갇혀 있다. 오늘날에는 임상시험을 시행한 후 그 결과를 계산한 다음 과학에 기반한 논문을 작성한다. 논문이 배포되기 위해서는 먼저 소수 전문 저널에 논문이 게재되어야 하며, 이러한 저널은 고유의 성향과 목표를 추구하며 제약산업과 연계되어 있다. 전체 임상 연구 중에서 연구가 최종적으로 완료되는 경우는 절반에 그치며, 임상시험 결과 중에서 3분의 1은 발표가 되지 않는다. 또, 임상 연구가 완료되었어도 독자가 2명 이상인 경우는 겨우 절반에 불과하다. 게다가 전문 저널들은 서양 국가에서, 그리고 잘 알려진 집단에서 진행하고, 남자 연구자가 연구를 주도하며, 긍정적 결과를 제시하는 논문을 더 선호하는 경향이 있다. 이로 인해 발생할 수 있는 편견을 출판편향이라고 한다. 이제 이런 과정을 통해 확고해진 어설픈 편향을 기초로 환자를 치료하는 방법이 결정된다.

의학 분야에서 이러한 선택적 출판이 허용되어서는 안 된다. 《영국의학저널》전 편집장은 의학 저널 산업 자체가 완전히 사라져야 한다고 주장했다. 의사인 벤 골드에이커Ben Goldacre는 영향력 있는 올트라이얼스AllTrials 운동을 펼쳤는데, 그는 임상시험의 데이터 손실, 조작, 은폐와 관련된 문제를 공개해야 한다고 주장했다. 시대가 (천천히) 변하고 있다. 언젠가 의학이 자동화된 연구 기술을 기반으로 지속적인 개선이 이루어져 모두에게 혜택이 되기를 희망한다.

헬렌과 나는 시작이 좋지 못했다. 내가 그녀를 만난 것은 카디프 해안 근처 란도우 병원에서 야간 근무를 처음 시작할 때였는데, 우리의 만남은 그녀가 나에게 소리 지르는 것으로 끝났다. 그런데 당연히 그럴 만도 했다. 란도우 병원의 중환자실은 조용했고 입원하는 환자가 거의 없었다. 나는 이렇게 작은 병원에서 일하는 동안 얻는 것이 거의 없을까봐 걱정했다. 그건 잘못된 생각이었다. 나는 헬렌과 같은 환자들과 시간을 보내면서 가장 가치 있는 교훈을 얻었다. 중환자실 의사로 일하면서 의사소통이 얼마나 중요한지 알게 되었다.

팀 구성원 간의 협동이 효과적으로 이루어지기 위해서는 소통을 통해 신뢰를 구축해야 한다. 그러나 중환자실은 인간의 가장 기본적인 욕구를 달성하기에는 환경이 매우 열악하다. 의사소통은 의료진이 하는 일 중에서 가장 위험한 일에 속한다. '생각하는 것을 말하지 않고, 말해도 듣지 못하고, 들었지만 이해하지 못하며, 이해하더라도 실천하지 않는' 경우가 매우 많다. 병원에서는 심지어 의례적인 인사를 하는 것조차 복잡한 일이 될 수 있다. 소음을 유발하고 일을 번잡하게 만들며 스트레스를 줄 수 있다. 집중 치료 팀은 종종 처음 만난 사람들과도 함께 이리 뛰고 저리 뛰며 응급 상황이라는 안개 속을 헤쳐 나간다. 고故 케이트 그레인저Kate Granger는 이러한 사실을 인정한 영국 의사로 많은 사람에게 영감을 주었다. 그레인저는 안타깝게도 34세의 나이에 암으로 사망하기 전에 환자로서 자신의 경험에서 우러나온 통찰력을 바탕으로 단순하지만 효과적인 유산을 남겼다. 그녀는 병원 의료진으로 일하다가 환자의 입장이 되어보니 자신의 이름을 소개하는 의료진이 거의 없다는 사실을 깨닫게 되었다. 분주한 병원에서는 자기소개를 생략할 수 있다. 하지만 환자들에게는 그것이 큰 충격으로 다가올 수도 있다. 그레인저의 '안녕하세요, 제 이름은Hello, my name is'이라는 캠페인은 단순한 자기소개가 중요하다는 점을 우리에게 상기시켜준다. 내가 처음으로 야간 근무를 시작하면서 헬렌의 침대 커튼을 젖혔을 때 의도한 게 이런 것이었다. 나는 열린 커튼 사이로 고개를 불쑥 내밀고 인사했다.

"안녕하세요, 저는 새로 온 의사 매트입니다."

"나가!"라는 대답이 쩌렁쩌렁하게 울려 퍼졌다.

내가 처음 헬렌을 만났을 때 그녀는 장기간 중환자실에 입원 중인 몇 안 되는 환자 중 한 명으로 2년 동안 밤낮으로 인공호흡기에 의지하고 있었다. 정확한 데이터베이스에 따른 것은 아니지만, 영국에는 인공호흡기에 의지하며 집에서 치료받는 환자의 수가 3천 명에 달하는 것으로 짐작된다. 헬렌의 여정은 몇 년 전 도로에서 발생한 교통사고로 시작되었다. 그녀는 건강한 20대 여성이었으나, 심각한 척추 부상으로 평생 휠체어를 사용하게 되었다. 비극적이게도 몇 년 후 두 번째 사고로 척추 부상이 더 심해졌다. 내가 그녀를 만난 것은 두 번째 사고가 난 뒤였다.

우리의 호흡능력이 건강한 폐에만 달린 것은 아니다. 섬세한 공기주머니가 가스 교환을 수행하지만, 물리적으로 공기를 빨아들이려면 횡격막, 신경, 근육이 제대로 기능해야 한다. 헬렌이 두 번째 사고를 당한 후, 그녀의 척수는 횡격막으로 신호를 정확하게 전달할 수 없게 되었다. 이러한 신호는 보통 척추 위쪽의 경추 3, 4, 5번 틈을 통해 나가는 신경을 따라 전달된다. 그 바로 아래에는 손과 팔에 신호를 전달하는 신경이 있다. 헬렌은 위쪽 척추가 손상되면서 팔, 손, 다리, 심지어 횡격막까지도 움직일 수 없게 되었다. 그녀가 호흡하기 위해서는 기계에 의지해야 했다.

헬렌은 생명 유지 장치에 연결되어 있었지만 내면은 예전과 다름없었다. 그녀의 생각은 분명했으며, 정상적으로 보고, 정상적으로 들을 수 있었다. 그녀가 사랑하고 싫어하는 것 역시 달라지지 않았다. 헬렌이 인공호흡기를 착용하고 있으면 그녀와 대화하는 것이 힘들어진다. 헬렌의 의사소통을 돕기 위해, 또 인공호흡기가 필요하지 않을 만큼 체력이 향상되도록 돕기 위해 기관절개술이 시술되었다.

인공호흡기를 단 사람은 단 하루라도 독립적으로 호흡하는 것이 매우 어려울 수 있다. 불과 몇 시간 만에 근육이 손실될 수 있기 때문이다. 게다가 기침을 할 수 없는 상태가 되면 인공호흡기를 성공적으로 제거하는 것이 상당히 어려워진다. 마라톤을 뛰는 것과 마찬가지로 스스로 호흡하기 위해서는 신체를 상당히 단련시켜야 한다. 인공호흡기를 제거하려고 시도하기 전에 최선을 다해 근원적인 의학적 문제를 해결해야 한다. 개인 훈련을 하는 것과 마찬가지로, 첫 훈련 후 심장이 허약하지는 않은지, 가래가 지나치게 많이 생성되지는 않은지, 근육이 과도하게 약하지 않은지, 영양이 부족하지는 않은지 등의 장애 요소를 탐색한다. 그다음부터 진짜 훈련이 시작된다.

우리는 생명 유지 장치에 대한 의존도를 점차 낮추는 것부터 시작했다. 우리는 매일 인공호흡기에서 넣어주는 공기압을 1수주센티미터cm/H₂O씩 미세하게 떨어뜨렸다(1수주미터는 압력의 단위로서 표준 가속도의 중력 아래에서 물기둥의 밑면에 물기둥이 미치는 압력을 뜻하는데, 인체의 압력을 측정할 때는 작은 압력을 다루는 단위인 수주센티미터를 사용한다-옮긴이 주). 몇 주 동안 열심히 노력한 후, 공기압을 다시 올려야 했다. 그녀의 근육이 너무 약하고, 기침은 효과가 없었으며, 폐에서는 진한 점액이 계속해서 생성되고 있었다. 그래서 우리는 처음부터 다시 시작했다.

신체 훈련 기법에 대한 반응은 개인별로 다르게 나타난다. 나와 같은 의과대학을 다닌 오랜 친구는 개인 유전체학에서 이루어진 급속한 발전을 바탕으로 유전자지도에 기초한 맞춤형 운동 프로그램을 제공한다. 유전자를 시험하는 그의 회사는 타액 샘플을 분석하여 개인에게 고강도 훈련이 적합한지 예측할 수 있게 돕는다. 이 혁신적 기술은 과거에는 할 수 없었던 유전자 검사를 제공한다. 우리는 중병을 이겨내는 삶의 가장 큰 도전을 준비하는 환자들에게 이 기술을 직접 적용하기 위해 협력하고 있다.

우리는 개인별로 다르게 나타날 수 있는 차이를 고려하여 헬렌이 인공호흡기를 뗄 수 있도록 도와줄 새로운 전략을 시도했다. 매우 짧은 시간 동안 인공호흡 장치를 거의 모두 제거하는 방법이었다. 처음에는 이것이 한 번에 단 몇 분 동안만 가능했다. 하지만 얼마 지나지 않아 한 번에 1시간 이상으로 늘어났다. 안타깝게도 가을이 겨울로 바뀔 때까지 헬렌은 결승선에 더 가까워지지 않았기 때문에 훈련하고 있는 경주 유형을 변경해야 했다.

우리가 처음 만났을 때 헬렌이 나에게 소리친 이유는 내가 기본 규칙을 어겼기 때문이다. 나는 그녀를 사람이 아닌 환자로 대했다. 만약 내가 잘 아는 우체부가 우리 집 현관문을 열고 계단을 올라와 샤워 커튼을 걷고 편지를 건네주었다면, 나도 그에게 소리쳤을 것이다. 내가 헬렌에게 한 게 이런 것이었다. 란도우 병원의 작은 중환자실은 헬렌의 집이었다. 그녀는 그곳에서 인공호흡기에 의지한 채 그녀의 새 집이 지어지기만을 기다리면서 2년을 보냈다. 그때가 되면 그녀가 평생 인공호흡기에 의지해서 살아야 할지가 분명해질 것이다. 헬렌은 그토록 열심히 훈련했지만, 원래 목표로 했던 '경주'를 완주하지는 못했다. 수년간 노력했지만 그녀의 몸은 인공호흡기를 완전히 뗄 수 있을 만큼 건강해지지 못했다. 따라서 우리는 목표와 경주 규칙을 변경하고 헬렌이 퇴원해 안전하게 집에 갈 수 있기를 바랐다. 그녀는 인공호흡기에 계속 의지해야 하지만, 독립적으로 호흡하기 위해서 노력했다는 사실 자체가 승리를 뜻했다.

나는 헬렌의 침대 커튼을 예고 없이 걷음으로써 그녀의 사생활을 침해하고 삶에 대한 통제권을 빼앗았다. 다시는 그러지 않을 것이다. 헬렌과 나는 금방 좋은 친구가 되었다. 우리는 함께 웃기도 하고 함께 힘든 시간을 이겨냈다. 그녀는 내 셔츠가 분홍색이라고 놀려댔고, 나는 내 삶에 관해 다른 사람들에게 하지 않는 이야기를 그녀에게 털어놓곤 했다. 나는 살면서 육체적으로 힘든 순간이 오면 종종 헬렌을 생각했다. 나는 어느 여름에 크로스컨트리 레이스에 나가서 경주 중간 지점에서 힘들어했던 때를 기억한다. 내가 계속 전진할 수 있었던 것은 만약 헬렌이었다면 내가 느끼는 피곤함의 극히 일부라도 느끼기 위해 얼마나 큰 노력을 기울였을까 하는 생각 때문이었다. 나는 경주를 마쳤지만, 안타깝게도 헬렌은 그러지 못했다. 그녀는 새 집이 준비되기 바로 몇 주 전에 죽었다. 중환자실의 많은 부분이 그녀와 함께 죽은 것 같았다.

의학 연구뿐만 아니라 인간적 사고의 어려움을 고려하면, 현재의 중환자 의학이 그 어느 때보다 가장 안전하고 성공적이며 비용 효율적이라는 사실을 인정할 수 있을 것이다. 오늘날 환자가 중환자실에 입원하는 주요 원인인 패혈증을 이겨내고 생존할 가능성은 15년 전보다 두 배 증가했다. 동네에서 심정지를 겪은 후 집에 돌아갈 수 있는 가능성은 10년 전보다 25퍼센트 더 높아졌다. 이제 심장이 쇠약한 사람의 심장에 산소를 직접 공급할 수도 있고, 폐가 기능하지 않는 사람도 한 달 넘게 살 수 있다. 외과 의사들은 과거에는 상상할 수도 없었던 심장이식 수술이나 안면 이식 수술을 할 수 있다. 매일 의사들은 초음파를 사용하여 환자의 폐를 관찰하고 1밀리미터 두께의 바늘을 혈관, 기관, 심지어는 뇌에 넣는다. 의학의 세계가 변하고 있는 것처럼 집중 치료의 세계도 변하고 있다. 우리가 연구와 인간의 사고 과정을 개선하기 위해 신선한 공기를 받아들이는 한, 폐는 계속해서 세상을 향한 열린 창문이 될 것이다. 우리가 이 새로운 연구 방법의 이점과 인간의 비판적 사고에 대한 통찰력을 받아들이고, 머빈과 헬렌이 직면했던 것과 같은 어려운 상황에서 정직한 의사소통을 우선시한다면 의학은 더 풍부해지고 환자에게 더 나은 서비스를 제공할 수 있을 것이다.

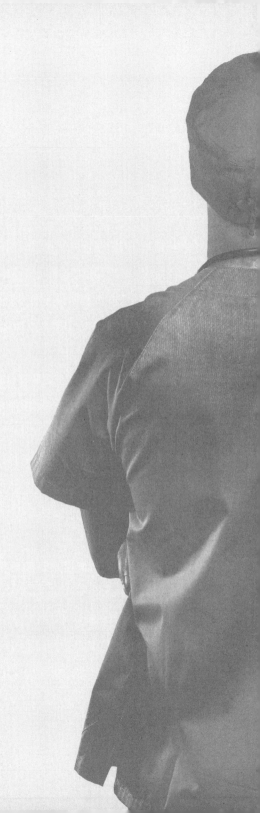

6장

뇌

기계 속의 유령

의학이 할 수 있는 것과 해야 하는 것 사이에 있는 경계선에 대해서 말하자면 나는 매일 회복이 가능한 중증 만성질환을 앓는 쇠약한 노인 환자를 만날 때 불확실성에 직면한다. 단기적으로는 그들의 병을 고칠 수 있지만, 그 병이 그들의 미래에 미치는 영향은 해결할 수 없다. 생존이라는 개념은 중증 질환이 미치는 장기적 영향을 포함하며, 이를 더 잘 이해하는 사람은 의사가 아니라 바로 환자 가족이다. 너무 오랫동안 의사들은 환자가 퇴원하는 시점에 단지 살아만 있다면 수술이 성공적이었다고 여겨왔다. 하지만 환자나 환자 가족은 그것을 성공이라고 보지 않는다. 그들은 마음대로 이동할 수 있고, 독립적으로 살 수 있기를 바라며, 정신적·육체적으로 만족스러운 삶으로 돌아가기를 바란다. 그들은 좁은 의미에서뿐만 아니라 넓은 의미에서 허용할 만한 삶의 질을 유지하며 살아남기를 바란다.

뇌가 손상된 후 어떠한 결과가 나타날지 예측하는 것은 불확실성이 크다. 의사로부터 환자가 회복 후 의미 있는 삶을 살 가능성이 매우 낮다는 말은 들은 환자 가족이 나중에 영상을 보내오는 경우가 종종 있었다. 영상 속에서 내가 돌보았던 '환자'들이 나보다 축구나 체스를 더 잘하는 것을 볼 때면 나는 기쁘면서도 한편으로는 실망감을 느끼기도 한다. 우리가 환자를 위해 바른 일을 했다는 생각에서 오는 기쁨이고, 과거에 환자들의 예후를 부정적으로 보았던 것에서 오는 실망감이다.

　나는 생존했지만 중증 장애를 얻게 된 환자들을 볼 때도 마찬가지로 연민을 느낀다. 환자가 중증 질환에서 회복했지만 신체 기능에 장애가 생긴다면 환자만 절망에 빠지는 것이 아니다. '성공적인' 결과에 직면해야 하는 사람의 가족 관계, 결혼, 정서적 안녕, 경제적 안정이 파괴될 수 있다. 이러한 대가는 당연히 감수해야 하는 것일까? 나는 잘 모르겠다.

　스티븐의 아내가 스티븐의 손을 잡았다. 익숙한 그의 손은 따뜻했다. 그의 머리 위에 있는 형형색색의 모니터는 완벽한 결과를 보여주고 있었다. 심장은 1분에 60번씩 강하게 뛰고 있었고 폐의 기능은 정상적이었으며 혈액검사에서도 이상이 없었다. 그녀는 남편이자 자신의 5개월 된 딸의 아버지가 1시간 전에 죽었다는 사실을 믿을 수가 없었다. 어떻게 이럴 수 있지? 불과 12시간 전만 해도 스티븐은 일하고 있었다. 스티븐에게는 처음으로 아버지가 된다는 것이 매우 힘든 일이었다. 몇 주 동안 잠도 못 자고 쉴 새 없이 기저귀를 가는 것은 만만한 일이 아니었다. 그는 피곤했고 머리가 지끈거렸다. 바쁜 직장 업무와 집안일을 병행하면서 육아를 갓 시작한 초보 부모들에게 이러한 어려움은 낯설게 들리지 않을 것이다.

스티븐은 아까 엄마와 함께 산책하러 나가는 딸에게 잘 다녀오라고 말했었다. 그 인사가 아빠로서 딸에게 마지막으로 한 말이 되었다. 스티븐의 아내와 딸이 집으로 돌아왔을 때 스티븐은 주방 바닥에 쓰러져 있었다. 아내는 스티븐을 깨우려고 노력했지만, 그는 일어나지 않았다. 스티븐이 응급실로 실려 왔을 때 그는 의식을 완전히 잃은 상태였다.

우리는 환자의 의식장해를 평가하기 위해 글래스고 혼수 척도Glasgow Coma Scale, GCS를 사용한다. 이 척도는 1974년 글래스고에 있는 세계적인 뇌 손상 연구 센터의 제넷Jennett 교수와 티스데일Teasdale 박사가 개발했다. GCS는 지금도 환자의 의식 상태 변화를 평가하는 데 가장 일반적으로 사용되고 있다. 최고 점수는 15점이며, 환자가 소리를 내지 못하고 눈을 전혀 뜨지 못하며 눈썹 밑의 뼈에 통증이 가해져도 움직이지 않는 상태이면 최저 점수가 나온다. 스티븐은 각 항목당 1점씩 총 3점으로 측정되어 최저 점수를 기록했다. 그는 혼수상태였고 우리는 그 이유를 알 수 없었다.

혼수상태, 즉 코마는 뇌 내부나 외부에서 발생하는 여러 가지 문제들로 인해 발생할 수 있다. 일반적인 외부 요인으로는 처방 약이나 불법 약물의 영향, 간부전이나 신부전으로 인한 요독 증상 악화, 저체온, 폐 질환으로 인한 이산화탄소 수치 증가, 염도 불균형 등이 있다. 기본적인 검사 결과 스티븐은 이것

중 어느 것에도 해당하지 않았다.

두개골 내부에서 발생하여 혼수상태를 유발할 수 있는 질환은 여러 가지가 있다. 일반적으로 발작seizure이 일어나면 격렬한 움직임이 반복적으로 나타나고, 경련 후에 뇌는 잠시 정지한다. 이때를 발작 후postictal 구간이라고 하는데, 이 단어는 타격을 뜻하는 라틴어 익투스ictus에 그 어원을 둔다. 이 단계에서 뇌는 격렬한 전기 폭풍에서 회복하려고 안간힘을 쓰기 때문에 환자는 무의식 상태로 있게 된다. 그 외에도 아무런 경련 활동이 없으면서 무의식을 유발하는 발작 유형도 있다. 뇌혈관이 막혀 뇌에 공급되는 혈액량이 감소하면서 발생하는 허혈성 뇌졸중 역시 혼수상태를 일으킬 수 있는 요인이 된다. 뇌에 체액이 쌓이거나, 체액이나 뇌 조직이 감염되더라도 환자는 서서히 혼수상태에 빠질 수 있다.

스티븐이 급작스럽게 쓰러진 것은 이 중 어떤 경우에도 해당하지 않았다. 의학에서는 환자의 이야기가 병원에서 하는 검사만큼이나 중요하다. 환자, 그들의 이야기, 검사 결과가 퍼즐 조각처럼 딱 맞아떨어질 때만 확실한 진단을 내릴 수 있다. 퍼즐을 풀어나가는 것은 마치 엄청난 사실을 깨닫고 놀라운 마술의 비밀을 파헤치는 것과 같다. 하지만 때로 이런 일은 일어나지 않으며, 아무리 노력해도 퍼즐 조각이 맞춰지지 않기도 한다. 우리는 그의 뇌 내에서 자발성 출혈이 발생한 것은 아닐지 우려했다. 안타깝게도 퍼즐 조각이 딱 맞아떨어졌다. 뇌 스캔 검사와 임상 검사 결과 우리의 추측이 옳았음이 증명되었다.

치료 초기 단계에서 우리의 우선순위는 추가적인 피해를 줄이는 것이었다. 의식이 없는 것 자체가 특별히 위험한 것은 아니다. 하지만 혼수상태 중에 일어날 수 있는 일로 사망할 가능성은 있다. 물을 마시거나 감자 칩을 먹다가 목에 걸렸을 때를 떠올려보자. 이럴 때 발작적으로 기침이 나오는 것은 그렇게 하라고 엄마나 아빠에게서 배웠기 때문이 아니다. 성대가 부분적으로 닫히고 반사적으로 횡격막이 수축하면서 유발되는 기침이라는 자극은 태어난 순간부터 몸에서 자연스럽게 유발되는 것이다. 호흡기관 바로 뒤에 식도가 위치하는, 이 진화론적으로 특이한 특성이 '지적 설계'의 결과라고는 볼 수 없다. 하지만 이러한 특성 덕분에 우리 조상들은 목에서 성대가 위로 올라갈 수 있었으며, 따라서 새로운 소리를 만들어내는 능력이 향상될 수 있었다. 말 그대로 인류가 목소리를 낼 수 있게 된 것이다. 따라서 이러한 신체적 특징으로 인해 질식하여 사망할 위험은 증가했지만, 장점이 단점보다 많았다.

의식을 잃으면 뇌줄기인 뇌간이 생명을 구하는 반응을 자발적으로 일으킬 수 없다. 뇌 손상 후 위 배출 기능이 손상되었을 뿐만 아니라, 이물질이 폐 속으로 들어가는 것을 막지 못할 위험이 있다. 술을 너무 많이 마셔서 잠을 자는 동안 구토를 했는데 토사물이 목에 걸렸다는 이야기를 들어본 적이 있을 것이다. 뇌 손상이 있고 난 뒤에도 같은 일이 발생할 수 있다. 우리는 스티븐의 폐가 위험해지지 않도록 보호하기 위해 기도

삽관을 해야 했다. 따라서 스티븐이 토하더라도, 토사물이 그의 기도로 넘어가 그의 폐를 오염시키지는 못할 것이다. 이로써 스티븐이 생존할 가능성이 있을지 확인할 시간을 확보할 수 있었다.

혼수상태일 경우 기침이 반사적으로 일어나지 않는다고 해도, 여전히 기도삽관 과정이 자극을 일으킬 수 있다. 언제라도 성대가 반응하여 관을 삽입하는 데 문제가 생길 수 있으며 폐가 너무 꽉 조여서 인공호흡기를 사용하여 호흡을 유도하는 것이 어려워질 수 있다. 따라서 우리는 근육수축을 막는 약물과 함께, 무의식 상태를 유지하기 위해 관을 삽입하기 전에 강력한 진정제를 투여했다.

마이클 잭슨Michael Jackson의 사망은 가장 일반적으로 사용되는 진정제인 프로포폴의 효능을 가장 잘 보여주는 증거이다. 1976년 영국의 임페리얼 케미컬 인더스트리즈에서 안전하고 예측 가능한 프로포폴을 발명하면서 마취제의 혁명이 일어났다. 프로포폴은 일반적으로 유용한 효과를 가져오며, 다른 모든 약물과 마찬가지로 제품 포장에는 소비자에게 정보를 제공하기 위한 안내문이 포함되어 있다. 하지만 이 약물은 반드시 의사의 처방전이 필요하며 적절한 훈련을 받은 사람만이 투여할 수 있다. 설령 원자로와 함께 제공되는 조립 안내문에 조립 방법이 단계별로 설명되어 있다고 하더라도, 조립하기 위해서 안내문을 참고해야 한다면 이미 그 사람은 원자로를 조립하기에 적합한 사람이 아님을 뜻한다. 마이클 잭슨의 주치의 콘

래드 머레이Conrad Murray가 프로포폴을 마이클 잭슨에게 투여
했고, 이 흰색의 멀건 유화액이 부작용을 일으켜 세계 최고의
팝 스타가 사망했다.

마이클 잭슨의 주치의 콘래드 머레이가 팝의 황제인 잭슨에
게 프로포폴을 투여한 후 잭슨은 그가 원했던 대로 깊은 무
의식 상태가 되었다. 하지만 약물을 주입하는 것 자체가 어려
운 일이 아니다. 더 중요한 다음 단계는 지속적으로 관찰하면
서 환자를 안전하게 지키는 것이지만, 머레이는 이것을 하지 않
았다. 그 대신, 머레이는 잭슨을 혼자 두고 화장실을 다녀왔다.
잭슨의 침대 주변에는 그의 호흡에 문제가 없는지 확인할 전문
가가 없었다. 적절한 수준의 진정 상태가 유지되도록 조심스럽
게 약물을 정맥에 주입할 간호사도 없었다. 잭슨은 이 약물을
안전하게 사용할 수 있도록 완벽하게 설계된 중환자실이나 수
술실에 있지 않았다. 그는 침실에서 혼자 있었고, 그 결과 혈중
산소 농도가 너무 낮아져 심장마비로 사망했다.

스티븐의 경우, 그를 안전하게 지키기 위해 진정제와 쿠라레
라는 이름의 마비제를 조합한 칵테일 치료제가 투여되었다. 쿠
라레라는 이름의 마비제는 가이아나의 마쿠시 인디언들이 식
물성 재료를 정제하여 만든 약물이다. 원래 이 약물은 입으로
부는 화살 총으로 사냥할 때, 화살촉에 발라 사냥감을 마비시
키는 데 사용되었다. 이 약물의 분자는 마치 자물쇠에 꼭 맞
는 열쇠처럼 근육에 작용하는데, 신경과 골격근이 연결되는 접
합부에서 신경전달물질인 아세틸콜린의 단백질 수용체에 있는

틈새를 완벽하게 메운다. 그리고 수용체가 제대로 신호를 받을 수 없게 만들어 근육이 자발적으로 수축하지 못하게 한다.

진정제를 함께 사용하지 않고 마비제를 투여하는 경우는 드물다. 만약 그렇게 되면 드물기는 하지만 마취된 상태에서 각성하게 되는 끔찍한 증후군이 발생하게 된다. 환자는 수술 중에 의식을 완전히 차리지만, 움직이지 못하고 눈을 깜빡이지도 못하며 소리를 지를 수도 없다. 다행히 인식이 개선되면서 이에 대비해 훈련할 뿐만 아니라, 수술 중 환자의 의식 정도를 모니터로 확인하기 때문에 이러한 상황은 매우 드물게 일어난다. 병원에 도착한 뒤에 이런 드문 현상을 경험하는 것보다 병원에 가는 길에 버스에 치일 가능성이 훨씬 더 크다.

우리는 이러한 약물들을 사용하여 스티븐의 기관을 통해 플라스틱 관을 삽입하여 폐를 보호하기 위한 조치를 끝낸 후, 그를 중환자실로 안전하게 옮겼다. 마침내 스티븐의 뇌 스캔 검사 결과가 나왔을 때, 그의 미래가 마치 여러 번 반복해서 보았던 오래된 영화 속 한 장면처럼 내 머릿속에 재현되었다. 그의 뇌 표면의 혈관이 크게 파열되어 엄청난 양의 출혈이 발생했다. 이렇게 혈관이 팽창하는 것을 동맥류라고 하는데, 유전적 요인, 고혈압, 흡연과 같은 생활 습관이 원인이며 전체 인구의 약 5퍼센트에서 나타날 수 있다. 일부 동맥류가 파열될 수가 있지만, 어느 것이 터지게 될지를 예측할 수는 없다.

뇌에 산소를 공급하는 섬세한 혈관에서 출혈이 생기면 뇌 손상이 발생할 수 있다. 스티븐의 출혈은 뇌 표면의 동맥이 파열되면서 뇌척수액이 순환하는 최내층 사이에 혈액이 고이게 되면서 생긴 것이다. 이것을 지주막하출혈이라고 하는데, 즉 뇌를 감싸는 거미막 밑에서 출혈이 발생한 것이다.

뇌의 지주막하와 튼튼한 결합 조직인 경막 사이에서 발생하는 출혈을 경막하출혈이라고 한다. 경막은 동맥보다 정맥의 혈관 내벽이 얇다. 경막하출혈은 주로 혈액 희석제를 복용하는 환자와 알코올의존자에게서 발생하는데, 알코올의존자들의 뇌는 수축하여 보통 사람들의 뇌보다 크기가 더 작다. 나는 술에 취해 쓰러져 병원에 실려 온 노숙자 할머니가 검사 결과 경막하출혈이 심했던 것으로 나타났던 것을 생생하게 기억한다.

뇌에서 경막 바깥쪽, 두개골과 뇌 표면 사이에는 더 큰 동맥이 지나는 경막외 공간이 있다. 두개골이 골절되어 뾰족하고 날카로운 것에 의해 두꺼운 동맥벽이 찢어지면 경막외 공간에 출혈이 발생할 수 있다. 골절된 두개골을 의료 도구로 신속하게 연결하는 것이 출혈을 막는 데 효과적이다. 또한, 뇌 조직 자체에서 발생하는 출혈인 뇌실질내 출혈도 있다. 뇌실질내 출혈은 종종 교통사고 발생 시 차량이 급작스럽게 속력을 늦추면서 발생한 감속력 때문에 안전벨트를 착용한 피해자에게서 발생하거나 고혈압 환자에게서 갑자기 발생한다.

때때로 교통사고 후에 뇌 스캔 결과에서는 출혈의 흔적이 발견되지 않았는데도 의식을 완전히 잃는 환자들이 있다. 유감스럽게도 뇌 스캔에서 보이는 영상은 뇌를 그림으로 표현한 것일 뿐이다. 인체를 구성하는 장기의 복잡성과 상호연결성은 단순히 빛의 픽셀로 표현될 수 없으며, 뇌 사진만을 보고 뇌 기능과 관련된 모든 이야기를 정확하게 알 수는 없다. 고속으로 주행 중이던 차량 간 교통사고에서 발생한 높은 가속력이나 감속력에 의해 신경섬유가 늘어나면서 신경 간 연결이 손상될 수 있다. 이러한 부상을 미만성 축삭 손상이라고 하는데, 이것은 일반 스캔으로는 잘 보이지 않지만 자기공명영상MRI 스캔을 통해 잘 보이지 않는 부상 부위를 찾아낼 수도 있다.

스티븐의 뇌 스캔 영상에서 밝은 흰색으로 나타나는 혈액이 뇌의 거의 절반을 채우고 있었고, 뇌척수액이 척수 아래로 이동하기 위해 지나는 작은 배출구가 혈액으로 막혀 있었다. 뇌척수액의 배출구가 폐쇄되어 두개골 내의 압력이 크게 상승했고, 혈액이 두개골 아래를 통과하지 못하게 되었다. 두개골 아래쪽에는 작은 뼈 구멍을 통해 압력을 완화하려는 필사적 노력의 증거가 이미 나타나 있었다. 이것이 생명 유지에 필요한 뇌의 핵심 부위인 뇌간에 심각한 손상을 입혔다.

이러한 상태에 있는 일부 환자들은 수술의 도움을 받을 수 있지만, 애석하게도 스티븐은 이미 너무 늦었다. 그날 그가 쓰러지는 것을 막을 수 있는 것은 아무것도 없었다. 동맥류가 너무 커서 그가 쓰러지는 것은 시간문제였다. 그날이 아니었다면, 그다음 날이나, 아니면 그 다음다음 날에 쓰러질 수 있었다. 스티븐은 출혈이 발생한 그 순간부터 자신의 앞날을 자각하지 못했을 수 있으며, 아무런 고통도 느끼지 못했을 것이다. 이 말이 우리가 가족 대기실에서 기다리는 스티븐의 가족에게 할 수 있는 유일한 위로였다.

의사들은 스티븐의 사례와 같이 안타까운 상황에 맞닥뜨리는 경우가 많다. 그러므로 사람들이 가장 많이 하는 질문이 "이런 상황을 어떻게 견디나요?"라는 것은 놀랄 일이 아니다. 나는 일과 삶의 경계가 너무 모호해서 이 둘이 거의 분리되지 않는다. 사람들이 살면서 가장 힘들어하는 사적인 순간에 그 사람들과 함께 일하는 것은 나에게 강렬하면서도 오래 지속하는 영향을 미친다. 이러한 영향은 내 삶에서 사소한 것처럼 보이는 영역까지도 서서히 스며든다. 일례로 중환자실에서는 감염을 예방하기 위해서 일상적으로 셔츠 소매를 걷어 입는데, 나는 이제 병원에서 일하지 않을 때도 항상 셔츠 소매를 걷어 올린다.

좀 더 깊이 들어가면, 나는 내 친구와 가족들이 상대적으로 가벼운 상처에 관해 이야기할 때 그들에게 공감하기 위해 많이 노력한다. 그들의 상처는 내가 매일 다루는 질환에 비하면 매우 하찮은 것들이다. 의식을 잃거나 호흡을 하지 못하는 경우가 아니라면 내가 실질적으로 그들에게 해줄 수 있는 게 거의 없고 정서적으로도 거의 도움이 되지 못한다. 또 피가 흥건한 흉강 깊숙이 손을 집어넣고 수술하고 나온 지 몇 시간도 채 안 되어서 살짝 다친 아이들의 상처를 치료해 달라는 부탁을 받으면 이상하리만치 예민해진다. 내 삶에서 서로 다른 역할 사이에는 경계가 없으면서도 동시에 엄청난 간극이 존재한다.

스티븐의 이야기는 이 책 후반부에서 계속하려고 한다. 아울러 살아 있는 것과 죽는 것이 어떤 의미인지 탐구할 것이다. 어떤 사람에게 죽음은 지상에서 그들의 역할이 끝나는 게 아니라 낯선 방식의 새로운 시작을 뜻할 수 있다. 스티븐은 죽었지만, 스티븐과 그의 가족을 위한 우리의 보살핌은 멈추지 않고 계속되었다. 우리는 그가 죽은 후에도 24시간 내내 그를 계속 돌봤고, 어떤 의미에서는 지금까지도 스티븐을 여전히 계속 보살피고 있다.

조의 이야기는 슬프게도 익숙하다. 전형적인 10대 소년인 조는 토요일 밤 폭력적인 싸움을 하고 병원에 입원했다. 그는 싸움에서 이기는 것을 좋아했다. 주말마다 싸움을 벌였고, 때로는 네 명을 상대로 그들의 얼굴과 몸을 세게 때리면서 싸우기도 했다. 부모님이 불과 몇 미터 떨어진 곳에 있는데도 싸운 적이 있고, 부상하고 기절한 적도 있었다. 하지만 그래도 그는 주눅 들지 않았다. 월요일 아침이 되어 등교하면, 돌아오는 주말에는 어떤 싸움을 하게 될지 고대했다. 하지만 원래 조는 이렇지 않았다. 그는 항상 차분하고 예의 바르고 남을 배려하는 소년이었다. 조는 왜 이렇게 행동하는 걸까? 도대체 사람들은 왜 이렇게 행동하는 걸까?

여러분 중에는 응급실 대기실에서 시간을 보낸 경험이 있는 사람도 있을 것이다. 아마도 처했던 상황을 되돌아보며 수치심을 느꼈을 수도 있다. 왼쪽에는 술을 마시다가 좋아하는 스포츠 팀 때문에 싸움이 붙어 코피를 흘리면서 응급실에 실려 온 술 취한 남자가, 오른쪽에는 가정에서 친밀한 사람으로부터 폭력을 당해 절망에 빠진 사람이 있었을 수도 있다. 하지만 폭력이 폭력을 행사한 사람의 삶과 다른 사람들의 삶에 장기적으로 미치는 영향은 즉각적으로 드러나 보이지는 않는다. 이러한 범죄는 실직이나 관계의 파탄으로 이어질 수 있고, 그로 인해 자녀들은 사랑하는 부모를 잃을 수도 있다. 단 한 번의 어리석은 실수가 낳을 수 있는 결과이다. 나는 여러분, 여러분의 친구와 가족들을 위해 호소하고 싶다. 어리석게 주먹을 한번 휘두르는 것으로 막대한 피해가 생길 수 있다. 어떤 경우에는 죽을 수도 있다. 그러한 상황에서 벗어난다면 생기지 않을 일들이다.

하지만 조는 원래 이렇지 않았다. 그는 절대 취할 만큼 술을 마시지 않았고, 법을 어긴 적도 없었으며, 사람들에게 늘 베풀었다. 그가 의식을 잃고 응급으로 중환자실로 실려 왔을 때 그는 주목받는 아마추어 권투 선수였다.

그날은 조에게 좋은 날이 아니었다. 그의 첫 번째 경쟁자는 1라운드에서 연속으로 세 번 그를 가격했다. 매번 조의 머리가 뒤로 튕겨 나갔고, 그의 뇌는 뇌실이 만들어낸 뇌척수액이 차 있는 보호된 공간에서 둥둥 떠다녔다. 위스키 잔에 떠 있는 얼음 조각이 이리저리 흔들리는 것처럼, 타격이 가해질 때마다 조의 뇌는 두개골 안에서 뇌의 전면부에 부딪히곤 했다. 그때마다 그 위스키를 마실 때보다 훨씬 더 많은, 수백만 개의 섬세한 신경 연결 고리가 손상되었다.

조의 두 번째 경쟁자는 횡격막 아래로 일격을 가했는데, 다행히 종이 울려 조는 가쁜 숨을 몰아쉴 수 있었다. 세 번째 경쟁자를 상대하면서 조는 피곤하고 멍해졌다. 3라운드에서 경기가 종료되었음을 알리는 종이 울리기 불과 10초 전, 조의 시야 주변부가 희미해지면서 회색으로 변했다. 조의 몸이 매트 위에 쓰러졌고 핏발 선 그의 눈이 감겼다. 그는 2주 동안 눈을 뜨지 못했다.

중환자실에서 흰색 조명 아래 놓인 병상에 누워 있는 조에게 다가가면서 나는 무슨 일이 일어났는지를 보여주는 명백한 징후들을 볼 수 있었다. 나의 영웅 말콤 글래드웰Malcolm Gladwell은 저서 『블링크Blink』에서 작은 정보 조각을 바탕으로 정확한 판단을 내릴 수 있는 인간 뇌의 놀라운 능력을 아름답게 묘사한다. (이 책은 노벨 경제학상 수상자인 대니얼 카너먼과 고인이 된 그의 동료 아모스 트버스키Amos Tversky가 발견한 현상을 바탕으로 한다.) 조의 병상을 언뜻 보기만 해도 문제가 분명하게 보였다. 우선 나는 무의식 상태를 유지하기 위해서 흰 프로포폴 주사기에서 내용물이 조의 몸으로 천천히 주입되는 것을 볼 수 있었다. 다음으로, 조의 이산화탄소 농도를 적정 수준으로 유지하기 위해 인공호흡기가 쉬지 않고 작동하는 것을 볼 수 있었다. 모니터에서는 신호가 깜박이고 있었고, 뇌 내 압력을 나타내는 봉우리 두 개가 뚜렷한 물결선을 그리고 있었다. 마지막으로 얇은 플라스틱 관이 뇌에 있는 작은 구멍을 통해 정상적이라면 뇌척수액이 흐르는 뇌 호수 중 하나에 삽입되어 있었다. 우리는 조에게 마지막 타격이 가해진 뒤 경막외출혈이 있었다는 사실을 발견하고 그의 뇌가 더는 손상되지 않도록 보호하기 위해서 이러한 모든 조치를 했다.

진정제인 프로포폴을 투여했기 때문에 뇌가 수행해야 하는 기능이 줄어들었다. 뇌의 기능이 줄었다는 것은 필요한 혈액량과 산소량이 감소했음을 뜻하므로 추가적인 손상이 발생할 가능성이 줄어든다. 우리는 인공호흡기를 사용하여 뇌로 들어오고 나가는 혈액의 양을 조절해 이산화탄소 수치를 정상으로 유지했다. 뇌에 들어오고 나가는 혈액의 균형을 뇌 관류라고 한다. 뇌 관류는 수많은 변수에 따라 설정을 달리하면서 조심스럽게 균형을 이룬다. 하지만 이 상황에서 샴페인에 거품이 생기게 하는 가스인 이산화탄소의 수치가 가장 중요하다. 뇌에 공급되는 혈액의 양이 너무 적거나 충분하지 않으면 산소 결핍으로 뇌 손상이 더욱 악화하고, 너무 많으면 뇌가 붓는다. 가정의 중앙난방 시스템에서 난방수가 공급되어야 하는 것과 같이, 뇌에서도 열기를 유지하기 위해서는 혈류가 일정하게 유지되어야 한다. 뇌에 압력이 가해지면 혈류를 동일하게 유지하기 위해서 동맥을 통해 혈액을 더 열심히 내보내야 한다. 조의 경우, 우리는 뇌 조직에 삽입된 혈압 모니터를 사용하여 어느 정도 혈액을 내보내야 할지 파악했다. 매분마다 우리는 이렇게 설정한 혈류를 유지하기 위해 약물을 사용하면서 그의 혈압을 조절할 수 있었다. 조는 알아차리지 못했겠지만, 우리가 그의 뇌 손상을 치료하기 위해 사용한 방식은 카디프에 거주한 적이 있는 유명한 사람과 깊은 관련이 있다.

나는 수련의 시절 병원에서 회진할 때 카디프, 로알드 달 Roald Dahnl의 『내 친구 꼬마 거인The BFG』, 중환자 의학 사이의 연관성에 대해 질문한 적이 있다. 놀랍게도 우리 병동에서 불과 1.6킬로미터 떨어진 곳에 위치한 란다프 성당이 있는 카디프가 세계에서 가장 유명한 아동작가인 로알드 달의 고향이라는 사실을 아는 사람은 거의 없다. 달은 카디프만 지역에 있는 노르웨이 교회에서 세례를 받았는데, 이곳은 우리 병원 꼭대기 층 창문으로 볼 수 있는 곳에 위치해 있다. 달은 중증 질환을 위한 더 나은 치료법과 예방법을 모색하면서 중요한 유산을 남겼는데, 이러한 달의 업적은 그의 문학적 성공에 가려 잘 알려지지 않았다.

달은 부유한 집안에서 태어났지만, 그가 세 살 때 여동생이 충수 파열로 인한 패혈증으로 사망한 후 힘든 삶을 살았다. 이후 달은 전투기 조종사로서 제2차 세계대전에 참전했다. 이집트 사막에서 글로스터 글래디에이터 복엽기가 경착륙하면서 코가 부러지고 두개골이 골절되면서 혼수상태에 빠져 거의 죽을 뻔했다. 1960년과 1965년 사이 5년간 그의 삶은 더욱더 힘들었다. 달의 아들인 테오가 3개월이 되었을 때 뉴욕에서 택시에 치여 뇌 손상을 입었다. 그러다 1962년 달은 학교로부터 심 각한 홍역이 유행하고 있다는 내용의 가정 통신문을 받았다. 효과적인 백신이 아직 개발되지 않은 상황에서, 달은 아들 테 오를 위해 미국에서 감마글로불린을 수입하려고 준비 중인 리 스터 예방의학연구소의 소장인 매부를 통해 감마글로불린 1회 용량을 확보했다. 기증된 혈액에서 채취해 농축된 항체인 감마 글로불린을 투여할 경우 특정 전염병을 일시적으로 예방할 수 있었다. 아들이 사고의 여파로 아직 허약한 상태였기 때문에 달은 이 항체를 아들에게 투여했다. 사흘 후, 일곱 살인 딸 올 리비아가 반점으로 뒤덮인 채 집으로 왔다. 그로부터 사흘 뒤 올리비아는 회복되는 것 같았고, 체스 게임에서 아버지를 이 겼다. 다음 날 올리비아는 사망했다. 홍역 바이러스가 그녀의 뇌까지 퍼지면서 섬세한 조직처럼 얇은 내막에 염증과 뇌염을 일으켰기 때문이었다. 그의 비극은 이것으로 끝나지 않았다. 배 우였던 달의 아내 패트리샤 닐은 그들의 다섯 번째 아이를 임 신 중이었는데, 겨우 서른아홉 살이었는데도 뇌동맥류로 인한 출혈이 생겼다.

달은 불굴의 의지로 온 힘을 다해 이 모든 문제에 맞섰다. 아 들은 뇌 손상으로 수두증(뇌수종)이 생겼다. 이것은 뇌척수액이 배출되는 통로가 막히면서 뇌 안에 뇌척수액이 축적되는 현상 을 말하며, 중환자실에서는 뇌 손상을 입은 환자들이 일상적 으로 겪는 일이다. 배관에 압력이 올라가면 문제가 생길 수 있 듯이, 뇌 손상이 악화하기 전에 뇌척수액이 배출되어야 한다.

뇌척수액을 복부로 빼내는 관이 삽입되었지만, 이 관은 계속해서 막혔다. 달은 비행 사고 이후 공학에 대한 열정을 모형 비행기 제작에 쏟아붓고 있었다. 달은 그의 비행기에 사용한 연료관 설계를 적용하여 새로운 밸브를 제작함으로써 이 막힘을 방지했다. 달이 유압 시스템 엔지니어 스탠리 웨이드Stanley Wade, 신경외과 의사 케네스 틸Kenneth Till과 공동으로 만든 WDT(Wade-Dahl-Till) 밸브는 1962년에 특허를 받았다. 오늘날에도 많은 사람이 이 유명한 작가가 제작에 기여한 작은 조각을 몸 안에 넣은 채 살아서 걸어 다니고 있다.

올리비아는 홍역으로 사망했지만, 그녀의 죽음 역시 많은 사람을 구하는 데 기여했다. 달이 올리비아를 기리며 쓴 『내 친구 꼬마 거인』은 홍역 백신이 개발된 지 14년 후에 발표되었다. 비록 올리비아의 생명은 백신으로 구할 수 없었지만, 달은 『내 친구 꼬마 거인』이 발표된 지 4년이 지난 1986년에 쓴 글에서 백신 접종을 하라는 진심 어린 호소를 했다. 그는 자신이 겪었던 상실의 고통을 다른 사람들이 겪지 않도록 백신 접종이 장려되어야 한다고 간곡히 말했다. 지금까지도 공중보건 당국은 홍보 캠페인에 달의 글을 인용한다. 편지의 마지막 부분은 다음과 같다.

나는 올리비아를 위해 두 개의 이야기를 썼는데, 첫 번째는 『제임스와 거대한 복숭아James and the Giant Peach』이고 올리비아가 아직 살아 있을 때였다. 두 번째는 『내 친구 꼬마 거인』으로, 올리비아가 홍역으로 죽고 난 뒤에 그녀를 기리기 위해 썼다. 이 두 책의 서두에서 그녀의 이름을 볼 수 있을 것이다. 자신의 죽음이 많은 어린이를 질병과 죽음에서 구하는 데 도움이 되었다는 것을 올리비아가 알 수만 있다면 얼마나 행복해할지 나는 알고 있다.

2013년에서 2018년까지 유럽 전역에서 홍역 감염률이 300퍼센트 이상 증가했다. 예방접종의 안전성에 대한 잘못된 인식이 확산되면서 예방접종률이 크게 하락했기 때문에 일어난 비극이었다. 오늘날 전 세계 국가에서는 소아마비 백신 접종을 성공적으로 시행하면서 비비와 같은 환자가 생기지 않게 예방하고 있다. 수백만 명의 어린이들이 평생 장애를 안고 살아야 할 위험에서 벗어나게 되었다. 그러나 질병이 눈에 덜 띄게 되면, 안전성에 대한 비합리적 두려움이 실제 질병에 대한 우려, 즉 보이지 않지만 더 크고 합리적인 두려움에 의해 제지되는 것이 아니라 더 커질 수 있는 것 같다.

의학의 선구자인 달은 또 다른 캠페인을 벌였다. 1965년 그의 아내는 뇌졸중에서 회복되었고 물리치료를 하루에 단 1시간 동안만 받았다. 달은 이 점을 이상하게 여겼다. "당연히 하루에 한 시간만으로는 충분하지 않다. 만약에 어린 학생이 매일 한 시간 동안만 학교에서 수업을 듣는다면 도대체 학생에게 무엇을 가르칠 수 있단 말인가?" 달의 아내는 움직이려고 안간힘을 썼고, 먹으려고 안간힘을 썼으며, 그녀의 알아들을 수 없는 발음은 달이 『내 친구 꼬마 거인』에서 거인들이 사용하는 말인 고블펑크를 만들도록 영감을 주었다. 아내는 많이 배워야 했다. 달은 친구들의 도움으로 하루에 6시간씩 진행되는 집중 치료 요법을 고안했다. 달의 아내인 패트리샤 닐은 '천천히 끈기를 가지고 매우 끈질기게' 노력해 마침내 회복하였고 배우로서 일을 계속할 수 있었다. 패트리샤 닐은 뇌졸중이 있고 나서 3년 뒤에 개봉한 〈서브젝트 워스 로지스The Subject Was Roses〉로 오스카상 후보에 올랐다. 패트리샤는 집중 치료 요법을 더 개발하여 책으로 편찬했으며 오늘날 우리가 중환자실에서 사용할 수 있게 했다. 또 이 책은 뇌졸중 협회Stroke Association가 설립되는 데 크게 기여했다. 작가는 글뿐만 아니라 행동을 통해서도 세상을 바꿀 수 있다. 나는 조가 언젠가는 달과 패트리샤가 만든 재활 요법의 혜택을 누릴 수 있길 바란다. 하지만 그러기 위해서 먼저 조는 생존해야 한다.

나는 조를 만난 다음 날부터 사흘을 연달아 야간에 근무했다. 월요일 출근을 앞두고 일요일 밤에 종말이 임박한 것과 같은 기분을 느껴본 적이 있을 것이다. 야간 근무가 그것과 비슷한 느낌인데, 그런 기분에 불에 타는 것 같은 느낌을 더하면 된다. 야간 근무 전에 낮잠을 미리 자두는 것은 어렵다. 대신 나는 가족들이 바빠서 하지 못한 지루한 일들을 하며 낮 시간을 보낸다. 은행에서 당좌수표를 처리하고, 세차하고, 어떨 때는 샤워실 타일에 회반죽을 채운다. 실제 의사의 삶은 드라마 〈ER〉에 나오는 의사들의 익살스러운 생활과는 다르다. 그런 다음 밤 9시 30분에 시작되는 근무를 준비하며 저녁 시간을 보낸다. 야간 근무를 시작하는 것에 대한 두려움은 직장에서 빠른 속도로 일을 하다 보면 곧 사라지고 13시간 후 일이 끝나면 순수한 뿌듯함이 몰려온다. 야간 근무를 마친 후, 운전 전에 정신을 차리기 위해 동네 카페에서 진한 커피를 마시고 맛있는 아침 식사를 한 후 집으로 돌아와 나이 많은 나무늘보처럼 쾌적한 침대 속으로 들어간다.

나는 40대로 접어들면서 수면 부족과 뇌 사이의 연관성을 점점 더 분명하게 느끼고 있다. 나는 어쩔 수 없이 어떤 날은 밤에 자야 하고, 어떤 날은 낮에 자야 한다. 내가 일하는 중환자실은 이례적으로 매일 매시간 선임 의사가 병원에 상주한다. 혹시 누군가의 어머니가 크리스마스 날 새벽 3시에 위독하게 되어 중환자실에 온다면, 그때가 근무 시간이 아닐지라도 나나 내 동료 중 한 명을 만날 수 있을 것이다. 선임 의사가 상주한다는 사실이 생존 가능성을 높이는 데 직접적인 영향을 미친다고 확신할 수 없지만, 가장 경험이 많은 의사들이 가장 아픈 환자들을 불과 몇 분 내에 진찰할 수 있게 해준다. 게다가 한밤중에 어려운 윤리적 문제에 대해 논의하고 결정을 내릴 수 있게 도와준다. 집에서 따뜻한 침대에 누워 대기 중인 의사를 불러내서 중환자실에 입원하는 대신 완화 의료 병동에서 치료받아야 할 환자의 임종과 관련하여 환자 가족들과 대화를 나누게 하는 것은 엄청난 심리적 장벽을 수반한다. 하지만 우리 병원에서는 밤이고 낮이고 이러한 대화를 나누는 것이 가능하다.

이러한 체계를 유지하기 위해서는 대가를 치러야 한다. 20대 때는 밤을 새워 일할 수 있었지만, 지금은 야간 근무가 끝나는 즉시 잠을 자고 싶다. 야간 근무를 시작하기 전 낮 동안에는 기분이 언짢고 야간 근무를 한 뒤에는 과다 수면으로 고생한다. 미국 신경과학자 매슈 워커Matthew Walker는 그의 굉장한 책『우리는 왜 잠을 자야 할까Why We Sleep』에서 이러한 대가를 인간의 언어로 아름답게 해석하면서 동시에 인간에게 필수적인 수면 이면에 숨겨진 과학에 관해 설명한다. 그는 가정의들이 치료 대상으로 삼는 비만이나 고혈압과 같은 전통적인 위험 요소보다 양질의 수면을 충분히 취하지 못하는 것이 건강에 더 해롭다고 주장한다. 수년간 야간 근무를 한 후에 유방암에 걸린 덴마크의 야간 근무자들은 이러한 증거를 바탕으로 보상을 받았다. 요약하면, 휴식은 중요하다. 인정하기가 두렵지만, 수면 시간이 짧으면 심장병, 비만, 치매, 당뇨, 심지어 암에 걸릴 위험이 증가하여 수명이 단축된다.

더욱 심각한 문제는 중환자실에서 야간 근무를 한 것으로 인해 다른 사람을 위태롭게 할 수도 있다는 점이다. 이것을 가장 잘 보여주는 안타까운 사례가 로렌 코넬리Lauren Connelly 이다. 그녀는 글래스고 대학에서 6년 동안의 힘든 의학 공부를 마치고, 스코틀랜드의 시골 병원에서 그녀가 꿈꾸던 의사로서 일하게 되었다. 7주가 지나자 그녀는 지쳤다. 그녀는 거의 주 100시간을 일하는 바쁜 주간 근무를 끝내고, 휴식도 없이 바로 7일짜리 야간 근무를 시작했다. 로렌은 이 야간 근무의 로테이션을 끝내지 못했다. 그녀는 2011년 9월 17일 스코틀랜드의 가장 혼잡한 고속도로에서 졸음운전 때문에 비극적으로 사망했다.

야간 교대 근무를 시작한 첫날 운전해서 귀가할 때, 나는 음주 운전자보다 더 위험한 상태가 된다. 반응이 느려지고 시각 인지 범위가 좁아지며 감정이 불안정해진다. 밤에 3시간 정도 잠을 잤더라도 7시간 잠을 잔 사람보다 교통사고가 날 확률이 12배 더 높아진다. 음주 운전을 하는 사람이 브레이크를 밟는 속도가 느린 것과는 달리, 졸음운전을 하는 사람은 아예 브레이크를 밟지 않는다. 따라서 피곤한 상태에서 운전하다가 사고가 날 경우 사망할 확률이 훨씬 더 높아진다.

하지만 나는 이러한 위험에 대해 알고 있기 때문에 이에 대해 조치를 취할 수 있다. 나는 바쁜 야간 근무를 끝내고 잠을 좀 자고 나서 집에 돌아간다. 그리고 집에서는 교대 근무가 바뀌는 사이에 안대와 귀마개를 착용하고 잔다. 이기적인 것처럼 보일 수도 있지만 이렇게 해야 집에서 산만함을 차단할 수 있다. 또, 야간 근무 시에 중요한 결정을 내려야 할 경우 다른 사람과 의논하고, 뇌의 부담을 덜어주기 위해서 점검표를 사용한다.

의사들을 위한 휴식 시설 제공과 근무 환경 개선에 대해서 대중적으로 많은 논쟁이 있었다. 어떤 사람들은 근로자들이 잠을 자는 것이 아니라 일한 것에 대해 보수를 받아야 한다고 생각한다. 또 다른 사람들은 의사들이 일하는 시간이나 안전성 때문이 아니라 돈을 더 받기 위해서 계약상의 변화를 요구한다고 생각한다. 나는 우리 지도자들이 장시간 근무가 실제로 어떠한 피해로 이어졌는지 듣게 된다면, 과거의 실수를 통해 교훈을 얻고 변화의 필요성을 수용할 것인지 궁금하다. 종종 휴식 시간이 부족하고 회복할 시간이 보장되지 않은 채로 주 100시간을 근무하는 의사들의 이야기는 하나의 통과의례가 아닌 국가적 스캔들이 되어야 한다. 비행기 조종사가 너무 피곤하고 지쳐서 음주 운전자보다 반응이 느린 상태라면, 누구도 그 조종사가 운전하는 비행기를 타지 않을 것이다. 이런 상황이 병원에서 발생한다면 그 병원에는 가면 안 되겠지만, 이런 일이 매일 일어나고 있다.

중환자실에서 일하는 직원들만 수면 부족을 겪는 것은 아니다. 만약 오늘 밤 분주한 병원의 병동 한가운데 있는 익숙하지 않은 작은 침대에서 산업용 기계처럼 시끄러운 장비에 둘러싸인 채 잠을 자야 한다고 상상해 보자. 시간마다 처음 보는 간호사가 와서 눈에 밝은 빛을 비출 것이다. 그리고 4시간마다 간호사들이 와서 환자의 몸에 상처가 생기지 않도록 하기 위해서, 간신히 품위를 유지할 수 있을 정도로 얇은 환자복만 입고 한쪽을 보고 누워 있는 환자를 다른 쪽으로 돌려 눕게 할 것이다. '잠'을 자는 동안 불과 몇 미터 떨어진 곳에 있는 혼돈 상태의 알코올의존증 환자가 비명을 지르고 욕을 하기 시작한다. 반대쪽에서는 의료진이 교통사고를 당한 어린 소녀를 살리기 위해 심폐소생술을 하지만 결국 소녀는 사망하고 만다. 소녀의 부모님이 흐느끼는 소리가 얇은 커튼 사이로 새어 나온다. 한편, 끝없이 새소리 같은 호출 알람이 울릴 때마다 선명하고 밝은 네온 조명이 켜졌다가 꺼진다. 아침 8시 정각이 되어 막 잠이 들려고 할 때 젊은 의사가 와서 잠자는 환자를 깨우며 악수를 청하고 "잘 잤어요?"라고 묻는다.

질환이 없고 약물이 필요하지 않다고 하더라도 중환자실은 잠을 제대로 잘 수 있는 곳이 아니다. 심지어 질환이 경미한 경우에도 더 넓은 의미에서 상태가 호전되기에는 그다지 바람직한 장소가 아니다. 세상에서 가장 심각한 감기에 걸렸더라도 중환자실에서 치료를 받으면서 회복하고 싶지 않을 것이다. 중환자실에서 단기간만 지낸다고 해도 불편함 그 이상을 경험하게 될 것이다. 아무리 짧은 기간이라도 잠을 자지 않으면 건강이 심각한 영향을 받는다. 단 하루라도 수면이 부족하게 되면 체온 조절 능력이 저하되고, 인슐린 감수성이 낮아지며, 혈압이 높아지고, 혼돈 증세와 환각 증세가 발생한다. 이러한 상황에서 중증 질환이 결합하면 이 모든 것이 일주기 생체리듬에 영향을 미치게 되고, 강력한 진정제가 투여되면 수면 사이클이 파괴되기 때문에 중환자실 환자에게서 급성 섬망이 흔하게 발생하는 것은 놀랄 일이 아니다. 따라서 매우 중증일 때는 중환자실에서 치료받는 것이 효과적이지만, 상태가 호전되었을 때는 환경이 더 나은 병동으로 옮기는 것 역시 마찬가지로 중요하다.

섬망delirium이라는 단어는 2세기 그리스 철학자인 켈수스 Celsus가 쓴 의학 저술에서 열이 나거나 머리를 다친 후에 나타나는 일시적인 정신 질환을 묘사하기 위해 처음 사용되었다. 오늘날 우리는 기억력 문제, 방향감각 상실, 지각 장애, 집중력 저하가 나타나는 정신 상태를 설명하기 위해 이 용어를 사용한다. 섬망의 근원에 대한 과학적 근거는 아직 분명하게 밝혀지지 않았지만, 가장 가능성이 높은 설명은 치매와 정신 질환에서 나타나는 패턴과 유사하게 도파민과 아세틸콜린 등 뇌 신경 전달물질이 불균형을 이루면서 섬망이 발생한다고 보는 것이다. 이와 마찬가지로 수면 부족이 이러한 신경전달물질의 활동을 방해하는 것은 우연이 아니다.

중환자실을 지나가다 보면 섬망 환자를 쉽게 볼 수 있다. 그들은 불안해 보이고, 혼란스러워하고, 겁에 질려 있고, 종종 실제로 존재하지 않는 것을 만지려고 손을 뻗는다. 섬망 환자는 주먹질, 발길질, 욕설, 침 뱉기를 할 수 있으며 경력이 많은 간호사라도 그들을 다루기 어렵다. 이들은 과활동형 섬망 hyperactive delirium 환자로 분류된다. 이와 정반대인 저활동형 섬망hypoactive delirium 환자들은 움츠러들고, 말하지 않고, 다른 사람과 상호작용하지 않으며, 과활동형 섬망 환자들과 마찬가지로 겁에 질린 것처럼 보인다. 환자와 환자 가족에게는 두 유형 모두 무서운 증상이다. 중환자실 환자 중 80퍼센트가 언젠가는 섬망을 경험하기 때문에, 나는 중환자 가족들을 처음 만나면 중증 질환을 앓고 있는 환자에게 섬망 증상이 생길 수 있다는 것을 가족들이 예상할 수 있도록 미리 설명한다. 섬망은 단순히 무섭지만 겪어야 하는 단계가 아니라, 장단기적으로 환자의 건강상태에 상당한 영향을 미칠 수 있다. 섬망이 생기면, 더 오랫동안 생명 유지 장치에 의지해야 하고, 입원 시간이 길어지며, 치매에 걸릴 위험이 커지고, 궁극적으로는 분명하지 않은 원인으로 사망할 가능성이 더 높다.

섬망에서 회복한 환자들은 그들이 끔찍한 망상에 시달렸다고 말한다. 어떤 사람은 몸이 안 좋은 상태에서 공항으로 끌려갔고, 여행 가방이 실린 카트가 앞뒤로 왔다 갔다 하면서 행진을 벌이는 것을 보았다고 맹세했다. 또, 어떤 사람은 며칠 동안 개 여러 마리가 계속해서 발을 핥고 갉아 먹고 있었다고 말했다. 이러한 이상한 기억은 실제로 존재하는 물리적 사실이 정신 착란에 의해 과장되고 왜곡되면서 만들어진 경우가 많다. 공항 장면을 봤다고 말한 환자는 실제로 의료 장비실 맞은편에 침대가 있는 환자였으며, 가방처럼 보이는 상자를 운반하기 위해 카트가 이용되는 경우가 자주 있었다. 개가 발을 핥는다고 말한 환자는 혈전 위험을 줄이기 위해 다리와 발에 장착된 기계가 몇 분마다 위아래로 움직이면서 환자의 다리를 주무르곤 했다. 환자들에게서 이러한 이야기를 듣는 것은 우리가 때때로 당연하게 여기는 환경을 개선하는 데 도움이 될 수 있다.

안타깝게도 섬망을 효과적으로 치료하기는 어렵다. 기적을 일으킬 수 있는 치료법은 없다. 대신 우리는 섬망을 예방하거나 환자가 섬망 증상을 보일 때 그들을 안전하게 지키기 위해 노력할 뿐이다. 그러기 위해 우리는 환자를 더 잘 돌볼 수 있도록 환경을 개선하고 좋은 간호를 제공한다. 그럼에도 불구하고 때때로 강력한 진정제나 항정신병 약물이 필요하다. 바람직하지는 않지만, 대안이 되는 방법은 환자가 부드러운 장갑을 착용하게 하거나, 극단적인 경우에는 환자의 신체적 움직임을 제한하는 것이다. 하지만 이러한 방법을 사용한다는 결정은 쉽게 내릴 수 있는 것이 아니다. 의사는 다른 사람의 자유를 박탈할 법적 권한을 가진 몇 안 되는 직업 중 하나이지만, 다른 모든 방법이 실패한 극단적인 상황에서만 이러한 권한을 사용해야 한다.

우리는 여기서 긍정적인 교훈을 얻을 수 있다. 값비싼 신약이나 복잡한 기술이 없어도 환자 치료를 크게 개선할 수 있다. 대신 우리가 해야 할 일은 양질의 수면을 위해 좋은 환경이 조성되는 것이 중요함을 인식하는 것이다. 수면 안대와 귀마개를 사용하고, 주간 조명과 야간 조명 주기를 유지하며, 알람 오작동을 줄이는 것과 같이 단순한 방법을 사용함으로써 최고의 효과를 거둘 수 있다. 또, 중증 환자에게 1인실을 제공함으로써 환자들이 회복을 위한 신체적, 심리적 공간을 확보할 수 있게 해준다. 또한, 가능하면 소음을 줄이는 것이 필수적이다. 우리 부서에서는 연구를 통해 매일 수백 번씩 금속이 부딪치면서 발생하는 소리를 줄이기 위해 금속 쓰레기통을 뚜껑이 부드럽게 닫히는 다른 쓰레기통으로 교체했다. 중환자실에서 환자가 회복되는 데 환자의 경험이 핵심적인 요소가 된다는 인식이 점점 강조되면서 건물 설계의 중요성이 커지고 있다. 병동의 물리적인 공간도 그 안에서 일하는 사람들만큼이나 환자의 경험에 영향을 미칠 수 있다.

공중보건 체계가 균형재정을 이루기 위해 애쓰는 상황에서 병원이 물리적 환경에 대한 투자를 늘려야 한다는 요구는 지지를 얻기 힘들다. 그러나 수십 년에 걸친 연구에 따르면 물리적 환경은 사람들의 행동뿐만 아니라 안녕에도 영향을 미친다. 병원에서 승강기가 고장 났거나 창문으로 외풍이 들어온다는 것은 그곳에서 환자가 치료를 받는 것도 위험할 수 있음을 암묵적으로 시사할 수 있다. 하지만 적절한 투자를 한다면 암묵적 시사를 명백한 확신으로 바꿀 수 있다. 내가 일할 때 병원에서 가장 크게 개선된 것 중 하나가 구내식당의 실내장식을 새로 꾸민 것이었다. 좋은 환경에서 맛있고 따뜻하며 건강한 음식을 먹을 수 있다는 사실은 직원과 환자의 사기를 높이는 데 크게 기여한다.

환자와 직원 모두에게 수면의 중요성에 대해 교육하는 것은 비용이 거의 들지 않지만 큰 혜택을 보장한다. 수면에 대한 연구는 이전에는 간과되었지만, 수면 조정이 신체 기능 회복에 어떤 영향을 미칠 수 있는지에 대한 추가적인 통찰력을 제공할 수 있다. 조기 이동 훈련을 통해 환자가 침대에서 움직이고 일어나도록 격려하고 소음을 줄여 환자가 숙면을 하도록 돕는다

면 섬망으로 인해 환자가 일시적 정신착란을 겪는 것을 예방할
수 있다.

나는 야간 근무를 하기 위해 병원에 도착했을 때, 조의 뇌
압력이 정상범위인 2~3수주센티미터 안에 있는 것을 보고 기
뻤다. 하지만 밤사이 병동에 환자들이 새로 들어오면서 조의
뇌 압력이 조금씩 증가했다. 혈중 이산화탄소 농도 조절 등의
조치를 하고 있는데도 뇌 압력이 증가하면, 그 이유는 세 가지
중 하나이다. 뇌 내부에 덩어리가 새로 생겼거나(이 경우 출혈이
더 발생한다), 환자가 발작을 일으키거나, 아니면 뇌 조직 자체가
부어오르는 것이다. 뇌에 혈액이 공급되기 어려울 정도로 압력
이 높아지면 조치를 취해야 한다. 한밤중이었지만, 우리는 조
의 인공호흡기를 유지한 채로 그의 뇌를 스캔하여 검사하기로
했다.

의식이 없고 중태인 환자를 생명 유지 장치에 연결한 상태로
옮기는 것은 결코 쉬운 일이 아니다. 환자를 옮기는 데는 위험
이 따른다. 장치가 분리되거나 모니터링에 오류가 날 수 있다.
삶의 끄트머리에 있는 사람을 물리적으로 옮기는 행위 자체
가 그 사람에게 생리적 동요를 일으킬 수 있다. 그러나 어떤 경
우에는 문제를 이해하는 것이 필수적이다. 무엇이 문제인지 파
악하지 못하면 아무것도 고칠 수가 없다. 조의 경우 이러한 위

험을 감수할 가치가 있었다. 뇌 스캔 검사 결과, 뇌에서 출혈이 더 생기지는 않았지만, 위험할 정도로 뇌가 부어 있었다. 이어서 우리가 내린 결정은 단순하면서도 복잡한 것이었다.

이론적으로, 뇌에 가해지는 압력을 줄이는 가장 간단한 방법은 뇌를 감싸고 있는 상자인 두개골에서 뇌를 꺼내는 것이다. 이것은 엄밀하게 말하면 뇌 수술은 아니지만, 뇌 수술에 해당한다. 두개골 상부를 제거하는 감압 두개골 절제술은 이미 120년 넘게 행해지고 있다. 이 수술은 뇌 내부 압력을 감소시켜 뇌에 공급되는 혈류를 개선하므로 환자에게 더 나은 결과를 가져온다. 그것이 명백한 결론이다. 의학에서는 명백한 결론에 주의해야 한다! 우리가 이전에 환자에게 혜택이 될 것이라고 여겼던 많은 치료법이 결국에는 환자에게 해가 되는 것으로 나타났다. 중환자 의학에서만 봐도 그러한 사례는 셀 수 없이 많다. 헤모글로빈 농도를 정상 수준으로 올리기 위해 수혈을 했지만 부작용으로 오히려 더 많은 환자가 사망에 이르는 결과가 초래될 수 있다. 또, 폐가 안 좋은 환자에게 많은 양의 산소를 공급하다가 이로 인해 더 많은 사망자가 발생하기도 한다. 우리는 지난 10년간 조치를 최소화하는 것이 환자에게 더 나은 결과를 가져올 수 있다는 사실을 알게 되었다. 따라서 이제 우리는 생리학을 최대 수준으로 끌어올려 장기의 기능을 정상보다 더 높은 수준으로 만드는 것을 목표로 하지 않으며, 심지어 정상적인 수준으로 되돌리려고도 하지 않는다. 그보다는 장기가 적당한 수준으로 기능할 수 있게 만드는 것을 목표로 한다.

마찬가지로, 감압 두개골 절제술을 뇌 손상이 있는 환자에게 시술할 경우, 일반적으로 더 많은 사람을 살리기는 하지만, 대체로 심각한 중증 장애가 생길 가능성이 크다. 문제는 수술로 환자의 생명을 구하더라도 좋은 결과가 나올지 아니면 나쁜 결과가 나올지 예측할 수 없다는 점이다. 통계를 보고 비율을 알 수는 있지만, 개개인에게 어떤 결과가 나올지는 알 수 없다. 그뿐만이 아니라 모든 수술에는 이점과 함께 위험이 뒤따른다. 감압 두개골 절제술은 절차가 복잡하고 출혈, 뇌 손상, 감염 등과 같은 위험 요소들이 많다. 하지만 젊은 조에게는 선택의 여지가 거의 없었다. 수술하지 않으면 그는 죽을 것이다. 조의 부모는 조가 희박하지만 좋은 결과가 나올 가능성을 기대하면서 장애가 생길 위험을 감수하리라고 생각했다. 조가 대수술을 받는 동안, 그들은 잠도 자지 않고 복도를 왔다 갔다 하며 권투 선수인 아들이 깨어나 그의 인생에서 최고로 강한 상대와 경기를 할 수 있게 되길 바랐다.

조의 목숨이 걸린 뇌 수술은 끝났지만, 그의 싸움은 끝나지 않았다. 우리는 앞서 크리스토퍼의 이야기에서 젊고 건강한 사람조차도 감염으로 생명이 위태로워질 수 있음을 보았다. 우리는 종종 대수술을 마치고 병리학과는 거리가 먼 문제에 직면한다. 성급한 의사라면 "수술은 성공했지만, 환자는 죽었다"고 주장할 수 있다. 수술 후 우리 몸에서 일어나는 일련의 반응은 우리의 먼 조상들이 사나운 동물에게 공격을 당한 후 회복할 때 일어나는 반응과 비슷하다. 면역체계는 신체의 조직을 복구하기 위해 싸우면서, 동시에 감염을 막기 위해 애쓴다. 심장이 받는 스트레스는 배가되고 장기는 제 기능을 하지 못한다. 스트레스 호르몬이 분비되어 근육이 파괴되고 심지어 신부전을 일으킬 수 있다.

조의 방어 기제가 수술 전에 이미 약해진 상태였으므로 수술 후에는 감염에 더욱 취약해져 어려운 상황이었다. 어떤 경우에는 수두나 구순 포진 바이러스와 같은 잠복성 바이러스가 재활성화되어 감염을 일으킬 수 있다. 또, 인공호흡기를 사용하다가 정맥에 삽입된 플라스틱 관에서 감염이 생겨 폐렴이 발병하는 경우도 흔하다. 하지만 조는 수술 첫날 밤을 무사히 보냈다. 뇌압이 감소하고 출혈이 멈추었다. 외과의들은 수술 결과에 만족했다.

조의 수술 후 두 번째 야간 근무 때, 우려스러운 일이 발생했다. 조는 인공호흡기 관련 폐렴이라는 심각한 폐감염에 걸렸다. 혼수상태에 있는 환자가 인공호흡기에 의지하다 보면, 폐를 보호하는 정상적인 방어 기제가 훼손된다. 기침이 나오지 않고, 점액이 기관 밖으로 배출되지 못하며, 플라스틱 호흡관 주위에 세균이 생성한 젤 같은 물질(생물막)이 형성된다. 이것은 세균이 번식할 수 있는 완벽한 환경이 된다.

중환자 치료에서 산소부족의 다른 원인과 폐감염을 구분하는 것은 어려울 수 있다. 우리는 혈관에 혈전의 흔적이 있는지 찾기 위해 조의 흉부를 촬영했지만 아무것도 보이지 않았다.

대신, 원래라면 폐에서 검게 나타나야 하는 공기 공간이 하얀 솜털처럼 보였는데, 이는 공기주머니 안에 체액이 과도하게 차 있다는 것을 뜻했다. 이 체액은 폐가 심각하게 새로 감염되면서 생겼을 가능성이 높다. 곧 우리는 조에게 기계로 공급할 수 있는 최대량의 산소를 공급했다. 조에게 항생제가 투여됐지만, 그는 패혈성 쇼크, 신부전, 다발성 장기 부전을 일으켰다. 나는 조의 부모님들과 한참 동안 걱정스럽게 대화를 나누었다. 중환자실 의사로서 우리의 삶의 열정은 고칠 수 있는 질환을 고치는 것이다. 조는 나이가 어리고 그의 병은 고칠 수 있는 질환이기 때문에 우리는 그의 병이 고쳐지거나 고칠 수 없게 될 때까지 치료를 멈추지 않는다.

나는 의대에서 3년 동안 한없이 많은 과학책에서 나오는 먼지와 해부실에서 풍기는 역한 냄새에 시달렸다. 때마침 웨일스를 떠나 1년 동안 의학 관련 학과에서 공부할 기회가 생겼다. 나는 따뜻한 병동에서 환자들을 만나지 못하고, 차가운 생화학 분자생물학 시설에서 생활하며 보낸 오랜 시간을 만회하기 위해서 브리스톨대학의 의료법과 윤리학 과목을 지원했다. 그리고 무균의 흰색 실험실을 떠나 오래되고 빛바랜 웅장한 건물로 옮겼다. 나는 법을 인용하는 법대생과 아름답고 유려한 필체로 철학을 공부하는 학생들과 함께 수업에 몰두했다. 나는 의대를 다니는 동안 손으로 쓰는 능력을 모두 잃어버렸는지 쓰는 것이 매우 어렵다는 것을 알게 되었다. 고대 영국의 의료법과 칸트 철학을 공부한 후, 그 어느 때보다도 더 표류하는 것 같았다. 나는 2차원으로 된 종이 위에 끝없이 나열된 문자들을 나의 3차원 환자의 모습 위에 중첩시키려고 애썼다. 15년이 지난 지금, 브리스톨대학에서 배운 원칙과 교훈을 매일 3차원에 실재하는 중환자들을 치료하는 데 적용하고 있다. 의료법과 윤리학을 연구하는 학자들은 중환자에게서 생명 유지 장치를 제거하는 것에 대한 패러다임을 구축하고 있다. 이들의 연구는 안전한 거리를 유지한 채, 많은 사람의 삶에 깊숙이 영향을 미치는 중요한 이론적 토대가 된다. 그럼에도 환자 가족들의 절망적인 눈을 바라보면서 이러한 법과 이론을 적용하는 것은 중환자실 의사의 특권이자 부담이며 책임이다.

나는 매일 힘든 결정을 내려야 하는 상황에 맞닥뜨리는데, 종종 이런 비극적인 이야기가 언론에 등장하기도 한다. 중증 질환에 걸린 어린이의 생명이 법원의 결정에 달린 경우가 생기기도 한다. 아끼는 누군가에게 무엇이 최선이며, 무엇이 올바른 것인지를 결정하는 데 부모와 의사 간에 의견이 충돌하는데, 이는 이러한 결정이 돌이킬 수 없는 결과를 낳기 때문이다. 이러한 결정을 내리는 것은 복잡하고 어렵지만, 단 하나의 단순한 질문으로 귀결된다. 환자에게 무엇이 최선인가?

환자의 정맥에 관을 삽입하고 환자의 몸에 생명 유지 장치를 연결하기 위해서는 환자의 동의를 받아야 한다. 환자가 이러한 동의를 하기 위해서는 먼저 동의할 수 있는 '능력'이 있어야 한다. 나는 환자의 혈액 샘플을 채취하기 전에 환자의 동의를 구해야 하는데, 그 전에 반드시 충족되어야 할 몇 가지 전제 조건이 있다. 첫째, 환자는 혈액 샘플을 왜 채취해야 하는지를 이해해야 한다. 둘째, 환자는 이와 연관된 위험에 어떤 것이 있는지 파악하고, 독립적으로 이러한 위험과 이점을 견주어 평가할 수 있는 능력이 있어야 한다. 그리고 마지막으로 환자는 자기 생각을 의사에게 전달할 능력이 있어야 한다. 혈액 샘플을 채취하는 것처럼 단순한 행위를 하기 위해서 이러한 과정을 거치는 것이 다소 번거로워 보일 수 있다. 만약에 심장을 이식하려고 한다면, 이러한 요소들이 훨씬 더 중요해질 것이다. 환자가 능력이 있다고 판단되었을 때 의료 행위에 관해 설명을 듣고 내린 결정만 유효한 것으로 간주한다.

내가 조를 만났을 때 그는 의식이 없고 중태였기 때문에 이러한 능력이 없는 것으로 간주되었을 것이다. 그렇다면 환자의 동의 없이 그 사람의 생명을 구하는 데 필요한 일을 어떻게 할 수 있을까? 사전에 법적 권한이 부여되지 않는 한, 어느 누구도 다른 성인을 대신하여 동의를 할 수 없다. 따라서 의사는 환자가 능력이 없을 경우 대안을 선택할 수밖에 없다. 환자의 동의를 구하는 대신 환자의 최선의 이익에 따라 행동한다. 조는 동의할 능력이 있었다면 건강하고 젊기 때문에 생명을 구할 수 있는 개입에 분명히 동의했을 것이다. 나는 즉시 그에게 생명 유지 장치를 연결하고 관을 삽입하여 그의 목숨을 구하는 것이 조에게 최선의 이익이라고 판단했다.

2주 후, 조가 패혈증과 다발성 장기 부전을 겪은 후 우리는 조를 대신해서 또 다른 결정을 내려야 했다. 조는 심각한 뇌 손상과 복합감염에서 살아남았지만, 우리는 그에게서 인공호흡 기를 안전하게 제거할 수 없었다. 조는 여전히 혼수상태에 있었고 기관절개술을 하지 않으면 앞으로 그가 독립적으로 살아가기 힘들 수 있었다. 그의 호흡은 얕아지고 기침은 약해졌다. 하지만 기관절개술은 심각한 영향을 미칠 수 있었다. 기관절개술로 인한 직접적인 위험 때문이 아니라, 기관절개술 후 뇌 손상을 입은 채 수주, 수개월, 수년 동안 살아야 하기 때문이다. 기관절개술로 그의 목숨을 살릴 수는 있겠지만 그는 평생 심각한 신체장애를 안고 살아야 할 수도 있었다. 그는 씻고, 움직이고, 먹고, 화장실에 가기 위해서 평생 다른 사람들에게 의존해야 할 수도 있었다. 조는 스스로 결정할 능력이 없었고, 의사소통을 할 수 없었고, 위험과 이점을 평가할 수 없었기 때문에 수술에 동의할 수 없었다. 이러한 상황에서 조에게 기관절개술이 최선인지 아닌지가 분명하지 않았다.

환자 가족이나 친척이 환자의 '생명 유지 장치'를 '제거하는' 결정을 내린다고 생각하는 사람들이 많다. 하지만 그것은 대부분의 중환자실에서는 사실이 아니다. 환자의 가족은 중요한 역할을 하지만, 환자를 대신해 결정하는 것이 아니라 자신의 의견을 말할 수 없는 사랑하는 사람을 옹호하는 역할을 한다. 내가 조를 알게 된 것은 몇 주에 불과하지만, 그의 부모는 16년 동안 그를 보아왔다. 조가 처한 상황에서 그가 무엇을 원할지를 더 잘 아는 것은 내가 아니라 그의 부모님이다. 조에게 최선인 결정을 내리는 데 부모님의 판단이 절대적인 근거가 될 수는 없지만, 그들의 의견은 매우 중요하다. 부모님은 조가 평생투사로 살았으며, 그가 죽음에 직면한 순간에도 끝까지 싸울 것이라고 말했다. 독립적으로 살 수 있는 가능성이 조금이라도 있다면, 조는 그 기회를 꽉 붙잡을 사람이었다. 이러한 판단과 회복 가능성을 바탕으로 조에게 최선인 결정을 내렸다. 우리는 기관절개술을 하는 것이 그에게 최선이라고 생각했다. 그의 부모님은 동의했고, 이렇게 조의 삶은 계속되고 조의 치료 역시 계속되었다.

언론의 주목을 받은 사례에서는 이러한 이야기의 다른 면을 보여주는 경우가 많다. 언론에서는 주로 의료진과 환자 가족들이 환자의 최선의 이익에 대해 합의하지 못하는 안타까운 사례를 다룬다. 환자의 뇌 손상이 너무 심해서 의미 있는 회복을 할 가망이 없었다면, 부모님들이 원하는 바와는 상관없이 치료를 지속하는 게 환자에게 득이 되지 않았을 수도 있다. 대신 고통을 완화하는 데 중점을 둔 완화치료가 더 나은 선택이 되었을 것이다. 이 경우 인공호흡기를 유지하는 것은 가역적 질환을 더는 치료하지 않으며 불편함만 더 야기시킨다. 따라서 인공호흡기를 제거하고 자연의 섭리에 맡기는 것은 죽음을 재촉하는 것이 아니라, 환자에게 더는 최선의 이익이 되지 않는 치료로 인해 생길 수 있는 고통을 덜어주기 위한 것이다. 나는 환자

가족들과 대화할 때 "환자를 도울 수 있는 치료법을 모두 사용하여 치료를 계속할 것이다. 하지만 환자에게 도움이 되지 않는 치료법은 사용하지 않을 것이다"라고 자주 말한다.

집중 치료를 중단하겠다는 결정이 궁극적으로는 사망을 인정한다는 뜻인 경우가 많다. 또 치료를 중단하겠다고 결정하는 것은 절대 올바르지 않다고 생각하는 가족도 있다. 슬픔에 잠긴 가족들의 관점에서 의사란 며칠, 몇 주, 몇 달 동안 생명을 구하기 위해 애를 쓴 사람이 아니라 결국 죽음을 가져오는 행위를 한 사람이기에 의사의 후광은 사라진다. 이러한 갈등에 직면했을 때 환자 가족과 중환자실 의사는 어떻게 해야 할까? 자신을 대변할 수 없는 환자에게 옳고 정당한 것은 무엇일까?

무엇보다 시간, 연민, 이해, 의사소통을 중심으로 전략을 세워야 한다. 이것은 어려운 문제이다. 환자를 사랑하는 사람들이 관여하는 문제이기 때문에 어려울 수밖에 없다. 대부분의 경우, 이러한 단순한 인간애적인 요소만으로도 사랑하는 환자에게 무엇이 최선인가를 정하기에 충분하다. 하지만 이것만으로는 충분하지 않을 때가 가끔 있다. 그런 안타까운 상황이 생길 경우에는, 법정에서 시간이 오래 걸리고 큰 비용이 들어가며 고통스러운 절차를 밟은 뒤에 환자에게 최선인 판결이 내려지게 된다. 말기 질환terminal disease의 의료화가 확대되고 있는 상황에서 우리가 해야 할 일보다 할 수 있는 일이 더 빠르게 발전하고 있으므로 이러한 추세가 계속될 것으로 보여 우려스럽다.

결정을 내릴 능력이 있어도 누구든지 이상하거나, 잘못되거나, 어리석거나, 심지어는 완전히 바보 같은 결정을 할 수 있다. 나에게도 그런 친구가 한 명 있다. 마이크는 화창한 토요일 오후 웨일스 시골에서 자발적으로 비행기에 올라타고 5천 미터까지 올라간 뒤 얇은 나일론 낙하산에만 자신의 목숨을 의지한 채 비행기에서 뛰어내린다. 나에게는 이상하게 보이지만, 그는 스카이다이빙과 같은 어리석은 결정을 하고 그에 대해 동의할 수 있는 능력이 있다. 마찬가지로, 병원에서 환자는 자신의 결정이 자기에게 심각한 해를 입히거나 심지어 사망을 초래한다고 해도 치료를 거부할 온전한 권리가 있다. 그러므로 여호와의 증인 환자가 그들의 생명을 살릴 수 있는 수혈을 거부한다면, 그것이 죽음을 의미한다고 하더라도 나는 그 환자가 판단할 능력이 있는 한, 그 결정을 존중할 것이다. 그것이 심각하게 비논리적이고 어리석은 결정이라고 생각되지만, 내가 내 친구 마이크의 결정을 대신할 수 없는 것처럼 그들의 결정도 대신할 수 없다.

조가 부상한 지 1년 반이 지난 후, 나는 조의 집을 방문했다. 현관문이 열리자마자 그의 존재가 느껴졌다. 그는 이제 부모님과 함께 살게 되었다. 그의 뇌 부상이 부모님들에게 어떤 영향을 미쳤는지 분명히 알 수 있었다. 부모님들은 피곤했지만 행복했고, 아들과 함께하는 새로운 '정상적인 삶'을 살기 위해 모든 노력을 기울였다. 거실에는 조가 한창 건강했을 때 찍은 사진이 있었다. 푸른 눈의 조는 마치 시장이 된 것처럼 목에 금메달을 걸고 있었고, 강하고 행복하며 단호한 모습이었다. 고개를 돌리자 다른 사람이 나를 쳐다보고 있었다. 그 또한 강하고, 행복하며 단호했다.

조는 삶과 죽음의 갈림길에서 살아남았다. 그는 중환자실에서 6주가 넘게 의식이 없었고, 심각한 뇌 손상을 입었다가 대수술을 받고 회복했다. 심한 폐렴으로 장기간 생명 유지 장치를 달고 호흡해야 했다. 산소 수치가 너무 낮아 생존 가능성이 줄어들어 분당 300번 이상 호흡하는 기계환기에 의지하기도 했다. 또, 조는 다발성 장기 부전을 이겨냈고, 신장 투석을 받았으며, 초기 간부전에서 살아남았다. 시시각각으로 우리는 조를 질병에서 구해냈고 그는 힘껏 버텼다. 우리는 심각한 질병이 그의 삶과, 그의 주변 사람들의 삶에 장기적으로 미칠 영향에 대해 걱정할 필요가 없었다.

"매트 선생님, 안녕하세요!"라고 조는 경쾌한 웨일스 억양으로 인사했다. 그는 눈을 반짝거리며 왼쪽 몸이 회복하고 있다는 걸 보여주고 싶어 했다. 그는 영민했고, 언어를 훌륭하게 구사했으며, 기분이 좋아 보였다. 기관절개술로 남은 흉터는 티셔츠 깃에 가려 거의 보이지 않았고 목소리도 씩씩했다. 조의 뇌 오른쪽이 손상된 것은 다행한 일이었다. 만약 여러분이 조처럼 오른손잡이라면, 언어에 중요한 뇌 부분은 좌뇌(브로카 영역과

베르니케 영역)에 있다. 다행스럽게도 이 영역은 직접적인 손상을 입지 않았다. 조는 광범위한 재활을 통해 자기 자신을 돌보고 일상적인 활동을 하며 미래를 계획할 수 있는 삶을 향해 전진할 수 있었다. 조는 그가 출전했던 마지막 권투 시합의 상대 선수를 다시 만났을 때 어땠는지 나에게 말해 주었다. 그들의 만남은 원망과 분노가 아니라 용서와 우정을 나누는 자리가 되었으며, 그들이 헤어질 때 조는 상대 선수에게 여행의 수호성인인 성 크리스토퍼의 은 장식을 선물했다. 조는 이제 새로운 여정을 시작했다. 열아홉 살이 된 그는 지역 대학의 컴퓨터 공학 강좌에 등록했다. 그의 눈은 계속 밝게 타오를 것이다.

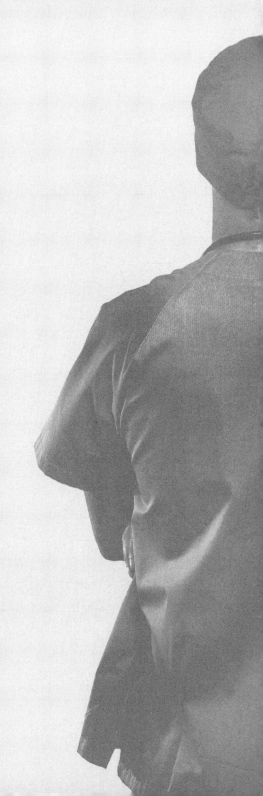

7장

위장관

배 속의 불

크로아티아의 뜨거운 열기 속에서 보낸 휴가를 생각하면, 새로 좋아하게 된 칵테일 네그로니를 마실 때가 기억난다. 1919년 이탈리아 백작 카미로 네그로니Camillo Negroni가 피렌체에서 만든 네그로니는 진, 베르무트, 캄파리를 같은 비율로 섞은 도수가 높은 음료이다. 휴가 때의 기억을 떠올리니 그때의 즐거움이 느껴진다. 그 칵테일의 차분하면서도 독특한 색깔이 떠오른다. 하지만 동시에 나는 알코올로 인해 발생한 피해, 알코올이 환자, 환자의 가족, 사회에 지속적으로 미칠 악영향에 대해 우려한다. 알코올은 담배와 더불어 우리가 중환자실에서 접하는 가장 위험한 기분 전환용 약물이다. 알코올 섭취가 만연해 있고 만성질환과 급성질환을 일으킬 수 있으며 어리석은 행동을 유발하기 때문이다. 알코올은 개인에게 악영향을 미치고, 개인에게 미친 악영향은 또 다른 사람들에게 피해를 준다. 내가 마신 네그로니는 상부의 식도에서 위장으로, 그리고 소장으로 이동한 뒤, 간에서 대사된 후 마지막으로 대장에서 빠져나가면서 복부와 위장관의 많은 부위를 훼손한다.

수제 맥주나 모히토, 네그로니에 들어 있는 에탄올 자체가 문제를 일으키는 것은 아니다. 그것보다는, 간세포가 에탄올을 독성이 있지만 과일 냄새가 나는 화학물질인 아세트알데히드와 아세트산으로 대사시키면서 뇌에 변화가 일어나고 파티에서 신나게 춤을 추게 만든다. 행동을 담당하는 뇌의 전두엽과 신체 균형의 중추적 역할을 하는 소뇌는 알코올에 취약하다. 알코올은 활동을 방해하고, 배고픔을 조장하며, 공격성을 높이고, 성기능을 억제한다. 또한, 이러한 화학적 분해 산물은 매일 조금씩 조용히 간세포의 손상을 가져온다.

흔히들 술을 마시는 것은 내일의 행복을 빌리는 것과 같다고 말한다. 많은 이들이 축하할 일이 있을 때, 휴가를 즐길 때, 근사한 식사를 할 때, 즐거운 시간을 보낼 때 술을 마신다. 또 어떤 사람들에게는 조지 버나드 쇼George Bernard Shaw의 말처럼 "술은 삶의 고통을 견디게 하는 마취제"이다. 술을 마시는 이유는 사람마다 다를 수 있지만, 술이 신체에 미치는 영향은 동일하다.

병원에서 교대근무가 길어지면 가끔 먼바다에 있는 것 같은 기분이 든다. 나는 가끔씩 며칠 동안 똑같은 사람들과 대화하고 똑같은 음식을 먹고 똑같은 냄새를 맡는다. 나는 루이가 왜 상선에서 일하는 20년 동안 바다에서 쉬는 시간에 늘 술을 마셨는지 이해할 수 있었다. 위스키는 루이를 둘러싼 물리적 현상을 변화시키지는 않았지만, 물리적 현상에 대한 루이의 자각에는 변화를 가져왔다. 위스키는 그의 신랄함과 냉철함을 없앴다.

이제 70대에 접어든 루이는 바다를 항해하며 남극을 제외한 모든 대륙을 여행했다. 그는 과거의 습관들로 인해 생긴 안 좋은 결과가 지금 나타나고 있다고 걱정했다. 배가 나와 바지가 맞지 않았고 눈 흰자는 하얗지 않았으며 잠을 잘 자지 못했다. 71번째 생일을 닷새 앞두고 루이는 많은 양의 피를 토했다. 루이에게 생명 유지 장치를 연결한 후 내 새 신발이 피로 뒤범벅됐기 때문에 기억이 난다. 수련의로서 첫 주에 있었던 일이다.

간은 무게가 1.5킬로그램이 넘는 놀랍고도 거대한 장기이다. 매분 심장에서 펌프질하는 혈액 중 4분의 1이 간에 공급된다. 보라색과 분홍색을 섞어놓은 것 같은 색깔의 간은 500가지 이상의 기능을 수행하는 복잡한 장기이지만, 자신의 역할을 알리지 않는다. 수십 년의 의학적 노력이 이루어졌음에도 불구하고, 다른 장기와는 달리 기계를 사용하여 간 기능을 대체하는 것은 아직도 불가능하다. 다행히도 슈퍼히어로 만화에 나오는 캐릭터처럼 간은 놀라운 재생능력을 가지고 있어서 원래 조직의 4분의 1만 있으면 새로운 간세포를 생성할 수 있다. 간이 하는 역할은 크리스마스 이후에 건강식품 판매자들이 적극적으로 홍보하는 '해독 작용'보다 더 많다. 간은 호르몬 생산, 혈액응고, 약물 대사, 체온 조절, 지방 합성, 소화를 담당하며 심지어 부분적으로 성욕의 조절에도 관여한다. 간은 마치 대부분의 활동이 어느 시점에 발생하는 인체의 개방형 주방과 같다.

따라서 루이의 간 질환이 그렇게 갑자기 위독해진 것은 놀라운 일이 아니다. 전 세계적으로 간염이 간 질환의 주요 원인인 반면, 서양에서는 알코올 남용이 간 질환의 주요 원인이라는 사실은 놀랍지 않다. 간 질환 환자 중 3분의 1 이상이 알코올 섭취로 인해 질환이 생겼으며, 간이식 수술 2건 중 1건은 알코올 남용으로 생긴 간 질환 때문이다. 종합적으로 알코올성 간 질환으로 인한 사망자 수는 당뇨병과 교통사고 사망자 수를 합친 것보다 더 많다고 추정된다.

루이가 중환자실에서 안정을 찾은 후, 우리는 생각할 시간을 가졌다. 루이의 이야기를 듣고 그의 몸을 살펴본 우리는 이미 무슨 일이 벌어지고 있는지 잘 알고 있었다. 수년간 루이는 과도하게 술을 마셨다. 루이를 소금에 찌든 현실에서 벗어날 수 있게 해주었던 분해 산물은 그가 술을 마실 때마다 매우 조금씩 간을 손상했다. 알코올은 때때로 간에 급성 염증이 생기는 알코올 간염을 일으키기도 하지만, 보다 일반적으로는 조용하게 반복적으로 간 손상을 일으킨다. 그로 인해 생긴 흉터로 루이의 간은 너그럽고 일 잘하며 부드러운 분홍색 장기에서 크고 딱딱하고 얼룩덜룩하며 문제를 일으키는 노란색 장기로 바뀌었다. 뒤이어 간경변증이 진행되었다. 간경변을 가리키는 의학 용어인 서로시스cirrhosis는 고대 그리스어인 '오렌지kirrhos'에서 유래된 것으로 간이 손상되어 노란색, 황갈색의 외관을 띠는 것을 묘사한다.

우리는 루이의 오른쪽 흉곽 아래를 손가락으로 검진한 후에 간경변증이 있다는 것을 알게 되었다. 나는 그의 간이 그 존재를 무시할 수 없을 만큼 커진 것을 손으로 느낄 수 있었다. 왼손 손바닥으로 오른쪽 흉곽 바로 아래를 누른 상태에서 숨을 깊게 들이마셔보자. 집게손가락의 윗부분이 건강한 간에 부드럽게 닿는 것을 느낄 수 있을 것이다. 만약 이것을 루이의 복부에서 해보면, 그의 간이 배꼽까지 닿아 있는 것을 느낄 수 있다.

루이의 간이 점점 손상되면서 보통 남성에게서 소량으로 발견되는 에스트로겐 호르몬의 분해가 중단되었다. 임신한 여성처럼, 그의 흉부에는 여러 개의 거미 모양 혈관이 나타났다. 여성 호르몬 수치가 증가하면서 잔여 유방 조직이 성장했다.

우리는 손과 머리만으로 루이의 이야기를 이해할 수 있었다. 그런 다음 혈액검사와 간 스캔 검사 결과를 통해 우리가 우려했던 것을 확인할 수 있었다. 그의 혈액응고 체계 역시 무너졌는데, 정상적이라면 상처에서 피가 나지 않게 하는 단백질의 생성이 중단되었기 때문이다. 하지만, 이것은 그가 왜 그렇게 많은 피를 토했는지를 설명하기에는 충분하지 않았다. 이를 알기 위해서 우리는 손과 머리뿐만 아니라 눈을 사용해야 했다. 우리는 입에서부터 식도와 위를 거쳐 소장까지 이르는 그의 내장을 검사해야 했다. 내 신발에 묻은 피는 이 통로 어딘가에서 흘렀을 것이다. 따라서 우리는 길이가 1미터이고 검지 두께와 비슷한 너비의 잘 구부러지는 내시경을 입을 통해 삽입했다.

'마법의 눈'으로 불리기도 하는 내시경은 1950년대의 광섬유 기술을 이용하여 문자 그대로 인체 내부를 볼 수 있게 한다. 오늘날, 직접 광학 장치 대신 사용되는 소형 LED 카메라 덕분에 내시경으로 위장 출혈을 일차적으로 검사할 수 있다.

카메라가 루이의 몸속 깊이 들어가면서 근처에 있는 모니터 화면에 뉴스 속보처럼 갑자기 생생한 영상이 나타났다. 내시경이 그의 식도에 진입하는 순간 출혈의 원인이 분명해졌다. 원래는 부드러워야 하는 식도 측면에 마치 벽을 기어오르는 뱀처럼 두껍고 울퉁불퉁해진 혈관이 맥동하고 있었다. 이것은 식도정맥류의 증상으로, 정상적 통로인 간이 흉터 조직으로 막히면서 혈액이 간으로 들어가지 못하고 심장으로 되돌아갈 통로를 찾기 위해 정맥이 필사적으로 애쓰는 것이다. 이것은 루이의 몸이 간에서 발생한 도로 공사를 우회하려는 방법이었는데, 이번에는 주도로가 완전히 폐쇄되었다. 정맥이 선택한 우회 도로는 원래 이렇게 많은 양의 혈액이 지나다니던 경로가 아니었다. 이 우회 도로의 벽은 얇고 약한 재질로 만들어졌기 때문에 압력이 높아지면서 터져버렸다.

정맥류를 확인하는 데 사용된 내시경에는 얇은 통로가 있어서 장치가 통과할 수 있다. 내시경 아래로 밀어 넣은 강한 스테인리스 클립이 불룩 튀어나온 정맥에 둘러싸여 고정되면서 곧 출혈이 멈췄다. 갑자기 클립 한 개가 순전히 압력에 의해 튕겨나가면서 피가 솟구쳐서 카메라 렌즈 위를 혈액이 덮치는 영상이 모니터 화면에 나타났다. 우리는 놀라서 물러섰고, 재빨리

스코프를 꺼냈다. 그러고는 끝부분에 장착된 카메라를 닦은 후다시 루이의 입을 통해 삽입했다. 새 클립이 재빨리 출혈을 막았고 모니터에는 다시 피의 바다를 보여주는 영상이 나타났다.

식도정맥류는 간경변증에 의해 발생하여 목숨을 위협하는여러 질환 중 하나일 뿐이다. 직장, 질, 복벽 등 정맥계의 다른부분에서도 혈관이 부어오를 수 있는데, 이것은 그리스 신화에등장하는 고르곤의 머리카락인 뱀의 모습과 닮아서 카푸트메두사라고 불리기도 한다. 또한, 간경변증을 앓는 경우 간암에걸릴 확률이 현저하게 높아진다. 루이의 바지가 안 맞는 것은다른 합병증 때문이었는데, 간의 막힘과 흉터로 발생하는 정맥역압으로 인해 최대 20리터의 체액이 복부에 모일 수 있다. 장관 벽을 가로질러 넘어와서 복부 공간을 감염시킨 미생물에게이 체액은 성장하기 좋은 배지가 된다. 이러한 문제 중 어느 하나라도 생길 경우에는 균형을 깨져 심각한 간부전이 초래될 수있다.

내시경을 이용해서 루이의 출혈을 막았지만, 간의 상태는 여전히 악화하고 있었다. 한때는 흰색이었지만 노랗게 변한 그의눈 흰자는 보통 간에서 분해되는 담즙염이 쌓이고 있음을 나타낸다. 그는 며칠 동안 진정제가 투여되지 않았음에도 불구하고 손상된 간이 독소를 더는 제거하지 못하면서 의식을 차리지 못하고 있었다. 우리는 루이의 혈중 암모니아 수치를 측정한 결과, 뇌를 정지시킬 수 있는 노폐물이 간에서 걸러지지 않고 있음을 확인했다. 더욱더 우려스러운 점은 루이의 코를 통해 삽입된 관을 사용하여 위장에서 체액을 제거할 때 작은 출혈이 재발할 수 있다는 것이었다. 클립을 사용해 출혈을 막았지만 식도정맥류가 계속 문제였다.

이제 남은 해결책은 간으로 들어가고 나오는 혈관 사이에 새로운 통로를 만드는 것이었다. 우리는 혈액이 그의 간 내부의 혼잡한 도로를 우회하여 갈 수 있도록 고가도로를 만들기로 했다. 이 시술을 하게 되면 노폐물이 잘 여과되지 않기 때문에 환자는 점차 혼돈 상태에 빠지게 되고 정신이 혼미해지게 된다. 따라서 우리는 인내심을 가지고 중환자실에서 지지요법을 병행하며 사흘 뒤 그가 정신을 차리기 시작할 때까지 기다렸다. 간부전은 여전했지만 악화하지는 않았다. 그리고 우리는 루이에게서 생명 유지 장치를 제거할 수 있었는데, 나중에 루이는 자신이 배를 타고 바다 위를 떠다니고 있다고 생각했다고 간호사들에게 말했다. 그는 관으로 영양분을 공급받았지만, 마르고 쇠약했으며 영양실조였다. 마치 그는 난파된 사람처럼 불쌍해 보였다.

식이에 단백질을 추가하여 관을 통해 공급했지만, 병에 걸린 지 닷새 만에 그의 예전 모습은 사라지고 없었다. 그가 다시 걸을 수 있으려면 필요한 근육을 유지하기 위해 의식이 없더라도 하루에 두 번씩 물리치료를 받아야 했다. 우리는 이렇게 근력을 유지하기 위해 투쟁하는 일상에 익숙하다. 전문 훈련을 받은 물리치료 팀은 집중 치료를 지원하는 재활치료에서 중추적 역할을 하고 있다. 루이는 충분한 칼로리를 공급받았는데도 왜 그렇게 빨리 마르고 약해졌을까?

중증 질환이 발생하면 신체가 영양분을 다루는 방식이 급격하게 변화한다. 중환자실에서 환자에게 영양 공급관을 통해 칼로리가 과도하게 공급된다고 해도, 환자의 근육량은 3일 안에 많게는 20퍼센트까지 소실될 수 있다. 스트레스 호르몬 분비가 늘어나는 것 역시 이러한 신체 변화에 기여한다는 사실은 불안감을 느껴본 사람이라면 경험으로 알고 있을 것이다. 또, 인공호흡기가 수행하는 기계적 작업으로 인공호흡기를 사용한 지 단 24시간 만에 횡격막이 얇아진다. 인공호흡기를 사용하고 2시간 후에 근육의 힘을 조절하는 유전자가 더는 기능하지 않기 때문이다. 대부분의 사람과는 달리, 루이는 체중을 줄이는 것이 아니라 체중을 늘려야 하는 도전에 직면했다.

냉소적으로 요약하자면 인류의 이야기는 20만 년 동안 식량, 물, 섹스를 쟁취하기 위해 벌인 투쟁이라고 말할 수 있다. 그 뒤에 나타난 갈등, 권력, 부패, 사랑, 사회, 심지어 의학에 이르기까지 모든 것은 최초의 세 가지 욕구에서 파생되었다. 오늘날에는 영양부족보다 영양과잉으로 사망하는 사람이 더 많다. 서양 사회에서 가장 파괴적인 물질이 에탄올이라면, 그다음은 탄수화물이다. 좋은 의도에서 비만 전염병에 대한 교육이 활발하게 이루어지고 있지만, 비만은 여전히 급속히 증가하고 있다. 병원에서는 이 새로운 도전에 대처하기 위해 우선 장비를 교체하고 있다. 더 튼튼하고 큰 병상을 구입하고 있다. 또, 호이스트를 구비했고 체중이 많이 나가는 환자를 이송하는 훈련을 받은 전문 직원을 배치했으며 출입구 폭을 넓혔다. 때때로 환자를 진단하는 데 동물원의 동물들을 위해 고안된 신체 스캐너를 이용하기도 한다. 지난 50년간 장려되고 용인된 저지방 식단이라는 지혜가 역효과를 내고 있다는 사실이 분명해지고 있다. 지금까지는 교묘하게 숨겨져 있던, 케이크, 식빵, 설탕이 든 음료에 포함된 정제 탄수화물이 체중 증가와 건강 악화를 촉진하는 주범으로 지목되고 있다. '저지방'이라는 대안을 제시하는 캠페인은 오해의 소지가 있었고, 오히려 설탕을 지방으로 대체하면서 비만율을 높이는 데 일조했을 수 있다. 안타깝게도 진화론적인 측면에서 단맛을 향한 인류의 뿌리 깊고 끝없는 욕구는 떨치기 힘든 것이었다. 과거 인류가 생존하기 위해서는 고밀도 영양분과 높은 열량을 제공하는 음식이 반드시 필요했기 때문이다. 이기적인 유전자가 성공하기 위한 전략이 식량에 대한 욕구였다면, 이제 그러한 욕구가 인류가 맞닥뜨린 가장 큰 도전일지도 모른다.

루이가 중환자실에서 퇴원하고 며칠이 지난 후에, 나는 간병동에 입원 중인 루이를 방문했다. 나는 그의 혈액검사 결과를 보고 나서 그가 또 간부전을 앓고 있는 것은 아닌지 걱정했다. 루이의 의료기록에는 그가 아직도 피를 토하고 있다고 적혀 있었다. 그런데도 우리가 처음에 고려했던 우회술은 아직 시술되지 않고 있었는데, 도움이 될 것 같은 시술을 왜 아직 안 하고 있는지 궁금했다.

루이와 이야기를 나눈 후 답은 명확해졌다. 나는 의사로서 해야 할 일에 집중하는 게 아니라 할 수 있는 일에만 집중하는 일반적인 함정에 빠졌었다. 루이는 허약했고, 내가 처음 그를 만난 이래로 열흘이 아니라, 지난 10개월 동안 건강이 악화하고 있었다. 루이는 자신에게 '살 만한 가치가 있는 삶이란' 어떤 의미인지를 나에게 매우 명쾌하고 열정적으로 설명했다. 그는 독립적으로 살고 싶었지만, 지난 몇 달 동안 집을 나서는 것조차 그에게는 정말 힘든 일이었다. 루이는 자신에게 익숙하고, 또 자신이 사랑하는 독립적인 삶을 되찾게 해줄 치료를 원했다. 다발성 장기 부전으로 다시 중환자실에 입원하는 것은 그가 원하는 것이 아니었다. 무엇도 그가 원하는 것을 해줄 수 없었다. 루이도 그것을 알고 있었다. 그래서 지금 루이가 원한 것은 단순한 것이었다. 그는 나에게 마실 것을 달라고 했다. 술이 아니라 물을 달라고 청했다.

나는 루이에게 물 한 잔을 주어야 할지 신중하게 생각했다. 그는 아직도 코에 비위관을 꽂고 소량의 피를 흘리고 있었다. 루이는 지금 기침을 하는데, 마시다가 목에 걸릴 수도 있을 텐데 물을 주어도 안전할까? 의료진들은 루이의 기록을 읽고 루이의 생각에 동의했다. 더 이상의 공격적인 치료는 루이에게 최선이 아니었다. 치료 효과가 없을 가능성이 있었고, 설사 효과가 있다고 해도 루이의 질환이 만성인 데다 중증이기 때문에 그가 원하는 독립적인 삶을 되찾는 것은 불가능해 보였다. 우리는 질환을 치료하기 위해 노력하기보다는 증상 완화에 집중했다. 루이는 목이 말랐고, 그것은 내가 도와줄 수 있는 일이었다.

　나는 물을 한 잔 따라 루이의 건조하고 갈라진 입술로 가져 갔다. 루이가 물을 삼키자 그의 목젖이 움직였다. 그는 눈을 뜨고 나를 바라보며 웃었다. 그는 거친 목소리로 "고마워요, 이건 마치 하늘에서 떨어진 동전 같아요"라고 말했다. 물 한 잔을 건네는 이 단순한 행위가 내가 수련의로서 보낸 첫해에 한 일 중에서 가장 보람된 일이었다. 나중에 나는 그날 근무를 마치고 퇴근하기 전에 루이에게 인사를 하러 들렀다. 그리고 병동을 나서기 위해 등을 돌리는 순간, 마치 거대한 물결 같은 선혈이 바닥에 튀면서 루이의 상체가 앞으로 고꾸라졌다. 몇 분 후, 그는 죽었다.

　그날 밤 나는 가족과 함께 외식하러 나갔다. 루이 생각이 많이 났다. 식사하면서 습관처럼 차가운 맥주를 마셨다. 내가 잘못한 걸까? 몇 시간 전 병원에서 있었던 일과 지금 가족들과 식사하는 순간을 어떻게 분리할 수 있을까? 나는 때때로 내가 나 자신의 충고를 따르면서 살지 않는 것 같아 위선자처럼 느껴진다. "인생은 단 한 번뿐이다"라는 생각과 잘 살아야 한다는 생각 사이에 균형을 유지하는 것은 어려운 일이고, 쉬운 해결책도 딱히 없다.

　다니가 크론병 진단을 받았을 때 그녀는 겨우 스물한 살이었다. 1932년에 뉴욕의 의사인 버릴 크론Burrill Crohn의 이름을 따서 명명된 이 질환은 입술과 항문 사이의 모든 위장관에 영향을 미치는 면역질환이다. 그는 크론병에 걸릴 경우, 면역체계가 감시 기능을 하면서 해로운 병원균에만 반응하는 것이 아니라, 오히려 그 반대로 장을 감싸는 섬세한 막을 공격한다는 것을 발견했다. 많은 자가면역질환과 마찬가지로 면역체계가 도우미에서 사냥꾼으로 바뀌는 원인은 명확하지 않지만, 환경적인 감염, 유전적 성향, 생활 습관 등이 원인일 가능성이 높다. 이러한 공격은 단기적으로 설사, 가벼운 통증, 체중 감소를 유발한다. 대부분의 환자는 현대의 면역억제제인 스테로이드제 복용과 환자 교육을 통해 이 질환을 성공적으로 관리할 수 있으며, 가까운 친구와 가족 외의 다른 사람들은 환자가 이 질환과 싸우고 있다는 것을 알 수 없을 정도로 정상적인 생활을 유지할 수 있다. 하지만 일부 환자들에게서 이 증상이 빈번하게 재발할 수 있으며, 심각한 경우에는 생명에 위협이 될 수 있다.

다른 손상된 조직과 마찬가지로, 장은 이러한 공격을 받고 난 후에 스스로 회복하려고 한다. 공격이 빈번하고 지속적으로 발생하면, 그 결과 회복을 하더라도 흉터가 생긴다. 얼굴에 생긴 흉터와는 달리 장에 생긴 흉터는 단순히 미용상의 문제보다 더 심각한 결과를 초래한다. 이 흉터 조직은 부풀어오르고 갈라지며 서로 달라붙을 수 있다. 장에서 빈 관이 서로 연결되면 누공이라는 관 모양의 통로가 형성되고 내용물이 한쪽에서 다른 쪽으로 새어 나가게 된다. 또한, 장이 수축하려고 할 때, 흉터 때문에 생긴 막힘으로 역압이 발생하여 통증이 유발될 수 있다. 다니는 이 모든 합병증으로 고생했다.

내가 다니를 만나기 10년 전부터 그녀는 강력한 면역조절 약물로 크론병을 치료하고 있었지만, 증세가 심해지고 있었다. 증상이 사라지는 데 걸리는 시간은 며칠에서 몇 주로 점점 늘어났다. 어느 날 아침 그녀는 복부 통증이 너무 심해 병원에 입원했다. 그리고 다니가 퇴원을 하긴 했지만 평생 정상적인 방식으로 음식을 먹지 못하게 되었다.

그때 다니가 겪었던 통증은 급성복증acute abdomen 증상이었다. 외과의가 복부를 누르자 통증이 극심했고 복벽 근육이 판자처럼 단단해졌다. 이는 내부에 생긴 질환 때문에 복강을 감싸는 얇은 보호막인 복막에 염증이 생겼다는 징후로, 근육이 주요 장기를 보호하기 위해 수축했다. 급성복증의 원인은 광범위하다. 가장 흔한 원인은 장염이나 천공이다. 충수염이나 게실 질환으로도 발생할 수 있는데, 게실 질환은 수년간 변비로 인해 장벽에 작은 주머니처럼 형성된 돌출부에 염증이 발생하여 생기는 질환이다. 다른 원인으로는 위궤양 파열, 혈관 터짐, 장으로의 혈액 공급 부족, 담낭염, 간염 등이 있다.

다니의 복부 스캔 결과는 매우 어려운 수술을 뜻했다. 5미터 길이의 소장 고리 여러 개가 서로 붙어 있었고, 이들 고리와 완전히 막힌 부위가 잘못 연결되어 있었다. 또한, 다니의 장 내용물이 장관 벽의 구멍을 통해 새어 나가는 심각한 감염을 보여주는 증거도 있었다. 다니는 개복술laparotomy이라는 대수술을 받아야 했다. 피부를 절개한 다음 복부 중앙의 근육과 결합조직 층을 절개해 내부 장기를 들어내는 수술이다. 수술 후 회복은커녕, 이 단계까지 오기도 어렵고 위험하다.

개복술이 중증질환으로 이어지는 것은 매우 흔한 일이다. 위장관에 있는 기저질환이 상대적으로 경미한 경우에도 복부 장기에 접근하기 위해 개복술을 하게 되면 환자의 목숨이 위험해질 수 있다. 그 대신 복강경(키홀)Keyhole 수술을 하면, 1센티미터 크기의 구멍 여러 개를 통해 플라스틱 관을 삽입하고 카메라로 내부를 보면서 수술 도구를 이용해 문제가 되는 부위를 치료할 수 있다. 복강에 시간당 최대 50리터의 가스를 불어 넣으면 복강이 돔형 텐트처럼 볼록하게 되며, 복강 내부에 들어간 카메라 때문에 붉은빛을 낸다. 이 수술을 처음 시도했을 때는 산소를 복강 속에 불어 넣었는데 성공하지 못했고 말 그대로 배 안에서 불이 났다. 불이 나기에 이보다 나쁜 곳은 거의 없다. 다행히 산소 대신 소화기에 사용되는 가스인 이산화탄소를 불어 넣음으로써 수술이 가능하게 되었다. 이산화탄소를 사용함으로써 전기로 안전하게 절개된 조직의 가장자리를 부드럽게 태워 출혈을 막는 데도 도움이 되었다.

복강경 수술은 로봇 보조를 도입하는 등의 상당한 진전을 이루었지만, 키홀 기법을 사용할 수 없는 경우가 있다. 다니의 장 내부는 연결부, 구멍, 막힘이 너무 많아서 카메라만 사용해서 수술하기에는 복잡했다. 오늘날 인간이 가진 가장 진보된 수술 기술인 인간의 눈과 수술을 할 수 있는 네 손가락과, 다른 네 손가락과 마주 보는 엄지손가락이 필요했다.

개복술은 환자에게 세 가지 어려움을 야기한다. 첫째, 복부의 내용물이 바깥의 차가운 공기에 노출되거나 내용물을 건드리면 상당한 양의 체액이 이동하거나 손실이 발생한다. 몸은 75퍼센트의 물로 구성되어 있다. 여러분이 이 페이지를 읽는 동안에도 호흡, 소변과 땀 생성 등으로 시간당 약 70밀리리터의 수분이 손실된다. 만약 수영장 옆이나 해변에 누워 휴가를 보내면서 이 글을 읽는 중이라면, 수분 손실량은 두 배로 늘어난다. 복부를 절개하고 아무것도 하지 않는다고 해도, 증발만으로 시간당 400밀리리터 이상의 체액이 손실된다. 수술 기법으로 인해 출혈이 생기면 더 많은 양이 손실된다. 중증질환에 걸리면 혈관과 장기를 감싸는 섬세한 막이 손상되어 체액이 스며 나온다. 손실된 체액을 단순히 보충하게 되면 얼굴, 팔, 심지어 장 자체가 부어오른다. 따라서 우리는 이러한 손실을 보충하기 위해서 정맥 내로 체액을 주입하고, 적절한 양이 주입될 수 있도록 주의 깊게 관찰한다.

두 번째로, 개복술 후 감염이 발생한다. 겉보기에는 무균 상태인 것처럼 보이는 수술 환경이라고 할지라도, 인체를 개복하게 되면 미생물이 침입한다. 미생물의 99.9퍼센트를 죽인다고 해도 수백만 개의 미생물이 남게 되므로 완벽한 무균 상태를 이루는 것은 불가능하다. 장 천공과 같은 일부 질병에서는 장 내용물이 복부 부위로 흘러들어 심각한 감염이 생길 수 있다. 곰팡이를 포함해 다양한 분변 미생물이 혼합되어 복합균감염이 발생하는 경우가 많다.

마지막으로, 수술 후 회복하는 환자에게 가장 중요한 도전 과제이면서 10년 전 다니가 개복술을 받고 난 후 중병에 걸린 이유인 호흡의 어려움이다. 인간의 호흡 기전은 안정적인 복부 근육, 자유롭게 움직이는 강력한 횡격막, 기침 능력에 의존한다. 하지만 개복술을 위해 복벽을 절개하면서 이러한 호흡 기전이 훼손되고, 이로 인해 근육이 파열되고 통증으로 횡격막이 틀어지고 기침하는 것이 어려워진다. 우리는 이러한 합병증이 발생할 가능성을 줄이기 위해 경막외 마취제와 통증을 경감시키는 약물 펌프를 포함한 통증 완화 전략을 사용한다. 그러나 이러한 모든 개입에는 이점이 존재하지만, 동시에 위험도 수반된다. 다니의 경우, 감염이 심각했기 때문에 경막외 마취 바늘을 척추에 삽입하는 것은 위험했다. 따라서 10시간 동안 수술을 받은 후, 다니는 호흡하는 게 힘들어졌고 호흡이 효과적이지 않았으며 호흡을 할 때마다 통증이 심했다. 다니는 회복을 위해 사흘 동안 인공호흡기를 달고 있었다.

다니의 질환이 복잡했기 때문에 단순히 장에서 막힌 부분과 비정상적인 연결을 고치는 것은 불가능했다. 따라서 외과의가 장의 대부분을 물리적으로 제거해야 했다. 원래 장의 길이는 5미터였지만, 이제 20센티미터만 남았다. 하지만 이것만으로는 충분하지 않았다. 장은 우리가 섭취한 음식에서 수분과 에너지를 추출할 뿐만 아니라 비타민과 미네랄을 흡수하는 데 중요한 역할을 한다. 다니의 장은 길이가 20센티미터밖에 되지 않아 칼로리, 영양소, 수분, 비타민을 충분히 흡수할 수 없었다. 30년 전이었다면 다니는 점차 쇠약해지다가 죽었을 것이다. 다행히도 내가 다니를 만나기 10년 전 그녀가 위독했을 때, 다니의 생명을 구하기 위해 할 수 있는 일이 있었다. 다니의 혈류로 음식이 직접 주입되어 그녀는 살 수 있었다.

종합 영양 수액Total parenteral nutrition, TPN은 1969년 대장암에 걸린 신생아를 치료하기 위해 처음 사용되었다. 이것은 영양학적으로 균형 잡힌 식단의 모든 필수 요소가 가장 기초적인 형태로 포함된 액체이며, 장을 통해 흡수되지 않고 혈액으로 직접 주입된다. 다니는 장이 길지 않아서 생명체의 가장 기초적인 형태의 구성 요소조차 흡수할 수 없었기 때문에 이를 대체하여 영양분을 공급할 방식이 필요했다. 따라서 영양분이 위장관계를 통해 전달되는 것이 아니라, 혈류 속에 영양분이 직접 주입되도록 했다.

지방과 염분 함량이 높은 TPN은 팔의 정맥을 통해 주입될 수 없으며, 대정맥을 통해 주입되어야 한다. 당분, 단백질, 지방이 함유된 TPN은 미생물이 자라는 데 완벽한 배지 환경이 된다. 따라서 우리는 피부의 보호 기능을 이용해 신체 표면 아래에 터널을 만들어 특수 플라스틱 관이 혈관으로 깊숙이 들어갈 수 있도록 했다. 플라스틱 관은 체내에서 영구적으로 유지가 되기 때문에, 가정에서는 이 관을 통해 환자에게 유동식을 급여할 수 있다. 플라스틱 관의 끝부분을 조심스럽게 다루면 이물질로 인한 감염 가능성을 최소화할 수 있다.

내가 다니를 처음 만났을 때는 그녀가 입을 통해서 음식을 먹는 게 아니라 혈류를 통해 영양분을 공급받기 시작한 지 10년이 지난 뒤였다. 나는 내가 10년 동안 얼마나 많은 식당을 방문했는지 셀 수 없지만, 다니는 그렇지 않았다. 0이라는 숫자는 기억하기가 쉽기 때문이다. 다니는 음식 맛을 조금은 느낄 수 있었지만 10년 동안 음식을 입으로 먹어본 적이 없었다. 이 사실이 놀라우면서도 안타까웠다. 의학은 한 가지 문제를 해결하지만, 또 다른 문제를 만들어낸다.

어느 환자가 병원 음식의 품질에 대해 불평하는 동안, 다니는 그 형편없는 음식을 먹기 위해서 무엇이든지 할 수 있다고 말했다. 음식 재료를 사고, 요리하고, 음식을 먹는 것은 우리의 일상적인 경험에서 많은 부분을 차지한다. 나는 파티에서 올리브를 집어 먹고, 영화관에서 비싼 팝콘을 사 먹고, 아홉 살 된 딸의 생일 케이크를 잘라 먹었지만, 내가 먹은 음식 중에서 어느 것도 직접적인 영양 공급이 목적이 아니었다. 음식을 먹는 행위는 TPN이 결코 제공하지 못하는 사회적 경험을 보완하기 위한 것이었다. 강하고 독립적이며 영감을 불러일으키는 여성이었던 다니는 이런 사실 때문에 그녀의 삶이 비참해지도록 내버려두지 않았다. 그녀는 끈기와 용기를 잃지 않았고 파티에도 참석하고 식당도 방문하면서 친구들과 어울렸으며 제공되는 음식과 분위기에 어울리는 다양한 맛의 껌을 씹었다. 또, 비싼 명품 가방 안에 음식 펌프를 넣고 다녔고, 어쩌다 더운 여름에 흉터가 드러나 보이는 것도 부끄러워하지 않았다.

내가 다니를 만난 것은 그녀가 중증 감염으로 10년 전에 입원했다가 회복해서 퇴원했던 중환자실로 다시 돌아왔을 때였다. 우리는 다니가 크론병을 완화하기 위해 지속적으로 복용하고 있던 면역억제 약물 때문에 복부 증상이 악화하지 않았을까 우려했다. 다행히도 그녀의 복부 스캔 결과는 나쁘지 않았다. 우리는 그녀의 체내에서 내 딸이 살아온 날보다 더 오랜 시간 동안 유지되고 있었던 이물질인 플라스틱 관에 주목했다. 우리는 이 플라스틱 관이 감염 원인이 될 수 있다고 추정하고, 이 관을 제거하는 어렵지만 필수적인 조치를 했다. 우리의 추정에 대해서는 백 퍼센트 확신할 수 없었지만, 다행히도 다니의 생명줄인 이 관을 제거한 것은 옳은 결정이었다. 다니를 살게 해준 플라스틱 관이 그녀를 거의 죽일 뻔했다. 플라스틱 관에서는 세균과 곰팡이가 다니에게 필요한 영양분을 먹으면서 자라고 있었다. 사흘 동안 중환자실에서 집중 치료를 받은 후, 다니는 다시 예전의 모습으로 돌아왔다. 다니에게 새로운 관이 삽입되었고, 그녀는 퇴원 후 다시 예전처럼 가죽 핸드백 안에 음식 펌프를 넣어 다닐 수 있게 되었다.

우리는 앞으로도 중환자실에서 위장관에 문제가 있는 환자들을 계속 치료할 것이다. 암이나 감염 때문에 대수술을 마친 환자들이 중환자실 문을 열고 들어올 것이며, 위궤양이 파열되거나 심한 구토로 식도가 터진 환자들도 올 것이다. 대장암 환자 중에서 숨어 있는 종양이 터져서 심각한 질환으로 이어진 경우도 있을 것이고, 암을 제거하는 수술이 어렵고 오래 걸리면서 중태에 빠진 사례도 있을 것이다. 그리고 우리는 이 환자들의 생존을 위해 싸울 준비가 되어 있을 것이다.

오늘날 개복술 후 생존할 가능성은 40년 전보다 두 배로 높아졌다. 이제 우리는 그 어느 때보다도 빠르고 안전하게 장을 다시 연결할 수 있는 새로운 수술 도구를 갖추었다. 우리는 인간의 우주탐사 경험을 통해 신체가 극심한 긴장 상태에 있을 때 근육에 영양을 공급하고 유지하는 방법에 대해 배웠다. 간과 췌장의 기능을 대체하는 기계가 이미 임상시험에 들어갔고, 이러한 기계는 환자가 생존하는 데 필요한 시간을 확보해 줄 것이다. 환자의 배 속에서 불이 난다고 해도 집중 치료 의료진들은 그 불을 진압할 준비가 되어 있을 것이다.

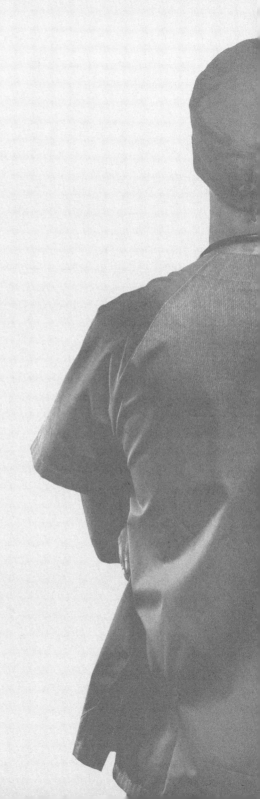

8장

혈액

생명의 유화액

지난 100년간 가장 유명한 과학자 중 한 명인 칼 세이건Carl Sagan은 "우리는 별의 요소로 이루어져 있다We are made of star-stuff"라는 유명한 말을 남겼다. 수십억 년 전 거대한 붉은 별의 깊숙한 곳에서 일어난 격렬한 과정에서, 헬륨, 탄소, 산소의 가벼운 원자가 서로 충돌하면서 별이 만들어낼 수 있는 가장 무거운 원자 유형을 형성했다. 그 순간 별은 초신성으로 변해 폭발하면서 우주에 철이 흩뿌려진다. 이제 이 책을 들고 있는 손을 통과하는 혈관 안에는 4그램의 그 '별의 요소'가 있다. 철은 인간의 혈액이 짙은 붉은색을 띠도록 하는 원소이며, 포유류가 대사과정에서 공기 속에 풍부하게 들어 있는 산소를 들이마신 뒤 이산화탄소를 뱉어낼 수 있게 하는 역할을 한다. 또한, 다른 사람들이 피를 흘리게 만들고자 우리 선조들이 제조한 무기에 최초로 사용된 금속이기도 하다.

헤모글로빈 분자를 구성하는 핵심 성분인 철은 약 30조 개에 달하는 적혈구 내에 포함되어 분당 5리터의 속도로 인체를 순환한다. 헤모글로빈은 표면에 산소를 결합해 산소를 폐에서 인체의 모든 세포로 운반한다. 또한, 산소성 대사 과정에서 생성된 이산화탄소가 폐로 다시 운반된 후 숨을 내쉴 때 배출되도록 한다. 혈액은 적혈구, 백혈구, 혈소판, 단백질, 물로 이루어진 유화액emulsion이다. 우리 몸에 있는 혈액을 모두 빼내면 와인 병 7개를 채울 수 있다.

이 사실을 증명하려고 시도한다고 해도, 빼낸 혈액을 다시 체내에 주입할 수는 없다. 인체가 진화하면서 매우 효율적인 혈액응고 체계를 만들어냈기 때문이다. 조직이 손상되자마자 거의 즉각적으로 혈액 세포와 단백질 반응이 일어난다. 걷잡을 수 없는 단계적 연쇄반응이 일어나 세포에 신호를 보낸다. 혈액의 모든 탈출 경로를 막으며 혈관을 수축시키면서까지 인체는 몸에서 혈액이 빠져나가는 것을 막고 생명을 보존하기 위해 온갖 노력을 다할 것이다.

지난 600만 년간 인류가 때로는 폭력적 방식으로 진화하는 동안, 이러한 신체 반응이 도움이 되었다. 인간은 낙상이나, 동물과 인간의 공격에도 살아남을 수 있었다. 하지만 이러한 생존을 위한 적응이 이제 좌식 생활을 주로 하는 인간의 삶을 위험에 빠뜨린다. 오늘날 소파에 누워 있거나 책상에 앉아 있는 비활동적 생활 습관으로 인해 혈액이 몸에서 충분이 이동하지 않는다. 규칙적인 근육수축 활동이 부족해지면 혈액이 정체되고, 정체된 혈액은 끈적해지고 혈전을 일으킨다. 아주 미세한 차이로도 혈액은 너무 쉽게 응고하거나 아니면 아예 응고하지 않을 수 있다. 장거리 비행을 마치고 돌아온 사람의 종아리 정맥을 초음파로 검사해 보면 다른 사람보다 혈전이 나타날 가

능성이 두 배 더 높게 나타난다. 이것은 아무리 짧은 시간이라
도 신체적 활동이 부족하면 혈액의 응고 기전이 영향을 받을
수 있다는 것을 보여준다. 게다가 항공기 객실 내에서는 경미
한 탈수 증상이 발생할 수 있고, 공기가 압축되어 산소 분압도
낮아진다는 사실 또한 영향을 미칠 수 있다. 따라서 중증질환
에 수반되는 요소들을 고려하면, 중환자실 환자들에게서 혈전
이 흔하게 발견된다는 사실은 놀랍지 않다. 중환자 중 30퍼센
트가 경미한 혈전을 앓고 있는데, 질환 때문에 어쩔 수 없이 앉
아서 생활해야 하기 때문이다. 경미한 혈전의 경우, 혈전 자체
가 질환을 일으키는 원인이기보다는 질환이 있어서 나타나는
증상이므로 치료가 필요하지 않다. 그러나 거대한 혈전이 새로
형성되면 사망에 이를 수 있다.

19세기 독일 의사였던 루돌프 피르호Rudolf Virchow는 의료 훈
련 과정이 오늘날의 모습으로 구축될 수 있도록 큰 노력을 기
울였다. 그는 인류학자, 병리학자, 선사학자, 생물학자, 작가, 편
집자, 정치인, 공중보건의 선구자였다. 그의 동료들이 피르호를
'의학의 교황pope of medicine'이라고 부른 것은 놀랄 만한 일이 아
니었다. 피르호는 다리 정맥에서 생성된 혈전이 심장의 방을
통과해 폐에 연결된 동맥을 막아버리는 과정을 설명했다. 이것
을 심부정맥혈전증이라고 한다. 피르호는 연구를 통해 혈전이
생기는 세 가지 원인이 혈관의 손상, 혈액의 과다 응고, 혈류의
정체라는 것을 발견했는데, 이것을 '피르호의 삼조Virchow's triad'
라고 한다.

대부분의 중환자는 심지어 눈꺼풀도 안 움직이며 병상에 누운 채 하루를 보내기 때문에 중환자라면 언제라도 피르호가 제시한 요소를 충족시킬 수 있다. 그들은 출혈, 수혈, 치료 과정을 통해 몸 안으로 체액이 들어가고 나온다. 혈관을 통해 바늘과 플라스틱 관이 삽입되느라 혈관이 손상될 수 있다. 게다가 이미 앓고 있는 질환 때문에 혈전이 생길 가능성이 더 크다.

중환자실에서 질병을 확실하게 치료할 수 있다고 증명된 증거 기반 치료법이 몇 가지 있다. 내 의견으로는 그러한 치료법은 항생제, 스테로이드, 수술, 그리고 시간 확보로 한정된다. 따라서 훌륭한 집중 치료에서 가장 중요한 목표는 장기를 지탱하면서 동시에 한정적이지만 효과적인 치료를 적절하게 제공하여 미래에 발생할 수 있는 위험을 방지하는 것이다. 혈전은 중증질환에서 흔하게 발생하는 합병증 중 하나로, 중환자실에서는 혈전을 예방하기 위해 다리의 혈류를 촉진하는 물리적 장치와 혈액의 응고성을 감소시키는 약물을 함께 사용한다. 이러한 조치에도 중환자들 중 3분의 1에게서 혈전이 생긴다.

멜로디는 겨우 다섯 살 때 아버지를 여의고 홀어머니 밑에서 자라면서 촛불 위를 날아가는 반딧불이의 삶과 같은 인생을 살았다. 학교에서 퇴학당했고, 열 손가락으로 셀 수 없을 만큼 여러 번 직장에서 해고되었으며, 약물과 노숙 생활만이 자신을 지탱할 수 있게 했다. 그녀는 건강을 망치는 길로 들어섰고, 그 길은 이미 많은 사람이 걸어간 길이었다. 처음에는 술을 마시기 시작했고 그것이 나중에는 대마초로 이어졌으며 마침내 열아홉 살이 되면서 정맥에 약물을 주사했다.

우리는 바람이 불고 비가 내리는 한밤중에 멜로디를 만났다. 노숙자를 위한 자선단체의 직원이 멜로디의 호흡 상태에 대해 걱정하면서 응급실로 데려왔는데, 걱정하는 것은 당연했다. 멜로디는 폐렴에서 나타나는 모든 주요 증상을 보였다. 그녀의 증상이 심각했기 때문에 신속하게 생명 유지 장치를 연결해야 했다. 그 후 이틀 동안 집중 치료를 받은 후 그녀의 상태는 점차 호전되었다. 필요한 산소량이 줄었고 혈압을 유지하기 위해 강력한 약물을 사용할 필요가 없어졌다. 그러다 셋째 날 아침 7시에 예고 없이 갑자기 그녀의 심장이 멈췄다.

내 동료 의사인 홈스가 때마침 멜로디의 병상으로 달려왔다. 의료 팀은 이미 몇 분 동안 심폐소생술을 시행하고 있었지만 성공하지 못했다. 홈스는 멜로디의 이야기를 재빨리 기억해냈다. 그의 뇌에서는 경고음이 들려왔다. 이 환자는 상태가 나빠지는 게 아니라 좋아지고 있던 젊은 여성이었다. 그런데 갑자기 상태가 악화하고 심정지가 왔다. 심정지가 오기 몇 분 전에, 갑자기 필요 산소량이 늘었다. 이것은 심장 문제 때문도 아니었고 감염이 악화했기 때문도 아니었다. 큰 혈전이 폐로 흘러 들어가 혈관을 막고 있는 것 같았다. 그러나 전신을 CT 스캔하여 이를 확인할 시간이 없었다. 무턱대고 폐색전증이라고 진단하고 혈전 용해제를 사용하거나 혈액 희석 치료를 하게 되면 전신에 출혈이 발생할 수 있으며, 특히 멜로디의 경우 뇌출혈 위험이 높았다. 따라서 이러한 위험을 감수하기 전에 더 많은 증거가 필요했다. 하지만 멜로디의 뇌는 산소가 없어서 죽어가고 있었다. 해결책을 모색하기 위한 시도로, 홈스는 구석에서 조용히 대기 중이던 기기를 가져왔다. 그는 초음파를 이용하여 멜로디의 심장을 검사했다.

오늘도 우리는 자신도 모르는 사이에 일상에서 초음파를 사용하고 있다. 칫솔이나 휴대전화를 무선으로 충전하거나, 주차할 때 주차 센서를 이용했을 수 있다. 또, 음파를 통해 침입자가 감지되어 도난 경보가 울리는 것을 들었을 수도 있다. 사람은 최대 20킬로헤르츠의 주파수 대역에 있는 소리를 들을 수 있다. 이보다 훨씬 높은 주파수의 소리는 사람의 청각으로는 들을 수 없으며, 이를 초음파라고 한다. 만약 인간이 초음파를 들을 수 있다면 전선을 따라 흐르는 전파 소리, 일상용품이 진동하는 소리, 동물이 의사소통하는 소리가 끊임없이 들려 괴로울 것이다. 자동차 라디오와 마찬가지로, 전파의 주파수가 높을수록 수신된 신호의 품질이 좋아진다. 그렇기 때문에 단파를 사용하는 FM 라디오 방송에서 나오는 음악이 장파를 사용하는 라디오 방송에서 나오는 음악보다 음질이 더 좋다. 파장이 길수록 주파수는 낮아지고 품질은 떨어진다. 하지만 장파에는 몇 가지 장점이 있다. 자동차로 터널을 통과하거나 산간 지역 주변을 지날 때, 단파 FM 라디오 방송은 신호가 빨리 사라지지만, 장파를 사용하는 외국 라디오 방송은 신호가 잡힌다. 이러한 저주파 음파는 음질은 그렇게 좋지 않지만, 매우 효과적으로 침투할 수 있다.

1942년 오스트리아 의사 카를 테오도르 두식Karl Theodore Dussik이 뇌종양을 진단하기 위해 처음으로 초음파를 사용하면서 의료 초음파가 도입되었다. 그는 음파가 인체 조직을 통과하면서 만들어내는 진동을 인체의 단면과 같은 영상으로 나타냈다. 그 후 초음파 기술이 본격적으로 응용되기 시작한 것은 1950년대에 스코틀랜드의 이안 도널드Ian Donald 교수가 글래스고의 조선소에서 초음파 기술을 적용하여 금속 이음새의 결함을 식별하는 것을 발견하면서부터이다. 그는 글래스고대학의 조산학과 교수가 된 후 이러한 '금속 결함 탐지기' 기술을 인체의 결함을 찾는 데 사용했다. 오늘날 우리는 그의 발견 덕분에 초음파 기술을 이용해 자궁 내 태아의 얼굴을 볼 수 있다. 아마도 오늘날 초음파 기술을 사용하는 가장 잘 알려진 사례는 산부인과 초음파일 것이다. 또, 초음파로 심장, 담낭, 간, 대동맥, 신장도 검사할 수 있다.

휴대가 가능하고 저렴하며 고품질의 현대식 초음파 기기의 등장으로 집중 치료 관행에 변화가 일었다. 나는 처음에는 주삿바늘을 환자의 혈관에 안전하게 삽입하기 위해 초음파를 사용했고 지금은 환자에게 매일 사용하고 있다. 나는 초음파를 이용해 목의 구조, 심장 판막, 폐의 내막, 신장 크기, 간의 혈관, 팔의 혈관, 심지어 눈 뒤쪽의 신경까지 살펴본다. 최대 10메가

헤르츠의 고주파 탐침을 사용하여 인체 표면 가까이에 있는 구조물을 아름다운 고품질 영상으로 볼 수 있다. 영상만 보고 팔에서 힘줄, 혈관, 신경을 구분할 수 있다. 신장처럼 표면에서 더 깊은 곳에 있는 구조물을 보기 위해서는 약 3메가헤르츠의 더 느리고 긴 파동을 사용하여 근육과 지방 속으로 침투한다. 병상 옆이나 자동차 사고 후 도로 옆에서 이 모든 작업을 할 수 있다. 초음파는 환자가 위독한 원인을 빠르고 정확하게 진단하는 과정의 일부로서, 적절한 환자에게 적절한 시간에 적절한 치료를 제공할 수 있도록 지시해 준다.

홈스는 일반적인 심장 전문의 수준으로 심장의 영상을 판독하는 훈련도 추가로 받았는데, 그는 자신의 뇌가 멜로디의 급작스러운 심정지에 대해 경고를 보내자 실력을 발휘했다. 그는 심장 초음파 탐침을 이용하여 멜로디의 심장이 거의 뛰지 않고 있다는 사실을 바로 확인했다. 일반적으로 혈액을 폐로 보내는 우심실의 크기가 매우 커진 것을 볼 수 있었다. 심장의 오른쪽과 폐 사이에 막힘이 있으면 역압이 발생해 심장이 커지게 된다. 이 증거와 인지적 통찰력을 바탕으로 홈스는 어려운 결정을 내렸다. 그는 멜로디의 전신에 생성된 혈전을 녹일 수 있는 고용량의 혈전 용해제를 주사했다. 이 약은 효과가 강력하기 때문에 멜로디는 심각한 출혈이 발생할 위험이 있었다. 신체 밖에서 출혈이 생기면 눈으로 확인할 수 있지만, 신체 안에서 출혈이 발생하게 되면 그것을 알기란 불가능하다. 의료 팀이 멜로디의 가슴을 위아래로 강하게 누르며 심폐소생술을 하는 동안 초음파 화면 영상이 서서히 바뀌기 시작했다. 약하게 수축하던 심장의 움직임이 점점 강해졌고, 20분 후에는 심장이 저절로 정상적으로 박동했다. 산소 수치는 높아졌고, 신장이 소변을 생성하기 시작했으며, 동공이 빛에 반응하면서 뇌는 온전한 것으로 보였다.

내가 그날 아침 늦게 멜로디를 만났을 때, 그녀는 폐와 뇌의 스캔 검사를 받을 수 있을 만큼 안정되어 있었다. 홈스는 다사다난한 야간 근무를 마친 후 그날 오후에 잠을 자려고 애쓰면서 나에게 문자를 보냈다. 나는 홈스에게 그가 올바른 결정을 내렸다고 말할 수 있어서 기뻤다. 멜로디의 폐 스캔 결과 거대한 혈전이 발견되었다. 그녀의 폐에 혈액을 공급하는 주요 동맥 사이가 벌어져 있었고, 뇌 스캔에서는 출혈이 발견되지 않았다. 홈스는 적절한 시간에 적절한 환자에게 적절한 치료법을 사용했다. 멜로디는 5일 후에 중환자실에서 자발적으로 퇴원했다.

내가 수련의로 일을 처음 시작했을 때 나는 다른 사람들에게 긍정적인 영향을 주는 외과 의사인 러들과 함께 일한 적이 있었다. 그의 전문 분야는 혈관 수술이며, 그의 목표는 철분이 포함된 유화액, 즉 혈액이 순환하는 통로인 혈관을 치료하는 것이었다. 외과수술을 하다 보면, 잘못된 결정이나 외과적 실수로 피가 많이 날 수 있다. 러들은 언제 어떻게 수술을 해야 하는지를 알고 있을 뿐만 아니라 언제 수술하지 않아야 하는지를 아는 훌륭한 외과의였다. 병원 밖에서의 그의 삶도 흥미진진했다. 내가 콘월에서 캠핑하면서 연차 휴가를 보내거나 날씨가 화창한 겨울에 웨일스에서 벗어나 휴식하는 동안, 러들은 안장도 없이 말을 타고 아프가니스탄의 산을 오르거나, 하와이에서 '죠스'라는 거대한 파도를 타면서 서핑을 하거나, 에베레스트산 정상에 올랐다. 러들이 또 다른 모험을 마치고 돌아왔을 때는 나무가 노랗게 물들며 가을이 가까워지고 있었다. 이제 그의 서핑 밴이 다른 용도로 사용될 차례였다. 이번에는 생명을 구해야 했다.

어느 초가을 새벽, 잠을 이루지 못한 트리스탄은 한 시간 뒤에 자신이 중병에 걸릴 거라고는 생각도 못 한 채 앉아 있었다. 그가 어젯밤에 복용한 진통제는 복부 통증에 거의 효과가 없었다. 그의 복부 중앙과 등 근육으로 찢어지는 것 같은 통증이 계속됐다. 그러나 트리스탄은 용광로가 용솟음치는 웨일스 철강산업의 심장부에서 수십 년 동안 일한 강한 사람이었다. 그는 좀처럼 불평을 하지 않았고 병원도 거의 가지 않았다. 하지만 이번 주는 달랐다. 그는 며칠 전에 한 스캔 검사 결과를 알려주는 전화를 기다리며 전화기 가까이에 앉아 있었다. 아니나 다를까, 아침 8시에 구형 전화기의 벨이 울렸다. 하지만 전화기에서 들려온 것은 그가 예상하던 가정의의 목소리가 아니었다.

트리스탄이 인도를 여행하고 돌아왔을 때, 같은 시간 러들은 일어났다. 그는 폭스바겐 서핑 밴에 열쇠를 꽂아 시동을 걸었고, 밴을 몰고 아침 일찍 병원에 도착했다. 오늘은 환자를 보지 않고 밀린 서류 업무를 할 준비를 했다. 누가 그의 사무실 문 밑으로 스캔 검사 결과를 밀어 넣어두었는데, 앞장에 '긴급'이라고 빨간색으로 적혀 있었다. 스캔 결과가 좋지 않았다. 러들은 마지막 문장을 다 읽기도 전에 사무실 전화를 들고 낯선 번호로 전화를 걸었다. 트리스탄이 전화를 받았다. 트리스탄은 아직 살아 있었다. 시작이 좋았다.

복부대동맥은 지름이 2센티미터나 되는, 우리 몸의 가장 큰 혈관으로, 심장의 왼쪽에서부터 시작되며 첫 번째 분지가 심장에 혈액을 공급하는 관상동맥이다. 끝은 말굽 모양으로 구부러져 아치 모양을 하고 있으며, 다음 분지가 심장과 가슴의 가운데에서 만들어진다. 그런 다음 폐와 횡격막을 지나 복부까지 내려와 복부대동맥을 형성한다.

신체가 건강한 상태라도 대동맥은 강한 압력을 받는다. 만약 이러한 압력에 고혈압이 더해지거나, 흡연이나 높은 콜레스테롤로 인해 혈관 벽이 탄력을 잃게 되면 압력을 이겨내지 못할 수 있다. 혈관 벽의 무결성이 손상되면 곧 혈액이 밀려 나오게 된다. 처음에는 소량의 혈액에 의해 대동맥 층이 찢어진다. 혈액이 찢어진 부분으로 밀려 나와 층을 분리하면서 '가짜' 통로를 형성하고, 이 새 가짜 통로를 통해 더 많은 혈액이 밀려 나온다. 만약 이것이 복부대동맥 상부에서 발생하면 복강이라는 열린 공간이 박리되어 치명적인 출혈로 인한 급사를 유발한다.

하지만 복부대동맥 하부는 복강 뒤에 위치하며, 후복막 공간이라고 하는 결합조직과 근육으로 된 단단한 층으로 둘러싸여 있기 때문에 개방된 구멍의 내부 압력과 외부 압력이 동일하게 유지되는 '감압'이 이루어져 출혈이 일시적으로 중단될 수 있다. 이 상태에서 압력의 평형이 얼마나 오래 유지될 수 있을지 예측하기 어렵다. 때로는 몇 분, 때로는 몇 시간, 드물게 며칠씩 유지될 수 있다. 그다음에 트리스탄이 겪었던 것과 같은 등이 찢어질 것 같은 복통이 발생한다.

전화를 끊고 단 몇 분 만에 누군가가 문을 두드렸다. 창문 밖을 보니 엔진이 꺼지지 않은 낯선 회색 밴이 밖에 있었다. 트리스탄이 문을 열자 러들이 말했다.

"안녕하세요, 트리스탄? 너무 빨리 와서 미안하지만 지금 바로 병원에 가야 해요."

러들은 트리스탄의 스캔 검사 결과를 보고 시간이 거의 없다는 것을 알았다. 트리스탄은 7센티미터에 달하는 거대한 복부대동맥류가 있었는데, 그것이 후복막 공간 내로 파열되어 있었다. 수술하지 않으면 트리스탄은 죽을 것이다. 트리스탄은 병원에서 불과 몇 분 떨어진 거리에 살았다. 구급차를 부르느라 시간을 지체할 필요가 없었다. 러들은 직접 트리스탄의 집으로 운전해서 갔다. 그리고 그의 밴 뒷좌석에 있는 침대 위에 트리스탄을 살며시 눕혀서 조심스럽게 병원까지 운전했다. 러들은 이미 응급수술에 필요한 사항들을 준비하도록 지시해 두었다. 그는 중환자실에도 전화해서 트리스탄이 수술에서 살아남으면 집중 치료와 의료기기가 필요할 거라고 알렸다. 그런 다음 그는 대기 중인 마취 전문의에게 전화를 걸었다. 그 사람이 바로 훈련 중이었던 나였다.

레바논계 미국인 외과 의사인 마이클 드베이키Michael DeBakey는 혈관을 복원하는 방법을 개발하는 데 앞장섰다. 그의 의료 인생은 놀라웠다. 그는 일찍이 흡연과 폐암 사이의 연관성을 발견했고, 세계 최초의 심장 우회 수술 중 하나를 집도했으며, 오늘날 병원에서도 생명을 구하는 데 필수적인 수술을 도입했다. 그는 심지어 일부 환자들에게 심장이식 수술의 합리적 대안으로 여겨지는 기계식 심장 장치를 최초로 시험하기도 했다. 드베이키는 97세일 때 동맥류파열이 생겼지만, 99세까지 계속 일했다. 그는 7시간에 걸친 수술을 받고 살아났으며, 수술 후 중환자실에서 오랫동안 머물며 집중 치료를 받았다. 그의 생명을 살린 것은 바로 자신이 발명한 수술이었다. 그는 100번째 생일을 두 달 앞두고 사망했다.

다른 많은 대수술에서 '해부학적' 복원에 성공하는 것은 환자가 최종적으로 생존하기까지의 긴 여정에서 시작점에 불과하다. 대수술 과정에서 환자에게 가해지는 생리적 스트레스는 대형 교통사고를 당하는 것과 유사하다. 대수술은 모든 장기의 산소요구량을 증가시킨다. 심장에 가해지는 부담이 더 커지고 신장은 수분을 유지하고 혈류를 줄인다. 또, 심장마비, 뇌졸중, 감염, 신부전, 간부전 등의 위험을 증가시킨다. 따라서 외과의, 봉합, 수술, 그 외 다른 모든 의학적 요소들은 생명을 보호하기 위해 함께 연주하는 오케스트라의 일부분일 뿐이다.

병에 가장 적합한 마취제를 투여하자 그는 천천히 눈을 감았다. 그의 장기로 혈액이 적절하게 공급되면서 동시에 혈압이 올라 과다 출혈이 발생하는 것을 막기 위해 혈압을 일정하게 유지해야 했다. 그의 기관에 호흡관을 삽입했고, 신체가 반응하지 못하도록 헤로인보다 100배 더 강한 진통제를 사용했다. 그를 무의식 상태로 유지하고 신체의 다른 부위에 미치는 영향을 최소화하기 위해 적절한 양의 마취제를 사용하고, 모니터를 통해 뇌파를 관찰했다. 수혈할 때 유속을 증가시키기 위해 유체역학 이론을 바탕으로 그의 정맥에 지름이 크고 길이가 짧은 플라스틱 관을 삽입했다. 이 모든 행위가 러들이 오른손에 칼을 들고 있는 수술실 한가운데서 이루어졌다. 마취제의 영향으로 후복막 공간 주변 근육이 이완되면, 출혈로 인한 사망을 막고 있는 유일한 방어막이 무너질 수 있었다. 따라서 러들은 마취제의 효과가 나타나면 빠르게 수술을 끝낼 준비가 되어 있어야 했다.

수술이 시작되면 몇 분 안에 트리스탄의 생사가 결정될 수 있었다. 수술대에서 액체를 흡입하도록 고안된 플라스틱 관 안으로 혈액이 빨려 들어가고 있었다. 우리는 가능한 한 신속하게 새로운 혈액이 트리스탄의 혈관으로 다시 들어가게 했다. 유출되는 혈액은 낭비되지 않았다. 세포를 보호하는 기계가 원심력을 이용하여 적혈구를 분리해 그의 혈관으로 다시 주입했다. 혈액이 대동맥의 구멍으로 빠져나오자 기계는 압력을 받아 혈액을 다시 더 많은 플라스틱 관을 통해 그의 혈관으로 밀어 넣었다.

혈액이 제대로 응고하려면 트리스탄의 체온이 정상적으로 유지되어야 했다. 우리는 기증받은 혈액을 추가로 데우기 위해서, 혈액을 운반하는 관 주변으로 바닥 난방 시스템과 같은 방식으로 온수를 순환시키는 기계를 이용했다. 출혈을 줄이기 위해 많은 약물과 기계를 사용하지만, 일단 많은 출혈이 발생하면 어떻게든 출혈을 멈춰야 한다. 트리스탄의 주된 문제는 그의 체온이 낮거나, 혈액이 응고가 안 되거나, 혈액응고제가 부족한 게 아니었다. 문제는 대동맥에 큰 구멍이 있다는 것이었다. 본질적으로 문제를 해결하는 방법은 수도꼭지를 잠그는 것이었다. 러들은 동료 의료진들에게 지원을 요청했지만 내가 할 수 있는 일은 한 가지뿐이었다. 나는 환자용 커튼의 한쪽에 서서 선임 마취 전문의와 함께 트리스탄의 활력징후를 보고 그에 맞는 강력한 약물을 투여하고 있었다. 하지만 그 반대쪽에서 나를 더 필요로 했다.

다른 산업과 마찬가지로 의료계에서도 부족 중심주의가 나타난다. 이것은 상대적으로 낯선 사람들로 구성된 팀 내에서 결속력을 향상하고 신뢰가 빠르게 형성되도록 해준다. 하지만 동시에 훌륭한 치료에 흠집을 낼 수도 있다. 의사는 수술 팀에서 일하면서 다른 의료 팀이 환자를 관리하는 방식을 비판할 수 있다. 그리고 다음 날 다른 의료 팀에서 일하면서 과거에 같이 일했던 수술 팀에게 화를 낼 수 있다. 트리스탄의 상황과 같은 응급 시에는 화를 내거나 부족 중심주의를 따질 겨를이 없다. 당시 내 부족은 마취 팀이었지만, 트리스탄을 위해서는 내가 다른 사람이 되어야 했다. 의사가 그의 출혈을 막아야 했고 나는 그런 도움을 줄 수 있는 손이 두 개 있었다. 나는 외과의와 마취의를 분리하는 커튼의 반대쪽으로 갔다. 나는 수술복을 입고 내 손을 트리스탄의 몸속에 넣었다. 내가 한 일은 거의 기술이 필요하지 않았다. 나는 단순히 트리스탄의 신경 조직을 누르고 석션을 사용해서 피를 제거했다. 이 단순한 행위로 러들은 제대로 볼 수 있었고, 마침내 동맥류의 목 부분을 클램프로 고정시켰다. 이로써 신장과 장을 포함한 하반신 전체에 혈액 공급이 중단되었다. 출혈이 멈췄다는 뜻이다. 수도꼭지가 잠겼다. 한 시간 안에 병들었던 대동맥 조각은 이식 물질로 대체된 후 상처가 다시 봉합되었다.

수술이 끝나 수술 도구가 치워지고 수술 팀은 쉴 수 있었지만, 트리스탄의 병은 이제부터가 시작이었다. 그의 폐가 체액으로 가득 찼기 때문에 생명 유지 장치를 제거할 수 없었다. 그의 흉부 엑스레이에서 폐 안의 공기가 검은색으로 나타나야 할 자리에 하얀 큰 거품 같은 것이 보였다. 수술 중 혈액과 체액이 다량으로 주입된 데다 대수술로 신체가 염증반응을 일으켰기 때문이었다. 정상적인 혈액에는 혈액응고 물질이 포함되어 있지만, 기증받아서 저장된 혈액에서는 부족하다. 우리가 추가로 사용한 혈액응고제에 면역세포인 백혈구가 포함되어 있었는데, 백혈구가 트리스탄의 신경 조직에 반응하여 수혈과 관련된 급성 폐 손상을 일으켰다.

트리스탄의 심장도 약했다. 혈관 질환이 신체의 일부 부위에서만 제한되어 나타나는 경우는 드물다. 트리스탄의 대동맥이 파열되는 과정이 심장과 뇌 주변의 혈관에서도 똑같이 진행되고 있을 가능성이 있었다. 그의 심장은 중태인 신체의 요구를 충족시키기 위해 마치 마라톤에 나간 것처럼 건강, 훈련, 젊음이라는 혜택의 보장도 없이 열심히 뛰고 있었다.

수술이 끝난 후부터 소변 주머니로 배출되는 소변의 양이 매시간 줄어들고 있었다. 이것은 수술로 인한 스트레스로 항이뇨호르몬이 분비되면서 자연적으로 일어날 수 있는 일이지만, 이 정도까지 진행되는 것은 드물었다. 신장 혈액검사 결과 우려가 사실로 밝혀졌다. 트리스탄은 신부전이 생겼다. 출혈의 위험이 매우 커서 신장 기계가 작동하는 데 필요한 혈액 희석제를 사용할 수 없었다. 그 대신 다량의 구연산염을 사용했다. 이 구연산염은 혈전을 형성하는 데 필요한 필수 요소인 칼슘과 결합하여 회로에서 혈전이 형성되는 것을 방지한다. 이것이 없었다면, 기계의 관에 혈전이 형성되어 심각한 폐색이 발생했을 것이다.

이러한 문제들을 해결할 기계와 약품이 있었지만, 가장 우려스러운 것은 트리스탄의 대변에 피가 섞여 나왔다는 점이었다. 수술 중 외과용 클램프를 사용해 장으로 혈액 공급을 중단함으로써 트리스탄의 생명을 구할 수 있었다. 동맥류가 복원되었지만, 장에 혈액이 공급되지 않아서 조직이 서서히 죽어가면서 출혈이 생겼을 수도 있었다. 위험이 크긴 했지만, 중환자실에서 다시 수술실로 되돌아가는 것 외에는 선택의 여지가 없었다. 혈액 공급이 부족하여 죽어가는 장 일부를 제거해야 했다.

마의 몇 분이 마의 몇 시간으로, 그리고 마의 며칠로 바뀌었다. 나는 환자 가족들에게 중태에 빠진 환자가 회복하는 데는 항상 생각보다 시간이 더 오래 걸린다고 말한다. 가역성 질환을 앓는 젊고 건강한 환자라도 신체 기능이 정상으로 돌아오려면 몇 달이 걸릴 수 있다. 트리스탄은 두 번의 응급수술을 받으면서 생긴 질환들의 맹공격을 이겨내긴 했지만 약했다. 그는 인공호흡기를 떼기 위해 기관절개술을 받았고, 신장은 겨우 기능을 되찾기 시작했으며, 장의 일부를 제거하고 난 후 남은 장이 회복되는 동안 정맥으로 주입되는 액체를 통해 영양분을 공급받았다.

러들이 트리스탄을 그의 서핑 밴에 태우고 병원에 온 지 28일이 지났다. 지금도 러들은 중환자실 직원들의 도움을 받아 인공호흡기를 부착한 트리스탄을 데리고 밖으로 나와서 가을 햇살 아래에서 산책한다. 트리스탄은 병원 정원에 앉아 바람 소리를 들으며, 그 바람에 흔들리는 나뭇잎들을 보았다. 트리스탄은 아직도 매우 아팠지만, 의사소통을 할 수 있었고 좋아하는 TV 프로그램을 보면서 웃을 수 있었고 가족을 다시 만날 수 있었다. 그리고 그의 상태가 악화하면 자신이 원하는 것과 원하지 않는 것이 무엇인지 의료진에게 말할 수 있었다. 트리스탄은 독립적으로 움직일 수는 없었지만, 정신적 독립성은 되찾았다. 병이 진행되면서 그는 자신이 선택한 방식으로 평온하게 숨을 거두었다. 우리는 죽음을 막지는 못했지만, 선택과 존엄성이 보장되는 의미 있는 삶을 연장했다. 그것만으로도 충분했다.

혈관 수술 팀이 트리스탄과 같은 환자에게 기여할 수 있는 것은 수술만이 아니다. 그들은 다른 형태의 유산을 남겼다. 러들의 동료 외과의인 헤지스가 이끄는 연구 팀은 곧 새로운 동맥류 검진 프로그램을 시범 운영했다. 건강하지만 위험인자가 있는 사람들을 선별하여 그들의 대동맥을 통증이 유발되지 않는 초음파로 촬영했다. 동맥류가 발견된 사람들에게 동맥류가 커져서 위험해지기 전에 통제되고 이상적인 환경에서 조직적인 복원 수술을 받아보길 제안했다. 이 프로그램을 비롯하여 여러 검진 프로그램이 성공하면서 전국적으로 확대되었고, 이로 인해 동맥류파열로 인한 사망자 수가 절반으로 줄어들 것으로 예측된다.

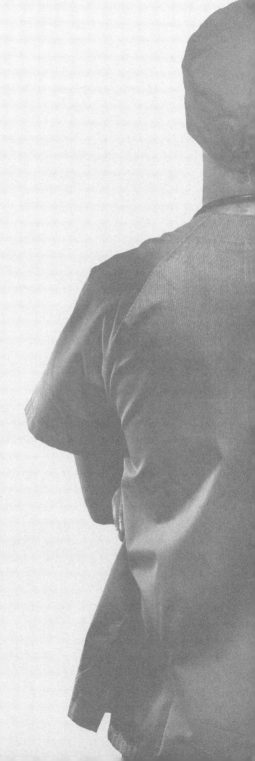

9장

영혼

죽음은 계속된다

중환자실에서는 죽음을 자주 접한다. 대체로 중환자실로 오는 환자 5명 중 1명이 사망하며, 이들은 추가 치료가 환자의 최선의 이익에 부합하지 않는다고 여겨질 때 상대적으로 통제된 방식으로 죽는다. 이 시점이 되면 우리는 환자에게 더는 이득이 되지 않는 치료를 중단하고 통증과 고통을 완화하는 방향으로 치료를 전환한다. 이런 경우 환자는 사랑하는 사람들에게 둘러싸여 죽음을 맞게 된다. 하지만 그렇다고 해서 의사가 이러한 상황에 대해 수치심을 느껴서는 안 된다. 중환자 의학이 반드시 장대한 대수술, 첨단 의료기기, 생명을 구하는 마법에 관한 것만은 아니다. 연민, 정직함, 슬픔에 잠긴 환자 가족에게 차 한 잔을 건네는 것, 돌아간 사람들과 함께했던 좋은 시간을 회상하는 것, 그리고 삶의 소중함을 깨닫는 것이 더 중요하다. 죽음이 항상 실패를 뜻하는 건 아니다. 때로는 최선을 다한 삶에 적절하게 찾아온 마지막이다. 우리는 생명을 구하는 전문가이지만, 열정을 다해 가능한 한 최선의 방법으로 놓아줄 줄도 알아야 한다.

내 의사로서의 경력은 이러한 과정을 배우는 것으로 시작되었다. 나는 젊었을 때 사우스 웨일스의 작은 마을 브리젠드에 있는 어느 병원에서 의사 일을 시작할 수 있어서 기뻤다. 병원 사람들은 친절했고 도움을 주었다. 하지만 슬프게도 내가 그곳에서 일하는 동안 지역사회에서 10대 자살이 급증했다. 죽기 직전에 발견된 소년 소녀들이 중환자실로 실려 왔다. 곧 그들의 신경학적 검사 결과를 평가하는 어렵고 익숙한 과정이 이어졌다. 모두 사망이었다. 단 3개월 만에 총 20명의 젊은이들이 창창한 앞날을 뒤로 한 채 목매달아 죽었고, 스무 가구가 비탄에 빠졌다. 중환자실에서 우리는 전 세계 정신 건강 위기의 한 단면을 보고 있었다. 나는 이것이 자금 지원, 인정, 대중의 인식 개선이 요구되는 의학 분야의 모습을 반영하는 것은 아닌지 우려된다. 나는 호소하고 싶은 게 있다. 고통받는 사람에게 제발 다른 사람과 대화하라고 말하고 싶다. 그리고 도움을 줄 수 있는 직책에 있는 사람에게 경청하라고 말하고 싶다.

또한, 우리는 적절한 경고가 주어질 경우 헛된 노력을 하지 않아야 한다. 죽음을 받아들이기는 절대 쉽지 않다. 매일 중환자실에 입원하는 말기 암 환자 3명 중 1명이 사망한다. 이들은 죽음을 예상하고 예측한 환자들이며, 그들의 죽음은 이미 정해져 있었다. 하지만 그들은 의료적 개입이 이루어진 후에 의료기기와 가족들에 둘러싸여 죽음을 맞는다. 이것은 효과적인 완화 의료보다 통증과 고통을 더 유발하고 비용이 더 발생하는 것으로 나타났다.

환자의 생명을 구하려는 누군가에게는 삶의 끄트머리에 있는 사람들을 단순히 지켜보기만 하는 것이 무거운 짐이 될 수 있다. 나는 어둠 속에서 비틀거리며 괴로워하다가 끝내 자신이 돌보던 사망 환자들과 합류한 동료 3명과 개인적으로 알고 지냈다. 의사는 다른 모든 직업보다 자살할 가능성이 두 배 더 높으며, 의사 사망 25건 중 1건은 자살로 인한 사망이다. 환자로부터 항의를 받은 의사의 경우 이 수치는 더 커진다.

자살한 내 동료들은 겉으로는 가장 행복하고, 근심이 없어 보였고, 아주 평온한 것 같았다. 우리는 환자 가족과 대화할 때 잘 대처하고 회복력을 갖추도록 교육받지만, 이러한 가식으로 인해 정작 우리가 도움이 필요할 때 다른 사람으로부터 보호를 받지 못한다. 자신이 저지른 실수를 용납하고 자신을 용서하는 것은 어렵다. 밖으로는 드러내지 않지만, 내면에서는 이런 생각들이 자리 잡고 있다. 다른 분야에서 일하는 사람들과 마찬가지로 의료계 내에서도 의사들은 정신 질환에 대한 낙인을 감수해야 하며, 개인적 문제까지 겹치면 어려움이 더 악화할 수 있다.

나는 갑작스럽고 예측할 수 없는 죽음에 대처하는 것이 가장 어렵다. 어느 겨울, 분주한 주말 근무 중에 나는 패트리샤라는 80대 중반 여성을 돌보고 있었다. 그녀는 건강이 매우 안 좋았지만, 중환자실에서 일반 병동으로 옮길 수 있을 만큼 병이 호전되었다. 그녀는 강인한 성격이었고, 자신이 원하는 것과 필요한 것을 요구할 줄 알았으며, 마음에 들지 않는 게 있으면 직원들에게 솔직하게 말했다. 패트리샤의 반짝이는 눈을 보면 모든 사람이 그녀를 사랑한다는 것을 알 수 있었다. 어느 날 패트리샤가 1950년대 이야기를 하는 것을 들었다. 패트리샤는 그 시절에 틸러 걸스라는 무용단에서 춤을 춘 적이 있었다. 내가 그녀의 멋진 삶에 관해 묻자, 패트리샤는 자신의 저서 『도트 무늬 원피스를 입은 소녀 *The Girl in the Spotty Dress*』를 읽어보라고 권했다.

나는 점심시간에 짧은 추천 글을 읽은 뒤에 이 책을 주문했다. 이 글은 패트리샤의 삶의 여정을 요약했으며 그녀가 선명한 붉은색의 도트 무늬 원피스를 입고 찍은 유명한 사진도 같이 있었다. 오래된 사진이었지만 패트리샤를 즉시 알아볼 수 있을 만큼 그녀의 눈빛은 지금과 다르지 않게 반짝거렸다. 패트리샤는 자랑스럽게, 책에 사인해 줄 테니 다음 주에 책을 꼭 가져오라고 당부했다. 나는 월요일 아침 주문한 책이 우편함에 도착한 것을 보고 기뻤다. 그리고 책을 손에 단단히 쥐고 사인을 받기 위해 준비한 펜을 가지고 중환자실로 갔다. 애석하게도, 패트리샤가 일요일 밤늦게 갑자기 사망했기 때문에 그녀는 책에 사인해 주지 못했다. 월요일 아침에 나는 그 펜으로 사인을 받는 대신 그녀의 사망진단서에 서명했다. 몇 달 후, 나는 지역 신문에서 패트리샤가 붉은 도트 무늬 원피스를 입고 묻혔다는 기사를 읽었다. 나는 웃다가 울었다.

내가 일을 잘하고 있는지 파악하는 것은 설명할 필요가 없을 정도로 매우 중요하다. 사업을 운영한다면 월 매출과 재무 목표에 집중하면 된다. 고객 서비스를 제공하는 직업에 종사한다면 만족도 평가를 기준으로 삼을 수 있다. 의료 분야에서 외과의는 수술 후 몇 달 후에 환자를 만나 수술 후 환자의 삶이 어떻게 개선되었는지 듣길 바란다. 가정의는 수십 년 동안 환자와 관계를 유지하며 우여곡절을 겪는다.

내가 직장에서 받는 피드백은 비교적 단시간 내에 이루어진다. 교대 근무를 하는 동안 환자가 몇 초, 몇 분, 몇 시간에 걸쳐 상태가 호전되는 것을 보고 보람을 느낀다. 나는 환자에게 강력한 약물을 투여한 후 그들의 차갑고 촉촉한 피부가 따뜻하고 건조하게 바뀌는 것을 본다. 나는 집에 돌아가기 전에 모니터에 나타나는 밝은 숫자가 매초 바뀌면서 정상범위로 들어서는 것을 확인한다. 장기적으로는 환자의 상태가 호전되었는지, 환자가 일반 병동으로 옮겼는지 아니면 사망했는지 알기 위해 기록을 확인한다.

나는 중환자실에서 퇴원한 환자들을 가끔 만나게 된다. 어떤 환자들은 중환자실에 와서 미래에 대한 희망과 과거에 대한 감사의 내용을 담은, 비뚤비뚤하게 손으로 쓴 카드와 따뜻한 선물을 주고 간다. 하지만 번아웃증후군을 순식간에 날려버릴 수 있는, 의사로서 가장 큰 특권은 환자의 집을 방문하는 것이다. 중환자실에서 일하는 것은 매우 힘든 일이다. 하지만 죽을 거라고 예상했던 환자와 씩씩하게 악수를 할 수 있게 되면 그런 힘들었던 기억은 눈 깜짝할 사이에 사라진다. 멋진 자동차를 얻고 대도시에서 일할 기회, 크리스마스 보너스를 받은 후의 일시적인 기쁨, 화창한 금요일 오후의 조기 퇴근 등 이 모든 것들도 환자를 다시 만나는 기쁨과 비교하면 아무것도 아니다. 의료기기와 우리 직원들의 노력으로 구한 생명이 우리 주위에서 걷고, 말하고, 웃고, 태양 아래에서 또 다른 하루를 살고 있다. 나는 운이 좋게도 조가 심각한 뇌 손상에서 회복하고 있을 때 그의 집을 방문해 그를 만날 수 있었다. 그는 내가 기억하는 그대로이긴 했지만 뭔가 달랐다. 이전에는 조가 과학과 숫자로 이루어진 나의 세계에 일시적으로만 존재했지만, 이제 내가 그의 실제 삶으로 들어가고 있었다. 이것은 드물게 느낄 수 있는 기쁨이었다.

다행히 일부 병원에서는 이러한 피드백을 일상적으로 만들기 위해 중환자 후속 진료 프로그램을 도입하고 있다. 외래환자를 대상으로 하는 이 프로그램을 통해 중병을 앓았던 환자들과 자리를 마련하고 환자들의 경험과 현재 겪고 있는 문제에 관해 이야기한다. 많은 사람이 수면 장애, 탈모, 성욕 감퇴, 피부 건조 등 간과하기 쉬운 문제들을 설명할 것이다. 이러한 증상들은 환자들이 극복한 질병과는 거리가 멀지만, 환자 개인에게는 여전히 매우 중요하다. 생존자 중 일부는 외상 후 스트레스의 증상을 보이고, 참전 군인들이 겪는 플래시백처럼 심각한 증상을 겪는 환자도 있을 것이다. 특히 기관절개술을 한 환자들은 발화의 어려움을 겪는 것이 흔하며, 침을 삼키는 것이 어려운 경우도 있을 것이다. 그러나 이 프로그램은 우리가 돌본 환자들의 중요한 부분, 살아남지 못한 환자들에 대해서는 간과하고 있다

크리스토퍼가 패혈증으로 중환자실에 입원한 후 사망한 지 10년이 지나, 나는 그의 가족을 방문해 안부를 물었다. 그의 가족들에게 편지를 쓰기도 쉽지 않았다. 나는 긴 시간이 지난 후에 크리스토퍼의 가족들에게 고통스러운 과거를 상기시키는 것은 아닌지 걱정했다. 하지만 동시에 나는 환자와 그 가족들이 적어도 그들의 이야기를 할 기회가 있어야 한다고 확신한다. 이렇게 이야기할 기회를 주는 것이 그들에게 도움이 될 뿐만 아니라 다른 사람들에게도 도움이 되기를 바랐다.

형형색색의 유리 현관문을 열고 들어가니, 가족들의 삶은 크리스토퍼가 사망한 그날에 정지해 있다는 걸 분명하게 알 수 있었다. 어머니는 크리스토퍼의 질병이 10년이 지난 지금도 여전히 가족에게 얼마나 큰 영향을 미치는지 용감하게 터놓고 이야기했다. 크리스토퍼가 사망하자, 어머니는 그의 고통이 마침내 끝났음에 안도했지만, 열여덟 살 아들을 잃은 슬픔으로 절망했다.

크리스토퍼의 가족들은 2009년 있었던 일에 대해서 놀라울 정도로 상세하게 이야기했다. 그들의 고통은 깊이 새겨졌

고 사랑과 상실감으로 덮여 지워지지 않을 기억이 되었다. 그들은 아직도 병원 냄새를 맡을 수 있을 것 같았고, 그들이 몇 시간 동안 앉아서 기다리던 가족 대기실의 색깔은 지금도 그들을 슬프게 한다. 이 정도로 솔직한 말을 듣고 나면 환자 가족에게 특히 나쁜 소식을 전할 때 일을 올바르게 하는 것이 얼마나 중요한지 깨닫게 된다. 긴 야간 근무를 하고 나서 내 신발에 피가 묻어 있는 것, 환자의 이름을 잘못 말하는 낯뜨거운 실수를 한 것, 이런 것들은 엄마, 아빠, 여동생의 기억 속에 영원히 남게 될 것이다.

환자 가족들과 대화할 때마다 자주 언급되는 놀라운 사실이 있다. 가족이 아닌 사람들이 죽은 사람에 대해 언급하기를 꺼린다는 것이다. 크리스토퍼의 아버지는 아들이 죽은 후 며칠 뒤에 오랜 친구와 동료를 만났다. 그가 아는 사람들 대부분이 거리에서 그를 보면 피하거나 심지어 에스컬레이터를 타고 스쳐 지나갈 때 다른 방향으로 시선을 돌렸다. 단순히 그의 아들의 죽음을 직면하지 않기 위해서였다. 지난 100년간 죽음이 의료화되면서 우리가 죽음을 대하는 방식과 슬퍼하는 방식이 크게 달라졌다. 오늘날에는 사람이 죽는 것을 보게 될 일이 거의 없으며, 죽은 사람과 시간을 보낼 일은 훨씬 더 적다. 친구의 엄마, 아빠, 아이가 죽었다는 말을 들었을 때 어땠는지 생각해보자. 일반적으로 신체적으로나 심리적으로 위안을 주기 전에 "아, 유감입니다"라고 대답한다. 그런 다음 가능한 한 빨리 그 상황에서 벗어날 방법을 찾으려고 할지도 모른다.

나는 크리스토퍼의 가족과 이야기를 나눈 후, 지금은 정반
대로 행동한다. 사람들은 사랑하는 사람들에 관해 이야기하기
를 좋아한다. 그렇다면 사랑하는 사람이 죽었다고 해서 그것이
달라져야 할까? 오히려 더 이야기하고 싶어질 수 있다. 만약 어
머니가 최근에 돌아가셨다고 말하는 사람이 있다면, 나는 그
사람에게 이런 질문을 하겠다. "어머니 성함이 무엇인가요? 어
머니는 어떤 분이셨나요? 어머니는 어떻게 생겼나요? 생전에
무엇을 좋아하셨나요? 어머니 장례식에서 무슨 노래를 연주했
나요?" 나는 이제 죽음 후에 삶에 관해 묻는다. 여러분들도 그
렇게 하길 권한다.

중환자 전문의에게 필요한 여러 기술 가운데 죽음에 관해 대
화하고 나쁜 소식을 전달하는 기술이 가장 중요하다고 해도
과언이 아니다. 우리는 매년 200번 넘게 환자 가족들에게 그
들이 사랑하는 사람이 죽었다거나 다시는 예전으로 돌아갈 수
없다는 어려운 말을 전한다. 애석하다고 말하고, 가족들이 희
망과 두려움으로 눈물 흘리는 모습을 지켜보면서 나는 이러한
대화가 점진적으로 영향을 미친다. 언젠가는 나도 똑같은 상황
에 놓일 것이란 걸 잘 안다.

나는 어머니에게 아들이 죽었다고, 아들에게 아버지가 어
머니를 죽였다고, 약혼자에게 결혼을 취소해야 할 것 같다고,
50년 동안 함께한 남편에게 이제는 지난번의 어리석은 말다툼
에 대해 사랑하는 아내에게 사과할 수 없을 거라고 말했다. 우
리는 무덤이 덮이고 재가 뿌려진 지 한참 후에도 이 사람들과

그들의 이야기를 지고 살아간다.

환자 가족들이 나쁜 소식을 들었을 때 보이는 반응은 환자들이 겪는 비극과 마찬가지로 다 다르다. 사람들은 울고, 소리 지르고, 웃고, 도망가고, 우리에게 감사하고, 이해하고, 벽을 때리고, 자기 자신을 때린다. 그들은 우리가 틀렸다고 말해 주기를 간청하고, 마치 그것이 가능하기라도 한 듯이 죽음을 부인하며, 무신론자조차도 여러 신에게 기적이 일어나게 해달라고 기도했다. 이러한 반응은 옳거나 그른 것이 아니며, 인간의 슬픔과 사랑하는 데 필요한 희생의 일부이다. 가슴이 찢어지는 아픔은 먼저 사랑을 받았을 때만 생길 수 있다.

특히 환자가 실제로 사망했을 때 올바른 의학적 표현을 사용하는 것이 중요하다. 슬픔에 빠진 상황에서 환자의 가족들은 의사의 말을 믿지 않으려고 하기 때문에 의사의 말을 그들에게 가장 고통스럽지 않은 방식으로 해석하려고 한다. "어머니를 잃었습니다", "아빠가 더는 우리와 함께 있지 않단다", "아드님이 더 좋은 곳으로 갔습니다"라는 표현은 말 그대로 받아들여질 수 있다. "어디로 갔어요?"라는 질문이 되돌아올 것이다. 그러므로 이렇게 표현하는 대신, 나는 현실을 직시하고 "유감스럽지만, 환자는 사망했습니다"라고 말한다.

어려운 대화는 모두 그 나름대로 어렵다. 나는 어려운 대화를 위해서 일종의 절차를 마련했는데, 사실 이것은 다른 사람보다는 나 자신을 위한 것이다. 이 절차는 환자의 이야기를 제대로 이해하는 것에서부터 시작한다. 환자의 세부적인 개인 정보를 잘 알고 환자의 직업과 신념이 무엇인지 아는 것은 다른 사람에 대한 존중을 그대로 보여주는 것이다. 그래서 나는 환자 기록을 다시 읽고, 환자의 이야기를 속속들이 익히며, 환자의 병실 스티커를 내 손바닥에 붙이고 한쪽에 간호사의 이름을 자필로 적어둔다. 환자 가족을 만나기 전에 잠깐 훑어보면 정신없는 상황에서도 절대 틀려서는 안 될 이름을 다시 확인할 수 있다.

다음으로 환경이 중요하다. 재정이 부족한 의료 체계에서 간호사를 채용하거나 베개를 살 돈이 거의 없을 때 가족 대기실을 우선순위에 두기는 어렵다. 이것은 환자 가족이 그들 인생에서 가장 나쁜 소식을 듣는 순간의 기억이 오래 지속되며 중요하다는 사실을 과소평가하는 것이다. 멋진 커튼을 걸어둔다고 해서 누군가를 잃는 고통이 줄어드는 것은 아니다. 하지만 바닥에 피가 묻어 있고, 창문이 깨지고, 앉을 의자가 없다는 사실은 분명히 상황을 더 어렵게 만들 수 있다.

많은 사람에게 영감을 주는 여성인 리안 매닝스 버크Rhian Mannings Burke를 알게 된 것은 행운이었다. 그녀는 가족의 비극을 다른 사람들을 돕는 방법으로 바꾸었다. 그녀의 아들 조지는 태어난 지 1년 1주일 1일 만에 심각한 감염병에 걸려 사망했다. 리안은 죽은 아들을 안고 하얀 응급실의 차가운 환경에서 나와 구경꾼들을 지나치며 복도를 통과해 혼자 있을 수 있는 빈 방을 찾아서 들어갔다. 그곳에서 그녀는 아들과 시간을 보냈다. 주변에는 화면보호기가 번쩍거렸고 벽에는 포스트잇

메모들이 붙어 있었다. 비탄에 빠진 남편 폴은 닷새 후에 사망했다. 리안은 생각지도 못했던 사건들로 무너지지 않았다. 그녀는 다른 사람들을 돕는 쪽으로 자신의 감정을 돌렸다. 그녀는 '2 위시 어폰 어 스타2 Wish Upon A Star'라는 자선단체를 설립해 병원에 환자 가족들을 배려한 중환자 가족 대기실을 마련하는 데 기여했다. 가족 대기실은 가족에게 나쁜 소식을 전할 때 이상적으로 사용될 수 있도록 설계되었다. 그리고 환자가 갑작스럽게 사망하였더라도 이용할 수 있는 손도장 찍기나 머리카락 자르기가 들어 있는 사별함도 비치되었다. 이곳에서 가족들은 오래도록 간직할 수 있는 추억을 만들 수 있다. 내가 오늘 가족 대기실에서 환자 가족들을 만났을 때, 그들이 예전보다 더 나은 경험을 할 수 있었던 것은 리안의 노력 덕분이다.

나는 환자 가족들이 들어오기 전에 가족 대기실을 먼저 확인하고, 혹시라도 다른 가족들이 남긴 슬픔의 흔적이 있다면 빠르게 치운다. 그리고 휴대 전화기를 무음 모드로 전환하고 내 겉모습이 적절한지 확인한다. 사소한 것이 중요하다. 환자가 중환자실에서 치료를 받는 동안 환자 가족들은 매일 10명의 새로운 사람들을 만난다. 그래서 우리는 명찰을 달고 있더라도 가족들을 만날 때마다 자신을 소개하는 것을 잊지 말아야 한다. 그리고 환자의 간호사와 함께 환자 가족 옆에 앉으면서 "안녕하세요, 저는 중환자 전문의 매트 모건입니다"라고 말한 다음 가족들에게 자기소개를 부탁한다. 이전에 낯 뜨거운 실수를 통해 교훈을 얻은 뒤로 이 과정을 절대 생략하지 않는다.

딸을 아내라 부르고, 심지어는 남편을 딸이라고 한 적도 있다. 그러고는 이렇게 말하며 경고하는 운을 띄운다.

"유감스럽게도, 어려운 말씀을 드려야 할 것 같습니다. 안타깝지만 좋은 소식이 없습니다."

짧은 만남 동안에도 가족에게 전달되는 정보의 양은 상당히 많다. 하지만 가족들이 받아들이고 이해하고 기억하는 정보의 양은 항상 훨씬 더 적다. 그러므로 더 자세한 내용을 설명하기 전에 가족이 이미 알고 있는 내용이 무엇인지 확인하는 것이 중요하다. 환자가 의식을 잃거나 심지어 사망한 다음에도 환자의 개인 정보는 보호되어야 한다. 따라서 HIV 감염과 전이된 암과 같이 민감한 진단에 관련해 대화할 때는 세심한 주의가 필요하다.

나는 먼저 의학적인 세부 사항들을 설명하고 나서, 의학 외적인 측면에서 세 가지 부분에 관해 이야기한다. 첫 번째는 숨겨진 죄책감이다. 죄책감으로 환자의 가족들이 겪는 고통이 가중될 수 있다. 가족들은 '만약' 내가 다르게 행동했다면 사랑하는 사람이 그렇게 아프지 않을 것이라고 생각하게 된다. 나는 가족 구성원이 심폐소생술을 했지만 결국 심장마비로 사망한 환자의 경우 특히 단도직입적으로, 그리고 진심으로 이렇게 말한다.

"당신이 그렇게 행동하고 보살피지 않았더라면, 우리가 지금 이렇게 있을 수조차 없어요. 당신은 모든 것을 바르게 했어요. 그걸 꼭 기억하세요."

두 번째로 나는 항상 환자의 가족들과 대화할 때 각 주제별로 적어도 세 번은 질문할 기회를 준다. "제가 답해 드릴 만한 다른 질문이 있습니까?"라고 했는데 긴 침묵이 뒤따르면 더는 묻지 않는다.

세 번째로 나는 대화가 끝나면 가족들이 어렵고 불편하게 여길 수도 있는 것에 대해서 질문을 한다. 예를 들어, 나는 빈 의자를 가리키며 "만약 아빠가 지금 여기 앉아서 우리가 말하는 걸 듣고 계셨다면, 뭐라고 하실까?"라고 묻는다. 아마 가족은 장난스럽게 웃으며 가벼운 마음으로 이렇게 대답할 수 있다. "오, 그는 정말 우스갯소리를 잘했어요. 아마 웃긴 말을 했을 거예요!" 나는 이러한 질문을 함으로써 지금 내가 치료하고는 있지만 정식으로 만나게 될 것 같지 않은 환자를 더 잘 이해할 수 있게 된다. 또한, 이를 통해 가족이 자신의 입으로 내뱉기 힘든 생각을 표출할 수 있도록 허락하는 심리적 지원을 해줄 수 있다. 사랑하는 사람의 입장이 되어보면 새로운 관점에서 생각할 수 있는 길이 열릴지도 모른다. 가족들은 종종 "아마 그는 '심폐소생술 하지 마라', '그냥 보내줘'라고 말할 것 같다"라고 심오한 대답을 한다. 슬픔에 잠긴 아내는 이것을 인정하지 못할 수 있지만, 내가 사랑하고 존경하는 사람의 입장에서 말하는 것이 조금 더 쉬울 수 있다.

나쁜 소식이 있다. 당신은 죽을 것이다. 나도 죽을 것이다. 우리 모두 죽을 것이다. 데런 브라운Derren Brown은 훌륭한 저서 『해피*Happy*』에서 "우리가 두려워하는 대상 중에서 죽음만이 유일하게 우리가 어떻게 살아야 하는지를 가르쳐준다"라고 말하며 죽음의 이점을 요약해서 설명한다. 그러므로 중요한 것은 우리가 인생에서 무엇을 했는가, 우리가 다른 사람들을 어떻게 대했는가, 그리고 우리가 무엇을 남겼는가이다.

나는 크리스토퍼가 죽은 지 10년 후에 그의 가족을 만나고 나서 그가 많은 것을 남겼다는 것을 분명히 알 수 있었다. 가족들은 장례식이 끝나고 열린 자선 행사에서 성금을 모아 크리스토퍼가 아프리카에서 가장 소중히 여겼던 것 중 하나를 지원했다. 그는 지역 빈민가 출신 아이들과 함께 케냐산을 등반하며, 그들과 앞으로의 희망에 관해 이야기했다. 학교도, 돈도, 가족도 없는 아이들의 희망은 역설적이게도 크리스토퍼가 가지게 될 희망과 같았다. 바로 생존이었다. 크리스토퍼가 사망한 지 6개월이 지난 후, 이 성금으로 나이로비 외곽에 차곡차곡 학교가 지어졌다. 학교는 이 아이들에게 단순히 생존할 뿐만 아니라 번성할 수 있다는 희망을 심어주었다. 이 학교를 방문하면 크리스토퍼가 가장 좋아하는 노래의 제목이기도 한 'Don't Worry Be Happy(걱정 말고 행복해지세요)'라는 문구가 새겨진 명판이 걸려 있는 것을 볼 수 있다. 크리스토퍼가 사망한 지 10년이 지난 지금, 그 빈민가 출신의 아이들이 크리스토퍼가 입원했던 바로 그 병원에서 일하고 있다.

크리스토퍼의 유산은 이뿐만이 아니다. 내가 패혈증에 대한 인식을 개선하기 위한 압력단체 활동에 참여하게 된 것도 크리스토퍼 덕분이다. 매년 유방암, 폐암, 전립선암의 사망자 수를 합친 것보다 더 많은 사람이 패혈증으로 사망하고 있다. 영국 패혈증 단체The UK Sepsis Trust와 세계 패혈증 연맹Global Sepsis Alliance의 협력으로, 전 세계적으로 조기 항생제 사용이 권장되면서 패혈증 치료가 개선되었으며 정부의 지원이 확대되었다. 이들 단체는 사망을 초래할 수 있는 질환인 패혈증을 조기에 발견할 수 있도록 대중의 인식을 개선하기 위해 '패혈증을 기억하자Think Sepsis' 캠페인을 벌였다. 크리스토퍼가 주변 사람들에게 미친 영향으로 오늘날 수천 명의 사람이 살아 있다.

앞서 6장에서 아빠가 된 지 다섯 달 만에 중환자실에 입원했다가 사망한 스티븐의 이야기를 했다. 스티븐의 이야기는 그는 죽었지만, 그의 피부를 만졌더니 따뜻했다는 이야기로 끝났다. 어떻게 이런 일이 가능할까?

놀랍게도, 영국 법률에는 사망에 대한 공식적 정의가 없다. 그 대신, 여러 기관에서 제공하는 지침을 참고할 수 있는데, 그 중 왕립의과대학 학술원의 지침서 내용은 다음과 같다.

죽음은 살아 있는 사람이 존재하는 데 필요한 본질적인 특징들이 불가역적으로 상실된 상태를 수반한다. 따라서 사망은 불가역적 호흡 기능 상실과 불가역적 의식 회복 능력 상실로 정의되어야 한다.

나는 사망한 환자를 확인하라는 호출을 받을 때, 매번 같은 행위를 한다. 먼저 나는 사망자에게 말을 건다. 중환자실에서 환자들을 만날 때, 그들은 대체로 진정제를 맞았거나 질병 때문에 눈을 감고 있다. 그래도 나는 그들에게 말을 걸고 내가 무엇을 하는지 설명한다. 몇 주나 몇 달 후에 중태에 있던 환자들이 회복되어 이런 대화의 일부를 기억한다는 사실에 놀랄 때가 종종 있다. 그러므로 대화를 하는 것은 언제나 중요하다. 이렇게 나눈 대화가 나중에 다시 언급되지 않을지라도, 인간에 대한 존중은 죽음 이후에도 계속되어야 한다.

나는 인사를 하고 내 소개를 한다. 그리고 맥박을 짚어보겠다고 말하고 그들의 목 측면을 집게손가락과 가운뎃손가락으로 눌러 경동맥이 뛰는 게 느껴지는지 확인한다. 이와 동시에, 가슴에 청진기를 대고 심장판막의 소리가 나는지 들어본다. 그리고 기다린다. 5분이라는 긴 시간이 조용히 끝날 때까지 천천히 기다린다. 나는 침묵을 듣고 부재가 존재함을 느낀다. 아무런 소리도 들리지 않고 아무런 맥박도 느껴지지 않는다.

그런 다음 환자의 눈꺼풀을 들어 올리고 불빛을 비춰 동공의 반응을 확인한다. 살아 있으면 동공이 조여지면서 크기가 작아지지만, 죽었으면 아무런 반응이 없다. 죽은 자의 동공은 더는 세상을 보지 않지만, 여전히 빛이 비쳐질 수 있는 커다란 검은 창으로 남게 된다. 마지막으로 나는 "유감입니다"라고 말하며 눈꺼풀을 내려 눈동자를 덮는다. 아무 일도 일어나지 않는다. 환자는 사망했다. 스티븐에게도 똑같이 했다. 그는 심각한 뇌출혈이 있었지만, 나는 그의 맥박을 느낄 수 있었고, 심장 박동 소리를 들을 수 있었다. 하지만 그는 사망했다.

1976년 추가적인 치료가 무의미한 뇌사상태를 판정하기 위해 일련의 뇌사 검사가 승인되었다. 3년 후 이 뇌사 검사가 사망의 기준과 통합되었으며, 이러한 기준을 충족할 때 환자는 사망한 것으로 판정되었다.

뇌간은 뇌와 척수를 잇는 뇌줄기로 길이가 7센티미터이며, 중뇌, 뇌교, 연수로 나뉜다. 크기는 작지만 뇌와 인간의 머더보드motherboard에 해당한다. 뇌간은 생명을 유지하는 데 필수적인 호흡, 기침, 신진대사 조절, 심장박동 등의 기능에 핵심적 역할을 한다. 뇌간이 제대로 기능하지 못하면, 생명이 유지되지 못한다.

뇌간 구조의 위치 때문에 뇌의 어느 부분에서든 과도한 압력이 가해지면 뇌간 기능에 장애가 발생할 수 있다. 질환으로 인해 압력이 전달되면 모든 구멍을 통해서 뇌가 밀려 나오게 된다. 두개골 바닥에 위치한 큰 구멍인 대후두공이 확실한 선택이 된다. 이렇게 대후두공으로 뇌가 탈출하면 뇌간을 수용하기에는 공간이 너무 좁아져서 뇌간이 눌리게 된다. 이로 인해 뇌로 공급되는 혈액이 줄어들면서 산소부족과 세포 사멸이 이어진다.

우리가 스티븐의 문제를 고칠 수 없었기 때문에, 그의 삶의 궤적은 이미 정해졌다. 동맥류파열로 인한 뇌출혈로 스티븐의 뇌 압력은 높아졌고 뇌척수액이 순환하는 작은 통로가 막혔다. 이로 인해 심실에 척수액이 고이면서 압력이 더욱 높아졌고, 뇌간이 대후두공 가장자리 주변의 단단한 모서리 아래로 내려갔다. 처음에는 혈액이 뇌간의 바깥쪽 표면까지 공급되지 못하면서 혈압이 큰 폭으로 변동하고 심박수가 불규칙해졌다. 다음으로 안구 반사를 제어하는 회로가 손상되었다. 그의 눈에 빛을 비추었을 때 그의 크고 검은 동공은 수축하지 않았다. 그러고는 신체의 통증을 뇌로 전달하는 배선이 손상되었다. 그의 눈썹을 세게 눌러도 아무런 반응이 없었다. 기침 반사, 구역 반사, 균형감각을 통제하는 신경도 손상되었고, 눈을 깜빡이는 능력도 손상되었다. 그런 다음 연수호흡중추가 손상되었다. 스티븐은 숨을 쉬고 싶은 충동을 절대 느끼지 못할 것이다.

내 동료가 스티븐의 아내에게 최악의 상황에 관해 이야기하고 있을 때, 나는 공식적으로 뇌사 검사를 시행하기 위해 필요한 장비를 준비했다. 이 검사는 논리적이고 체계적인 절차를 따라 가장 유능한 의사가 진행하며, 완전히 독립적인 개별검사가 두 차례에 걸쳐 진행된다. 나는 이 검사를 진지하게 받아들이며 모든 과정에 철저하게 임한다.

우리는 먼저 특정 전제 조건이 충족되는지 확인한다. 결과에 영향을 줄 수 있는 약물이 사용되었는지 점검한다. 스티븐의 내분비계가 제대로 기능하는지 점검하고, 체온이 정상인지 확인하며, 모든 뇌 스캔 결과를 자세히 검토한다. 우리는 일련의 검사를 시행하여 뇌간의 주요 신경 12개 중 9개가 기능을 상실했는지 확인한다. 스티븐의 동공이 빛에 반응하지 않고 기침을 하지 않은 것과 같이 우리가 이미 파악한 문제들의 원인이 바로 신경 장애이다. 내가 각각의 신경을 검사하는 동안 내가 진행하는 검사와 별개로, 내 동료는 반응이 나타나는지 관찰한다. 우리가 확실하게 동의할 때만 특정 기준이 충족된 것으로 간주했다. 스티븐은 신경 검사 9개 항목 모두에서 기준에 부합하지 않았다.

우리는 두 번째 검사로 넘어갔다. 이번 검사에서는 5분 동안 생명 유지 장치의 연결이 완전히 해제되었다. 우리는 매초 스티븐의 흉부와 복부를 자세히 쳐다보며 호흡이 이루어지는지 관찰했다. 이와 동시에 산소부족으로 신체가 손상되는 것을 막기 위해 스티븐의 폐에 삽입된 얇은 관을 통해 충분한 산소를 공급했다. 스티븐은 5분이라는 긴 시간 동안 전혀 숨을 쉬지 않았다. 첫 번째 검사가 완료된 시각은 오후 10시 34분이었다. 내 동료와 나는 자리에 앉아서 물을 한 잔 마시고 다시 돌아와 검사를 처음부터 다시 시작했다.

두 번째 검사에서는 첫 번째 검사에서 발견한 내용을 확인했다. 뇌사 검사를 적절하게 진행한 결과, 어떠한 회복 사례도 확인되지 않았다. 오후 10시 34분은 스티븐의 역사에 영원히 새겨질 것이다. 이 시각은 첫 번째 뇌사 검사가 완료된 시각이며, 스티븐의 법적 사망 시각이다. 스티븐의 가족이 그 이후에 한 일은 매우 놀라웠다.

두 번째 뇌사 검사가 끝난 후, 스티븐의 가족이 가족 대기실에서 기다리고 있었다. 대기실 벽에는 환자 가족들의 슬픔, 눈물, 상실감, 분노의 말들이 가득했다. 가족에게 둘러싸여 있던 스티븐의 아내는 무슨 말을 듣게 될지 짐작한 것 같았다. 우리가 안 좋은 결과를 확신하기도 전에 환자의 가족들이 이미 오래전부터 그것을 이해하고 예측한 경우가 종종 있다. 내 동료 의사인 힝스턴은 검사를 두 번에 걸쳐 철저하게 진행했다고 조심스럽게 설명했다. 스티븐은 뇌출혈로 인해 뇌사 검사에서 모든 사망 기준을 충족했다. 부인의 뺨으로 눈물이 흘렀다. 그녀는 "그가 다른 사람들을 도울 수 있나요?"라고 물었다.

스티븐이 사망하기 직전에 웨일스의 장기기증 관련 법률이 변경되었다. 기존의 선택적 허용opt-in 방식에서 선택적 거부opt-out 방식으로 전환되면서 사망자는 사후 장기기증에 동의한다고 추정된다. 그렇다고 해도 가족의 동의가 필요하지 않다고는 할 수 없지만, 이로 인해 대중이 장기기증 문제를 정확하게 인식하게 되었고, 그것이 아마도 법률 개정의 가장 큰 성과였을 것이다.

뇌사는 이상적인 조건에서 환자가 장기를 기증할 기회를 제공한다. 뇌사 검사를 통해 사망했다고 판정된 사람은 마지막 순간까지 조직으로 통하는 혈류를 유지하는 상태에서 계획적이고 조직적이며 침착하게 진행되는 수술을 통해 장기를 기증할 수 있다. 이로 인해 장기 수혜자는 잘 기능하는 장기를 기증받을 수 있게 되며 새로운 인생을 살 수 있는 최고의 기회를 얻게 된다. 그들이 받을 수 있는 그 어떤 것보다 가장 값진 선물이 된다.

스티븐의 가족은 그들의 바람을 실현하는 데 필요한 사항에 관해 전문가들과 충분히 대화를 나누었다. 하지만 그들의 용감한 행위는 여기서 끝나지 않았다. 당시 웨일스의 장기기증법 개정에 대한 대중의 인식을 높이기 위해 다큐멘터리 영화가 제작되고 있었다. 스티븐의 아내는 용감하고 품위 있게, 그리고 타인을 위한 배려로 가족들의 경험을 실시간으로 촬영할 수 있게 허락했다. 12개월 후 BBC 다큐멘터리 〈위대한 선물The Greatest Gift〉이 방영되었고 거의 50만 명이 방송을 시청했다. 이 프로그램은 시청자들에게 뇌간 검사 과정을 최초로 보여주었고, 나와 힝스턴 의사가 출연하여 이 검사의 과학적 근거를 설명했다. 이 프로그램은 어려운 주제를 다루는 방식뿐만 아니라 의학에 대한 대중의 이해에 지속적으로 공헌할 수 있는 부분이 있음을 인정받아 영국 아카데미상을 수상했다.

스티븐이 사망한 지 24시간 후, 스티븐의 선물은 세 명의 다른 환자에게 전달되었다. 스티븐의 간을 기증받고 세계를 여행한 남성, 5년 동안 신장이식 대기자로서 힘들게 기다렸던 여성, 선천성 심장병을 앓다가 이제 스티븐의 심장을 자신의 가슴에 품고 사는 어린아이가 수혜자가 되었다. 여러분에게도 가장 가까운 사람, 사랑하는 사람이 있을 것이다. 아들이나 딸, 엄마나 아빠가 있는데, 스티븐 같은 사람이 장기를 기증해서 사랑하는 사람이 새로운 삶을 살 기회가 생겼다고 알려주는 전화가 왔다면 어떤 기분이 들지 상상해 보자. 이제 그 전화를 한 사람이 그 최고의 선물이 화장되거나 땅에 묻혔다고 말한다고 상상해 보자. 장기기증은 최고의 선물일 뿐만 아니라 기증되기 전까지는 아무런 가치가 없는 선물이기도 하다. 중환자 의학이 이러한 가장 이타적인 인간의 선물을 보살필 수 있다. 우리는 환자의 영혼이 떠나간 뒤에도 그들의 육체를 돌본다. 우리는 환자들의 장기를 보호하여 그들의 기증이 수백 마일 떨어진 곳에 사는 수혜자들에게 최대한의 혜택을 줄 수 있도록 보장한다. 장기 수혜자들은 공여자를 결코 만날 수는 없겠지만, 인생을 살 새로운 기회를 통해 인류와 의학이 이만큼 발전했다는 사실을 끊임없이 기억할 것이다.

나는 앞서 4장에서 설명한 심폐소생술을 통해 생명을 구할 수 있기를 바랐다. 나는 이 장을 통해 이 책의 독자 중 단 한 명이라도 사망 후에 자신이 남긴 유산으로 다른 사람들의 생명을 구할 수 있게 되길 바란다. 이제 나에게는 필요하지 않는 무언가가 다른 사람들의 삶을 바꿀 수 있다는 것을 생각해 보자. 이것에 대해 생각해 봤다면 어떤 결론을 내렸든지 간에 여러분의 결정을 가족에게 말하자. 죽음이 반드시 삶의 기쁨을 훼손하는 것은 아니다. 스티븐과 크리스토퍼처럼 다른 사람들에게 희망이라는 유산을 남겨줄 수 있는 죽음이라고 할지라도.

열심히 일하고, 질문하고, 친절해라

내가 가장 흔하게 듣는 두 가지 질문이 있다. 첫 번째는 "스트레스받을 때는 어떻게 하나요?"라는 질문이다. 그다음으로 많이 하는 질문은 "어떻게 해야 일에 신경을 안 쓸 수 있어요?"이다. 그럴 때면 나는 대개는 달리기와 독서를 즐긴다고 쉽게 대답하지만, 실상은 훨씬 더 복잡하다. 최근에 열아홉 살 여학생이 심각한 부상으로 중환자실에 입원했다. 그 학생은 수업을 마친 후 자전거를 타고 집으로 돌아오는 중에 과속으로 달리던 자동차에 치였는데, 외상성 뇌 손상, 골반 골절, 흉부의 다발성 손상으로 위독했다. 중환자실 의료진은 여러 외과 전문의와 협력하여 피가 낭자한 어려운 수술을 하고, 몹시 걱정하는 가족들을 안심시키면서 몇 시간에 걸쳐 환자의 상태가 안정되도록 애썼다.

그날 저녁은 어쩔 수 없이 퇴근이 늦어졌다. 나는 집에 가기 위해 자전거를 타고 좁은 시골길을 따라 웨일스 해안 쪽으로 약 15킬로미터를 달렸다. 자전거를 타고 가는 동안 그날 잘

되었던 일, 더 잘했으면 좋았을 일들이 단편적으로 계속 떠올랐다. 가엾은 어린 학생의 삶에 일어날 극적인 변화와 그녀의 가족에 대해서 생각했다. 급회전해야 하는 모퉁이를 지날 때 브레이크를 밟으면서 내 안전이 걱정되었다. 참 힘든 날이었고 스트레스를 많이 받았다. 하지만 일반적인 의미에서 이겨낼 수 없을 만큼 심각한 스트레스는 아니었다. 사실 일하면서 의료적인 부분에서 받는 스트레스가 가장 적은 편이다. 이 책을 준비하면서 연구를 위해 내가 치료한 환자들을 몇 년이 지나 방문하는 동안 나는 의사로 일하면서 가장 진땀이 나는 순간을 여러 번 겪었는데, 나는 의사였을 때보다 방문객이 되었을 때가 더 어려웠다.

나는 통제력, 훈련, 자원이 부족할 때 스트레스를 받는다. 다수의 작은 문제가 동시에 발생할 때 스트레스가 생긴다. 그리고 무질서가 만연할 때 스트레스가 생긴다. 오늘 열아홉 살의 사이클 선수를 돌봤을 때, 나는 통제력, 적절한 훈련, 충분한 자원이 있었다. 의료계에서 스트레스는 몇 초만이 아니라 수년에 걸쳐 천천히 점진적으로 증가하기 때문에 스트레스가 매우 심해지기 전까지는 거의 알아차릴 수 없는 경우가 많다. 의료 체계의 요구를 충족하고자 하지만 그것을 이룰 수 없을 때 스트레스가 발생한다. 자전거를 타고 집에 도착했고 그제야 나는 스트레스를 받기 시작했다. 집에 돌아와서는 통제력, 훈련, 자원이 없기 때문이다. 나는 긴 하루를 끝내고 자전거에서 내린 후 이웃집 뒷마당으로 들어갔다. 이웃이 휴가를 떠나면서 그가 소중하게 여기는 오이의 상태를 내가 책임지게 되었기 때문이다. 여전히 병원 출입증을 단 채로 온실 문을 열자 상황은 더 나빠져 있었다. 오이 잎의 절반은 이웃이 보여줬을 때처럼 푸르고 싱싱해 보이지 않았다. 오히려 마르고, 푸석하고, 흰 반점으로 덮여 있었다. 오이는 말라 비틀어졌고, 나는 어떻게 해야 할지 몰랐다.

이상하게 들리겠지만, 나는 하루 중 이런 상황에서 스트레스를 많이 받는다. 내가 이렇게 말하는 것은 자전거 사고를 당한 어린 학생이 입은 부상의 심각성을 경시하려는 의도가 절대 아니다. 이 온실에서 나는 통제력, 통찰력이 부족하고, 내 주변에는 팀이 없다. 앞으로 나에게 생길 일을 해결할 지식이나 기술이 없다. 이웃과 대화를 할 수 없으니 도움을 청할 수도 없다. 물론 중환자 의학은 어려울 수 있다. 밤에 눈을 감고 있으면 내 과거와 현재의 환자들이 생각나 힘들 때가 많다. 죽은 이들도 있고, 살아 있는 이들도 있다. 하지만 이건 내 일이고, 내 삶이며, 내 선택이다. 내 이야기의 요점은 중환자 의학에만 적용되는 것이 아니라 의학 전체에 적용될 수 있다. 나는 불완전한 의료 체계에서 일하고 있다. 의료 체계가 과부하가 되면 스트레스가 발생하고 관계가 붕괴한다. 의료 체계가 압박을 받으면 나도 압박을 받는다. 이것은 일의 내재적인 특성 때문이 아니라 불완전한 체계의 내재적 특성 때문이다. 의료 체계에서 일하는 사람들이 돌봄을 받는다면, 중환자실 의사가 세계에서 가장 스트레스를 많이 받는 직업이 되진 않을 것이다. 현재 국민

보건서비스National Health Service, NHS가 받는 압박은 나를 포함한 의료 종사자들이 돌봄을 받지 못함을 뜻한다. 체계를 돌보는 것은 그 체계 종사자들을 돌보는 것이다. 종사자들을 돌보는 것은 환자를 돌보는 것이다.

나는 이 책에 '나'라는 단어가 많이 사용되었다는 사실이 불편하다. 이 책은 내가 아니라 환자들이 주인공이다. 물론 '나'의 관점에서 이야기가 전개되고, 따라서 독자들은 의사로서, 그리고 한 개인으로서의 내 삶에 환자들이 어떠한 영향을 미쳤는지를 들여다본다. 하지만 이 책에서 소개하는 특별한 중환자 의학이나 숭고한 의료인들 가운데서, 나는 가장 덜 중요한 사람이다. 지금 바로 이 순간에도 나와 같은 수십만 명의 사람들이 전 세계에서 더 중요하고 더 큰 역할을 하고 있기 때문이다.

내가 항상 지도자였던 것은 아니다. 나는 항상 이끌 수만은 없다. 나는 누군가가 나에게 두꺼운 줄을 던져 나를 이끌어주길 바란다. 내 삶에서 대부분의 시간 동안 조력자로서 사는 것은 전혀 부끄러운 일이 아니다. 지도자를 따르는 구성원의 역할은 지도자의 역할만큼이나 중요하다. 나는 집에서 내 자녀, 아내, 반려견의 추종자가 된다. 훌륭한 지도자는 이끌어야 할 때와, 그리고 더 중요하게 침묵하고 경청해야 할 때를 안다. 우리 병원에서는 의사, 환자 이송 전담 직원, 외과의, 청소부 모두 훈련을 받았고, 문제 해결 능력이 있으며, 영향을 미치거나 파괴적 혁신을 가져올 수 있다. 이들은 수동적이지 않다. 우리는 가장 도움이 필요한 이들에게 화려하지 않은 방식으로 도움을 주는 사람들에게도 똑같이 축하를 보내고 그들의 노력을 소중히 여겨야 한다.

이 책에서 소개한 이야기는 모두 특별하지만, 여기서 말하지 않은 이야기들이 훨씬 더 많다. 나는 이 책을 쓰는 동안 내가 세계 최고의 직업이라고 생각했던 의사라는 직업을 통해 세계 최고의 삶을 살 수 있게 되어 감사하다. 그리고 이 책을 통해 세계를 여행하며 나는 그동안 다른 사람들에게 중환자 의학이 무엇을 어떻게 할 수 있는지 이야기할 수 있는 기회를 간절히 기다려왔다. 나는 열다섯 살 때 내 직업 상담가인 로버트슨에게 〈엑스파일〉의 폭스 멀더 요원처럼 되는 게 꿈이라고 말한 적이 있다. 그때 로버트슨은 내 말에 적절한 답을 해주지 못했는데, 오히려 그것이 잘된 것이었다. 의료계에서 일하는 것은 멀더 요원의 일보다 훨씬 더 위험하지만 더 많은 보람을 느낄 수 있게 해주었다. 로버트슨에게 감사하다.

우리가 하는 일은 힘들다. 하지만 나는 힘들기 때문에 종종 이 일을 사랑한다. 때로는 힘든 일을 하겠다고 결정하기가 더 쉬울 때가 있다. 그리고 매일 훌륭한 사람들과 함께 일할 수 있다면 그 결정을 이행하는 것이 더욱더 쉬워진다. 국민 보건 서비스, 청소부, 구내식당 근로자, 간호사, 환자 이송 전담 직원, 의사, 물리치료사들에게 감사드린다.

이 사람들이 모두 모인다면, 놀라운 일들이 일어날 수 있다. 중환자 의학에서 반드시 첨단 의료 장비가 가장 중요한 것은 아니다. 생명을 구하는 대수술이나 의학이 중요한 것도 아니다. 1년 넘게 중증질환으로 투병하고 있는 환자를 위해 결혼식을 준비하는 중환자실 동료들 때문에 이것은 오늘날 더욱더 분명해졌다. 이 환자는 퇴원할 수 있을 만큼 건강이 회복되지 않았다. 그래서 그의 좋은 친구가 된 병원 직원들에 둘러싸여 30년 넘게 함께해온 파트너와 병원에서 결혼식을 올리게 되었다. 마지막으로 중환자 의학 분야로 진로를 고민하는 분들에게 조언을 드리자면, 열심히 일하고, 질문하고, 사람들에게 친절하라고 말하고 싶다. 세상에서 제일 좋은 직업이 될 것이다.

감사의 말

먼저 출판 경험이 없는 나에게 기회를 준 훌륭한 저작권 대리인 샬럿에게 감사드리며, 훌륭한 편집자 프리타 손더스, 샬럿 아티요와 멜리사 본드에게도 고마움을 전한다. 늘 변함없이 격려해 주시고 응원해 주신 어머니, 아버지께 감사드린다. 내게 힘든 일과를 마치고 집에 돌아올 가장 큰 이유가 되어주는 아내 앨리슨과 두 딸 이비와 아멜리아에게 고맙다는 말을 전한다. 하지만 무엇보다도 살아남아 내가 오랫동안 기억해야 할 환자들과, 죽었지만 내가 영원히 기억해야 할 환자들에게 감사하다.

나는 여러 국가를 다니면서 다른 시간대의 수많은 도시에서 커피와 건포도 빵으로 힘을 충전해 가며 이 책을 썼는데, 특별히 언급하고 싶은 곳이 세 군데 있다. 더 플러그 커피숍의 피트와 직원들 덕분에 내 삶이 훨씬 더 나아졌고, 아카데미 에스프레소의 의자는 내 불완전한 엉덩이가 남긴 자국조차 완벽하게 만들 정도로 너무나 편안했으며, 때로는 이 세상에서 제일 근사한 술집인 런던의 스카프스 바에 앉아서 내 노트북에 설치된 아름다운 소프트웨어 율리시스를 사용해 글을 썼다. 이렇게 쓴 글이 7만 단어가 넘었다.

비비의 이야기를 조사하는 데 도움을 준 앤더스 퍼너 박사, 스벤 리델, 수지 보켈룬드 한센, 나나 보켈룬드 크룬에게 감사드리며, 환자들에게 연락하는 데 귀중한 조언을 해준 줄리 하이필드 박사에게도 고맙다는 말을 전한다. 프랑크푸르트 괴테 대학교의 루이스 라이스너 세네라르 박사의 박사학위 논문에서 큰 도움을 받았다. 피터 브런들리 박사는 매우 소중한 글쓰기 벗이 되어주었고, 피지컬 코치인 로라 프로서는 내 신체적 건강뿐만 아니라 이 책의 세밀한 부분까지도 살펴봐주었다. 내 블로그에 게재된 내용을 재현할 수 있게 해준《영국의학저널》과 마크 토버트 박사에게 감사를 표한다. 사진을 제공해 준 크리스토퍼의 가족, 게티이미지, 스벤 리델, 코펜하겐대학교 의학박물관에 감사드리며, 지난 몇 년간 조언을 아끼지 않은 여러 멘토, 특히 게리 토머스 박사, 마티아스 에벌 박사, 매트 와이즈 박사에게 감사한다. 마지막으로, 초고를 검토해 준 카이 그윈넛, 스테판 리드비터, 스티브 에들린, 애나 배철러, 파하드 카파디아를 포함한 수많은 의료인께 깊은 고마움을 전한다.

참고 문헌

들어가는 말

8쪽 "다섯 명 중 한 명은 결국 중환자실에서 사망하게 되지만, 중환자 전 문의가 무엇인지조차 알지 못하는 사람이 많다." Garcia-Labattut A *et al.* [Degree of public awareness regarding intensive care units (ICUs) and intensive care physicians in Castilla y Leon]. *Med Intensiva.* 2006 Mar;30(2):45-51.

1장 중환자 의학의 세계로

17쪽 "그 결과 130명이 사망했다." Lassen, H. C. A. The Epidemic of Poliomyelitis in Copenhagen, 1952. *Proceedings of the Royal Society of Medicine* 47, 67-71 (1954).

19쪽 "이러한 노력은 작은 임시 병실에서 몇 달간 계속되었고, 이것이 세 계 최초의 중환자실이 되었다. 당시 의대생 1,500명이 자원해 여섯 달 동안 하루도 빠짐없이 비비를 포함한 수많은 환자의 공기주머니 를 눌렀다." Trubuhovich, R. V. The 1952-1953 Danish epidemic of poliomyelitis and Bjorn Ibsen. *Crit Care Resusc* 5, 312 (2003).

21쪽 "중환자 병상은 병원 전체 병상 수의 10퍼센트가 되어야 하며 수술 실과 응급 부서와 가까이 위치해야 한다." Sasabuchi, Y. *et al.* The Volume-Outcome Relationship in Critically Ill Patients in Relation to the ICU-to-Hospital Bed Ratio. *Critical Care Medicine* 43 (2015).

21쪽 "환자 질병의 중증도와 환자에게 필요한 후속 치료를 0단계에서 4단 계까지 다섯 가지로 분류할 수 있다." The Intensive Care Society. Levels of Critical Care for Adult Patients. 1-12 (2009).

24쪽 "사람들은 우리가 중환자실 의사로서 언제 어느 때라도 어떤 병이든 지 고칠 수 있고, 1만3천 개에 달하는 질환을 진단할 수 있고, 6천 가 지 약물을 사용하고 4천 가지 외과 시술을 능숙하게 해낼 것이라고 기대한다. 이러한 기대를 받으면서 자기 자신에 대해 확신할 수 없는 기분이 드는 것은 당연하다." Fitzpatrick, L. Atul Gawande: How to Make Doctors Better. *Time* (2010).

25쪽 "크림에는 활성 성분인 아스피린이 포함되어 있었다. 아스피린은 버 드나무 껍질 추출물을 이용해 만든 것으로 고대 이집트에서는 통 증 치료제로 사용되었다." Vainio, H. & Morgan, G. Aspirin for the second hundred years: new uses for an old drug. *Pharmacol. Toxicol.* 81, 151–152 (1997).

31쪽 "혁신적인 저서 『체크! 체크리스트』에서 아툴 가완디는" Gawande, A. (2010). *The Checklist Manifesto: How To Get Things Right.* New York: Metropolitan Books.

31쪽 "그가 소개한 세계보건기구의 '수술 안전 점검표'는… 수백만 명의 생명을 구했다." Haynes, A. B. *et al.* A surgical safety checklist to reduce morbidity and mortality in a global population. *N Engl J Med* 360, 491–499 (2009).

32쪽 "노벨 경제학상 수상자인 대니얼 카너먼이 쓴 삶에 관한 긍정적 저 서 『생각에 관한 생각』" Kahneman, D. (2011). Toronto: Doubleday Canada.

33쪽 "이러한 연구는 아직 진행 중이긴 하지만, 아마도 향후 10년 이내에 웨 어러블 기술을 통해 대수술 후 환자의 집중 치료를 위한 위험 예측 모 델을 개선할 수 있을 것이다." Clinical Trials Gov. Using Wearable Technology to Predict Perioperative High-Risk Patient Outcomes (STEPS). https://clinicaltrials.gov/ct2/show/NCT03328039 (2018). (Accessed: 22 September 2018).

34쪽 "중환자실이 100퍼센트 찰 정도로 수용력의 한계를 넘어 운영되어 수 술이 연기되는 경우가 너무 흔하다." Wong, D. J. N., Harris, S. K. & Moonesinghe, S. R. Cancelled operations: a 7-day cohort study of planned adult inpatient surgery in 245 UK National Health Service hospitals. *British Journal of Anaesthesia* 121, 730–738 (2018).

35쪽 "이 간단하면서도 효과적인 전략으로 이전에는 대부분 취소되었을 수 있는 수술 수백 건을 작년에 진행할 수 있었다." Cardiff and Vale NHS Trust. 'Bed free ward' in running for national award. http://www. cardiffandvaleuhb.wales.nhs.uk/news/42696 (2016). (Accessed: 22 September 2018).

35쪽   "영국에서 중환자실 하루 입원비는 무려 3천 파운드에 달한다." Halpern, N. A. & Pastores, S. M. Critical care medicine in the United States 2000-2005: An analysis of bed numbers, occupancy rates, payer mix, and costs. Critical Care Medicine 38, (2010).

36쪽   "예를 들어 분석에 따르면 중환자실에서 환자의 목숨을 구하는 데 들어간 비용은 약 4만 파운드인 반면, 혈중 콜레스테롤이 높은 환자를 스타틴제제를 사용하여 치료하는 데는 22만 파운드가 들어간다." Ridley, S. & Morris, S. Cost effectiveness of adult intensive care in the UK. Anaesthesia 62, 547-554 (2007).

36쪽   "중환자의 평균 사망률은 의료 체계, 훈련, 장비의 개선과 증거 기반 치료법 덕분에 점진적으로 감소하는 추세이다." Vincent, J.-L. et al. Comparison of European ICU patients in 2012 (ICON) versus 2002 (SOAP). Intensive Care Med 44, 337-344 (2018).

36쪽   "현재 세계적으로 집중 치료를 받는 중환자는 3천만 명이 넘으며…" Vincent, J.-L. et al에서 추정했다. International study of the prevalence and outcomes of infection in intensive care units. JAMA 302, 2323-2329 (2009).

36쪽   "증거에 따르면 집중 치료는 단순히 환자의 목숨을 구할 뿐만 아니라, 환자들이 중대 질환을 이겨내고 의미 있는 삶을 영위할 가능성을 크게 높일 수 있다." Molina, J. A. D., Seow, E., Heng, B. H., Chong, W. F. & Ho, B. Outcomes of direct and indirect medical intensive care unit admissions from the emergency department of an acute care hospital: a retrospective cohort study. BMJ Open 4, e005553 (2014).

2장 면역계

42쪽   "아마도 기분 좋게 수영을 하던 중에 감염이 되었을 것이다." 감염이 발생한 정확한 순간과 장소를 추적하는 것은 거의 불가능하다. 이는 그럴듯한 설명 중 하나이며 크리스토퍼의 가족도 그렇게 느낄 것이다.

42쪽 "…폐를 통한 감염이 가장 흔하게 발생한다." World Health Organisation. *The WHO Global Health Estimates.* WHO (2018).

43쪽 "전 세계적으로 기생충과 연충(벌레)이 인간 감염의 주요 원인이 된다." Dagher, G. A., Saadeldine, M., Bachir, R., Zebian, D. & Chebl, R. B. Descriptive analysis of sepsis in a developing country. *International Journal of Emergency Medicine* 8, 19 (2015).

43쪽 "서양에서는 바이러스와 세균, 그리고 그다음으로는 곰팡이가 가장 큰 문제를 일으킨다." Suarez De La Rica, A., Gilsanz, F. & Maseda, E. Epidemiologic trends of sepsis in western countries. *Annals of Translational Medicine* 4, 325 (2016).

44쪽 "이렇게 간단하게 식별하는 방법과 현미경 관찰 결과를 바탕으로 과학자들은 다양한 세균 유형의 가계도를 그릴 수 있게 되었다." GRAM, C. Ueber die isolirte Farbung der Schizomyceten in Schnitt-und Trockenpraparaten. *Fortschritte der Medicin* 2, 185–189 (1884).

45쪽 "…면역반응을 일으켜 패혈증이 발생했으며, 이는 조직 손상과 장기 부전을 초래했다." Singer, M. *et al.* The Third International Consensus Definitions for Sepsis and Septic Shock (Sepsis-3). *JAMA* 315, 801–810 (2016).

45쪽 "임상 훈련을 멈추고 연구 박사 과정을 마치는 데 몰두하면서 나 자신에게 던졌던 질문들에 대한 답을 찾기 위해 애썼다." Morgan, M. Immune fingerprinting in acute severe sepsis. (Cardiff University, 2014).

49쪽 "독일 과학자 로베르트 코흐가 세균설을 발표한 지 140년이 되었다." Walker, L., Levine, H. & Jucker, M. Koch's postulates and infectious proteins. *Acta Neuropathol.* 112, 1–4 (2006).

50쪽 "…지금 우리는 인간 면역계의 고급 정보 분석을 활용해 감염을 진단할 수 있는 새로운 방법을 갖추게 되었다." Zhang, J. *et al.* Machine-learning algorithms define pathogen-specific local immune fingerprints in peritoneal dialysis patients with bacterial infections. *Kidney Int.* 92, 1–13 (2017).

51쪽 "샘은 닭고기를 먹고 감염된 것으로 추정되었다." 일반적으로 가금류를 통해 전염되지만 다른 원인이 있을 수 있다.

52쪽   "…면역계의 온도가 일부 사람들은 너무 높게 설정되어 있고, 또 어떤 사람들은 낮게 설정되어 있다는 것을 알 수 있다." Petersen, L., Andersen, P. K. & Sørensen, T. I. A. Genetic influences on incidence and case-fatality of infectious disease. *PLoS ONE* 5, e10603 (2010).

53쪽   "예를 들어, BRCA1 돌연변이 유전자가 있는 여성은 그렇지 않은 여성보다 평생 유방암에 걸릴 위험이 두 배 더 크지만, BRCA1 돌연변이 유전자를 보유하고 있는 여성 중 50퍼센트는 유방암에 걸리지 않는다." Kuchenbaecker, K. B. *et al.* Risks of Breast, Ovarian, and Contralateral Breast Cancer for BRCA1 and BRCA2 Mutation Carriers. *JAMA* 317, 2402-2416 (2017).

54쪽   "2014년 일련의 대담한 실험에서 미국 연구자들은 치밀한 의학적 감독하에 그람음성균 세포벽의 주요 성분인 지질 다당류를 건강한 지원자들 몸에 주입했다." Dillingh, M. R. *et al.* Characterization of inflammation and immune cell modulation induced by low-dose LPS administration to healthy volunteers. *Journal of Inflammation* 11, 1697 (2014).

55쪽   "이후 이것은 역사상 가장 유용한 난장판이 되었다." Diggins, F. W. The true history of the discovery of penicillin, with refutation of the misinformation in the literature. *Br J Biomed Sci* 56, 83-93 (1999).

56쪽   "이 우연한 실수는 그 후 90년간 전 세계적으로 약 2억 명의 목숨을 구할 수 있었다." http://www.newworldencyclopedia.org/entry/Alexander_Fleming

56쪽   "뉴욕에서 온 33세의 간호사 앤 밀러가 최초로 이 새로운 약물로 치료받기까지" Rothman, L. This Is What Happened to the First American Treated With Penicillin. *Time* (2916).

57쪽   "심지어는 플라스미드라고 하는 단백질 꾸러미의 운동을 통해 내성이 없는 다른 세균에게 내성 유전자가 전달될 수도 있다." Turner, P. E. *et al.* Antibiotic resistance correlates with transmission in plasmid evolution. *Evolution* 68, 3368-3380 (2014).

58쪽   "새로 발견된 항생제 유형은 테익소박틴이 유일하다." Fiers, W. D., Craighead, M. & Singh, I. Teixobactin and Its Analogues: A New

Hope in Antibiotic Discovery. *ACS Infect Dis* 3, 688–690 (2017).

58쪽   "세계보건기구는 세계의 안전을 위협하고… 가장 큰 걸림돌이 되는 것이 항생제 내성이라고 강조했다." http://www.who.int/news-room/fact-sheet/detail/antibiotic-resistance

58쪽   "새로운 항생제 개발 지원을 위한 국제사회의 노력" Kmietowicz, Z. Few novel antibiotics in the pipeline, WHO warns. *BMJ* 358, j4339 (2017).

59쪽   "항생제 투여가 한 시간이라도 지연될 경우 사망 확률이 거의 8퍼센트 증가한다" Kumar, A. *et al.* Initiation of inappropriate antimicrobial therapy results in a fivefold reduction of survival in human septic shock. *Chest* 136, 1237–1248 (2009). 널리 인용되고는 있지만, 주요 패혈증 연구자 중 많은 이들이 이 결과에 의문을 제기한다. 이에 대한 매우 훌륭한 요점은 다음의 문헌에서 찾을 수 있다. Singer, M. Antibiotics for Sepsis: Does Each Hour Really Count, or Is It Incestuous Amplification? *American Journal of Respiratory and Critical Care Medicine* 196, 800–802 (2017).

60쪽   "이러한 이론적 우려에도 불구하고, 국제적인 지침은 중증 감염자에게 항생제를 조기에 투여하고, 감염병터를 제거하는 '원천 통제'가 최대한 빨리 이루어질 것을 권장한다." Singer, M. *et al.* The Third International Consensus Definitions for Sepsis and Septic Shock (Sepsis-3). *JAMA* 315, 801–810 (2016).

63쪽   "프란체스코회 수도사였던 윌리엄이 창안한 '오컴의 면도날'은 의학에서 선호되는 원칙이다." Whyte, M. B. An argument against the use of Occam's razor in modern medical education. *Med Teach* 40, 99–100 (2018).

66쪽   "독일의 면역학자이자 노벨상 수상자인 파울 에를리히는 면역계의 자기 파괴에 대한 혐오감을 설명하는 '자가독성공포'라는 용어를 만들었다." Horror Autotoxicus and Other Concepts of Paul Ehrlich. *JAMA* 176, 50–51 (1961).

66쪽   "특히 1989년 면역학자인 데이비드 스트라찬이 발표한 '위생 가설'은 이후 진행된 응용 연구에서 지침이 되었다." Strachan, D. P. Family size, infection and atopy: the first decade of the 'hygiene hypothesis'. *Thorax* 55, S2–S10 (2000).

3장 피부와 뼈

76~77쪽 "총 28명의 환자가 입원했다. 이들 환자를 치료하기 위해서 선구적 외과의 피오나 우드가 스프레이 온 스킨 기법을 개발했다." Wood, F. M., Stoner, M. L., Fowler, B. V. & Fear, M. W. The use of a non-cultured autologous cell suspension and Integra dermal regeneration template to repair full-thickness skin wounds in a porcine model: a one-step process. *Burns* 33, 693‐700 (2007).

79쪽 "이들 생명체의 서식지인 피부를 소독제로 깨끗이 닦으면 12시간 후에 마치 타임머신을 사용한 것처럼 정확하게 똑같은 미생물 지문이 재생성된다." Fierer, N. *et al.* Forensic identification using skin bacterial communities. *Proc. Natl. Acad. Sci. U.S.A.* 107, 6477‐6481 (2010).

84쪽 "이러한 관점은 "자유의지는 환상"이라고 말한 샘 해리스의 견해로도 뒷받침된다." Harris, S. *Free Will*. (Simon & Schuster, 2012).

84쪽 "뇌에서 인지를 담당하는 영역을 스캔하는 기능적 MRI 연구에 따르면, '우리'가 결정을 내린다는 것을 우리가 인식하기 훨씬 전에 이미 잠재의식적으로 우리의 선택이 미리 결정된다." Hallett, M. Volitional control of movement: the physiology of free will. *Clin Neurophysiol* 118, 1179‐1192 (2007).

87쪽 "IBM의 슈퍼컴퓨터 왓슨과 같은 기계가 개발되면서 인간의 통합 능력조차 대체될 수 있다." Goetz, L. H. & Schork, N. J. Personalized medicine: motivation, challenges, and progress. *Fertil. Steril.* 109, 952‐963 (2018).

89쪽 "3월 첫 주말… 영국에 35년 만에 가장 큰 폭설이 내리면서 날씨로 인한 사망자가 16명에 이르렀다." http://en.wikipedia.org/wiki/2018_Great_Britain_and_Ireland_cold_wave

89쪽 "중환자실은 그 어느 때보다 바쁜 시기를 보냈고, 의료 대응 역량은 평상시의 150퍼센트 이상이 요구되었다." Campbell, D. NHS intensive care units sending patients elsewhere due to lack of beds. *The Gaurdian* (2018).

90쪽 ""상황을 더는 바꿀 수 없게 되면, 우리는 자기 자신을 변화시켜야 하는 도전에 직면한다"" Frankl, V. E. (2006). *Man's Search for*

Meaning. Boston: Beacon Press.

92쪽   "경영관리법으로 병원의 위기를 해결할 수 있다고 말한다." Westwood, N. *Going Lean in the NHS.* NHS England (2007).

96쪽   "전 세계적으로 매일 3천 명이 넘는 사람들이 교통사고로 사망하며, 이는 연간 130만 명에 해당한다." WHO. *Road traffic injuries.* World Health Organisation (2018).

96쪽   "서양에서 도로 안전이 꾸준히 개선되고 있지만, 저소득 국가와 중간 소득 국가에서는 그렇지 못하다. 이들 국가는 전 세계 차량의 절반만 보유하고 있지만, 교통사고 사망은 전 세계 비율의 90퍼센트 이상을 차지한다." 이 수치는 모두 앞서 언급한 자료에서 발췌했다.

96~97쪽   "수혈의 발전은 제1차 세계대전이 낳은 가장 중요한 의학적 성과 중 하나이다." Giangrande, P. L. F. The history of blood transfusion. *Br J Haematol* 110, 758–767 (2000).

4장 심장

106쪽   "그녀는 처음으로 판사를 그의 이름으로 불렀다." 익명성을 유지하기 위해 이름을 사용하지 않았다. 판사는 사실에 엄격한 사람이라 단순히 가명을 사용함으로써 그의 이야기를 윤색하지 않으려 했다.

107쪽   "…사실은 생존 사슬의 핵심 요소이다." Rao, P. & Kern, K. B. Improving Community Survival Rates from Out-of-Hospital Cardiac Arrest. *Curr Cardiol Rev* 14, 79–84 (2018).

107쪽   "매년 영국에서 3만 명의 사람들이 심정지로 갑자기 쓰러진다." Perkins, G. D. & Brace-McDonnell, S. J. The UK Out of Hospital Cardiac Arrest Outcome (OHCAO) project. *BMJ Open* 5, e008736 (2015).

107쪽   "그 20명 중 2명만이 상대적으로 정상적인 삶으로 돌아갈 수 있다." Perkins, G. D. *et al.* A Randomized Trial of Epinephrine in Out-of-Hospital Cardiac Arrest. *N Engl J Med* 379, 711–721 (2018).

108쪽   "CPR은 다른 선택적 치료법과 비교해 가장 효과적이지 않음에도 불구하고, CPR 포기에 대해서는 일반 대중들 사이에서 논란의 여지가 많다." O'Brien, H. *et al.* Do-not-attempt-resuscitation (DNAR) orders: understanding and interpretation of their use in the hospitalised patient in Ireland. A brief report. *J Med Ethics* 44, 201–203 (2018).

109쪽 "바빌로니아 탈무드의 이야기에서 밝혀졌듯이, 호흡을 위한 개방된 통로를 확보하는 것이 CPR의 가장 오래된 구성 요소이다. 이 이야기에서는 목에 상처가 난 어린양의 기도에 구멍을 내고, 그 구멍에 속이 빈 갈대를 삽입하여 이 양의 목숨을 살렸다." Rodkinson, M. L. *The Babylonian Talmud, Book* 1, (*Vols. I and II*). (Pinnacle Press, 2017).

109쪽 "볼펜이나 빨대와 같은 다양한 물건들이 생명을 구하는 데 사용되기도 한다." Onrubia, X., Frova, G. & Sorbello, M. Front of neck access to the airway: A narrative review. *Trends in Anaesthesia and Critical Care* 22, 45–55 (2018).

109쪽 "익수로 인한 사망을 막기 위해 1768년 설립된 네덜란드 휴메인 소사이어티는 물에 빠졌던 환자를 통에 넣어 거꾸로 굴리는 신기한 방법을 권장했다." Lee, R. V. Cardiopulmonary resuscitation in the eighteenth century. A historical perspective on present practice. *J Hist Med Allied Sci* 27, 418–433 (1972).

110쪽 "산소가 부착된 공기주머니의 사용은 1500년대에 권장되었던, 환자의 콧구멍과 항문에 풀무를 끼우는 기법에서 발전한 것이다. (여기서 거짓말로 비위를 맞춘다는 뜻의 '엉덩이에 연기 피워올리다'라는 표현이 생겼다.)" Ball, C. M. & Featherstone, P. J. Early resuscitation practices. *Anaesth Intensive Care* 44, 3–4 (2016).

110쪽 "…구강 대 구강 호흡을 사용하여 광부 제임스 블레어를 소생시키면서…" Trubuhovich, R. V. History of Mouth-to-Mouth Rescue Breathing. Part 1. *Crit Care Resusc* 7, 257 (2005).

111쪽 "이 우스꽝스러운 호흡법은 아서 코난 도일의 「증권 거래소 직원」에서도 등장한다. 홈스는 어느 사업주가 바지 멜빵에 목이 매달린 채로 있는 것을 발견하게 되는데, 왓슨이 그의 팔을 들어올려 흉부에 압력을 가해 그의 목숨을 구했다." Doyle, A. C. *The Memoirs of Sherlock Holmes* (*illustrated*). (Clap Publishing, LLC., 2018).

111~112쪽 "이후 오스트리아 의사 피터 사파르와 미국인 의사 제임스 엘람이 소생술에 대한 광범위한 연구를 진행했다." Ball, C. M. & Featherstone, P. J. *op cit.*

112쪽 "···전기가 인체에 미치는 영향을 연구했다." Kouwenhoven, W. B., Langworthy, O. R., Singewald, M. L. & Knickerbocker, G. G. Medical Evaluation of Man Working in AC Electric Fields. *IEEE Transactions on Power Apparatus and Systems* PAS-86, 506-511 (1967).

113쪽 "외딴 지역에도 드론으로 자동제세동기를 운송할 수 있기 때문에 구급차가 바로 도착하지 못하는 경우 응급조치 지연으로 인한 사망을 막아 생명을 구할 수 있다." Boutilier, J. J. *et al.* Optimizing a Drone Network to Deliver Automated External Defibrillators. *Circulation* 135, 2454-2465 (2017).

113쪽 "2017년에 웨일스 항공 응급 팀에 있던 의대 동료 중 한 명은 길가에서 환자의 목숨을 구하기 위해 심장 절개 수술을 하기도 했다." Boutilier, J. J. *et al.* National Award for Rare Life-Saving Medical Procedure. *Circulation* 135, 2466-2469 (2017).

113쪽 "또 어느 프랑스 의료 팀은 모나리자가 묵묵히 내려다보는 파리 루브르 박물관 한복판에서 심정지가 온 환자에게 휴대용 심장 바이패스 기기를 연결하기도 했다." Lamhaut, L. *et al.* Extracorporeal Cardiopulmonary Resuscitation (ECPR) in the Prehospital Setting: An Illustrative Case of ECPR Performed in the Louvre Museum. *Prehosp Emerg Care* 21, 386-389 (2017).

115쪽 "내 동료이자 완화치료 의사인 마크 타우버트는 이 주제에 관한 사회적 논의를 활성화하기 위해 'Talk CPR'이라는 이니셔티브를 시작했다. 이 프로젝트는 생명을 제한하는 질환에 걸린 사람들이 소생술에 대해 대화할 것을 장려했다." 이에 대한 더 많은 자료는 http//talkcpr.com 에 있다.

115쪽 "그리고 타우버트는 데이비드 보위가 사망한 후 보낸 공개서한에서 사람들이 죽음에 대처할 수 있도록 도와준 데 감사를 표했다." Vincent, A. Watch Jarvis Cocker read a letter to David Bowie: 'We wondered whether anyone was holding your hand'. *Daily Telegraph* (2016).

115~116쪽 "일반인이 심정지가 온 사람에게 CPR을 할 수 있다면 매일 수천 명의 목숨을 구할 수 있다." Lindner, T. W., Søreide, E., Nilsen, O. B., Torunn, M. W. & Lossius, H. M. Good outcome in every fourth resuscitation attempt is achievable-an Utstein template report from the Stavanger region. *Resuscitation* 82, 1508-1513 (2011).

119~120쪽 "이것은 CPR이 효과적이었기 때문에 그의 뇌에 혈액이 공급될 수 있었음을 보여주는 것이어서 오히려 다행이었다." Hellevuo, H. *et al*. Deeper chest compression - more complications for cardiac arrest patients? *Resuscitation* 84, 760-765 (2013).

121쪽 "현재 이 문제를 증명하기 위해서 국제적인 차원에서 대규모 임상시험이 진행되고 있다." Nielsen, N. *et al*, Targeted Temperature Management at 33℃ versus 36℃ after Cardiac Arrest. *N Engl J Med*. Massachusetts Medical Society; 2013 Dec 5;369(23):2197-206.

123쪽 "놀랍게도 크든 작든 간에 지구상의 거의 모든 포유류가 평균수명과 심장박동수 사이에 반비례 관계를 유지한다." Levine, H. J. Rest heart rate and life expectancy. *J. Am. Coll. Cardiol*. 30, 1104-1106 (1997).

123쪽 "대왕고래의 분당 심장박동수는 단 6회이지만, 평균수명은 100년이 넘는다." Ponganis, P. J. & Kooyman, G. L. Heart Rate and Electrocardiogram Characteristics of a Young California Gray Whale (*Eschrichtius robustus*) *Marine Mammal Science* 15, 1198-1207 (2006).

123쪽 "증상이 비교적 경미한 심부전을 앓고 있어서 병원에 입원하지 않고 집에서 치료하는 사람들은 일부 암 환자보다 기대수명이 더 짧다." Stewart, S., MacIntyre, K., Hole, D. J., Capewell, S. & McMurray, J. J. More 'malignant' than cancer? Five-year survival following a first admission for heart failure. *Eur. J. Heart Fail*. 3, 315-322 (2001).

124쪽 "보통의 경우 6분간 성관계가 지속되는 동안(물론 '보통의 경우'라는 말은 이것과는 다른 경우도 있다는 뜻이다), 심장박동수는 400회에서 1,000회 이상으로 증가한다." Corty, E. W. & Guardiani, J. M. Canadian and American sex therapists' perceptions of normal and abnormal ejaculatory latencies: how long should intercourse last? *J Sex Med* 5, 1251-1256 (2008).

124쪽 "…이러한 생리학적 변화는 임신 5주 차부터 시작된다." Hunter, S. & Robson, S. C. Adaptation of the maternal heart in pregnancy. *Br Heart J* 68, 540-543 (1992).

126쪽 "심부전 사례의 90퍼센트 이상이 고혈압, 비만, 흡연, 허혈성 심장질환 등의 만성질환을 가진 환자들에게서 나타난다." Piepoli, M. F. *et al.* Main messages for primary care from the 2016 European Guidelines on cardiovascular disease prevention in clinical practice. *Eur J Gen Pract* 24, 51–56 (2018).

128쪽 "…포유류가 진화하는 과정에서…" Chuong, E. B. Retroviruses facilitate the rapid evolution of the mammalian placenta. *Bioessays* 35, 853–861 (2013).

131쪽 "1628년 윌리엄 하비가 혈액순환을 처음으로 발견한 이후 의학계는 오랫동안 심장에 매료되어왔다." Harvey, W. & Bowie, A. *On the Motion of the Heart and Blood in Animals*, Volumes 1–3. (Palala Press, 2018).

131쪽 "…그의 몸에 이식된 기계식 펌프 두 개가 심장의 기능을 한다." Pirk, J. *et al.* Total artificial heart support with two continuous-flow ventricular assist devices in a patient with an infiltrating cardiac sarcoma. *ASAIO J.* 59, 178–180 (2013).

132쪽 "…심장이식 수술을 받기 위해서는 거의 3년을 기다려야 한다." NHSBT. *Organ Donation and Transplantation Activity Report 2017/18.* *NHSBT* (2018).

132쪽 "이것은 인간에게 행해진 최초의 심장이식 수술이었으며…" Cooper, D. K. C. A brief history of cross-species organ transplantation. *Proc (Bayl Univ Med Cent)* 25, 49–57 (2012).

132쪽 "하지만, 대부분의 전문가는 아직 2년에서 5년 정도는 더 있어야 할 것으로 예상하며, 유전적으로 조작된 돼지와 인간 간의 신장이식이 먼저 성공해야 할 것으로 보고 있다." Servick, K. Xenotransplant advances may prompt human trials. *Science* 357, 1338–1338 (2017).

133쪽 "…18세 여성이 '철 심장' 기계를 사용한 심장 수술을 받고 살아났다." Passaroni, A. C., Silva, M. A. de M. & Yoshida, W. B. Cardiopulmonary bypass: development of John Gibbon's heart-lung machine. *Rev Bras Cir Cardiovasc* 30, 235–245 (2015).

5장 폐

141쪽 ""나는 금을 연기처럼 사라지게 만든 사람은 많이 보았지만, 연기를 금으로 바꾼 사람은 당신이 처음입니다."" S.A. Bent, comp. Familliar Short Sayings of Great Men. 1887.

142쪽 "매년 흡연으로 인한 사망자 수는 약 800만 명에 달하며, 그중 10퍼센트는 간접흡연으로 인한 것이다." National Center for Chronic Disease Prevention and Health Promotion (US) Office on Smoking and Health. The Health Consequences of Smoking—50 Years of Progress: A Report of the Surgeon General. (2014).

142쪽 "사망자 5명 중 1명은 담배와 관련이 있으며, 흡연자는 비흡연자보다 10년 일찍 사망하는 것으로 나타났다." ibid.

142쪽 "그중 담배 관련 사례는 15퍼센트인 반면, 술은 9퍼센트, 불법 마약은 5퍼센트이다." Jolivot, P.-A. et al. An observational study of adult admissions to a medical ICU due to adverse drug events. Ann Intensive Care 6, 9 (2016).

143쪽 "…160년 전 영국 의사인 존 스노우가 그린 지도를 보면 훨씬 더 많은 정보가 담겨 있음을 알게 될 것이다." Hajna, S., Buckeridge, D. L. & Hanley, J. A. Substantiating the impact of John Snow's contributions using data deleted during the 1936 reprinting of his original essay On the Mode of Communication of Cholera. Int. J. Epidemiol. 44, 1794–1799 (2015).

151쪽 "…만성폐쇄성폐질환이 발생한 경우 생명 유지 장치가 필요하게 될 상황을 예방하고 환자의 생존 가능성을 높일 수 있다." Quinnell, T. G., Pilsworth, S., Shneerson, J. M. & Smith, I. E. Prolonged invasive ventilation following acute ventilatory failure in COPD: weaning results, survival, and the role of noninvasive ventilation. Chest 129, 133–139 (2006).

153쪽 "카페인은 자연적으로 발생하는 포스포디에스테라제 억제제로서, 의료시설이 없는 시골 지역에서 폐의 수축을 치료하기 위해 사용될 수 있다." Johnson, C. & Winser, S. Oxford Handbook of Expedition and Wilderness Medicine. (Oxford University Press, USA, 2015).

159쪽 "…의료 연구에서 무작위 배정 임상시험을 확립했다." Hill, G. B. Archie

Cochrane and his legacy. An internal challenge to physicians' autonomy? *Journal of clinical epidemiology* 53, 1189–1192 (2000).

159쪽 "···내가 하는 일 중 90퍼센트가 임상시험 증거에 기반하지 않는다." Zhang, Z., Hong, Y. & Liu, N. Scientific evidence underlying the recommendations of critical care clinical practice guidelines: a lack of high level evidence. *Intensive Care Med* 44, 1189–1191 (2018).

160쪽 "만약 청진기가 오늘 발명된 것이라면, 현재 의료기기 승인 기준에 따라 평가했을 때 그 기준을 통과하지 못할 가능성이 높다." Hubmayr, R. D. The times are a-changin': should we hang up the stethoscope? *Anesthesiology* 100, 1–2 (2004).

162쪽 "수많은 신문 기사에서 보도하듯이 '겨울 위기'는 '위기'로 바뀌었다." Marsh, S. NHS is facing year-round crisis, says British Medical Association. (2018).

162쪽 "···10개 중 단 1개만이 확고한 증거로 뒷받침되는···" Zhang, Z., Hong, Y. & Liu, N. Scientific evidence underlying the recommendations of critical care clinical practice guidelines: a lack of high level evidence. *op cit.*

162~163쪽 "환자가 연구를 진행하는 병원에서 치료를 받으면, 그렇지 않은 병원에서 치료를 받는 것보다 생존할 가능성이 더 높다." Ozdemir, B. A. *et al.* Research activity and the association with mortality. *PloS ONE* 10, e0118253 (2015).

164쪽 "···안전하고 효과적인 백신을 생산함으로써···" Stefanelli, P. & Rezza, G. Impact of vaccination on meningococcal epidemiology. *Hum Vaccin Immunother* 12, 1051–1055 (2016).

164쪽 "예를 들어, 우리 부서에서는 판사처럼 심정지가 온 환자의 체온을 낮춰야 하는 상황에서 최적온도를 연구하기 위해 국제 임상시험을 하고 있다." Nielsen, N. *et al. op cit.*

166쪽 "전 세계에서 이러한 접근법을 채택한 임상시험들이 이미 장기적으로 긍정적이고 실질적인 효과를 가져왔다." CRASH-2 trial collaborators *et al.* Effects of tranexamic acid on death, vascular occlusive events, and blood transfusion in trauma patients with significant haemorrhage (CRASH-2): a randomised, placebo-controlled trial. *The Lancet* 376, 23 - 32 (2010).

166쪽   "전체 임상 연구 중에서 연구가 최종적으로 완료되는 경우는 절반
에 그치며, 임상시험 결과 중에서 3분의 1은 발표가 되지 않는다."
Goldacre, B. Are clinical trial data shared sufficiently today? No.
BMJ 347, f1880 - f1880 (2013).

166쪽   "또, 임상 연구가 완료되었어도 독자가 2명 이상인 경우는 겨우 절반
에 불과하다." Smith, R. The trouble with medical journals. *J R Soc
Med* 99, 115 - 119 (2006).

166쪽   "…의학 저널 산업 자체가 완전히 사라져야 한다고 주장했다." Smith,
R. *ibid.*

168쪽   "고 케이트 그레인저는 이러한 사실을 인정한 영국 의사로 많은 사람
에게 영감을 주었다." Granger, K. Healthcare staff must properly
introduce themselves to patients. *BMJ* 347, f5833 - f5833 (2013).

168~169쪽 "…영국에는 인공호흡기에 의지하며 집에서 치료받는 환자의 수가
3천 명에 달하는 것…" Lloyd-Owen, S. J. *et al.* Patterns of home
mechanical ventilation use in Europe: results from the Eurovent
survey. *Eur. Respir. J.* 25, 1025 - 1031 (2005).

170쪽   "불과 몇 시간 만에 근육이 손실될 수 있기 때문이다." Puthucheary, Z. A.
et al. Acute skeletal muscle wasting in critical illness. *JAMA* 310,
1591 - 1600 (2013).

172~173쪽 "오늘날 환자가 중환자실에 입원하는 주요 원인인 패혈증을 이겨내
고 생존할 가능성은 15년 전보다 두 배 증가했다." Stevenson, E. K.,
Rubenstein, A. R., Radin, G. T., Wiener, R. S. & Walkey, A. J. Two
Decades of Mortality Trends Among Patients With Severe Sepsis.
Critical Care Medicine 42, 625 - 631 (2014).

173쪽   "동네에서 심정지를 겪은 후 집에 돌아갈 수 있는 가능성은 10년 전
보다 25퍼센트 더 높아졌다." Daya, M. R. *et al.* Out-of-hospital
cardiac arrest survival improving over time: Results from the
Resuscitation Outcomes Consortium (ROC). *Resuscitation* 91,
108 - 115 (2015).

6장 뇌

179쪽 "이 척도는 1974년… 제넷 교수와 티스데일 박사가 개발했다." Teasdale,
G. & Jennett, B. Assessment of coma and impaired consciousness.
A practical scale. *The Lancet* 2, 81-84 (1974).

182~183쪽 "마이클 잭슨의 주치의 콘래드 머레이가 프로포폴을 마이클 잭슨
에게 투여했고, 이 흰색의 멀건 유화액이 부작용을 일으켜 세계 최
고의 팝 스타가 사망했다." http://i2.cdn.turner.com/cnn/2010/
images/02/09/mj_autopsy.pdf.

183쪽 "그 대신, 머레이는 잭슨을 혼자 두고 화장실을 다녀왔다." http://
www.omicsonline.org/the-michael-jacson-autopsy-insights-
provided-by-a-forensic-anethesiologist-2157-7145.1000138.pdf.

184쪽 "병원에 도착한 뒤에 이런 드문 현상을 경험하는 것보다 병원에 가
는 길에 버스에 치일 가능성이 훨씬 더 크다." Walker, E. M. K., Bell,
M., Cook, T. M., Grocott, M. P. W. & Moonesinghe, S. R. Patient
reported outcome of adult perioperative anaesthesia in the
United Kingdom: a cross-sectional observational study. *British
Journal of Anaesthesia* 117, 758-766r (2016).

190쪽 "나의 영웅 말콤 글래드웰은 저서 『블링크』에서…" Gladwell, M.
Blink. (Hachette UK, 2007).

190쪽 "(이 책은 노벨 경제학상 수상자인 대니얼 카너먼과 고인이 된 그의 동료 아모
스 트버스키가 발견한 현상을 바탕으로 한다.)" Kahneman, D. & Tversky,
A. On the reality of cognitive illusions. *Psychol Rev* 103, 582-91-
discusion 592-6 (1996).

192쪽 "이후 달은 전투기 조종사로서 제2차 세계대전에 참전했다. 이집트
사막에서 글로스터 글래디에이터 복엽기가 경착륙하면서 코가 부
러지고 두개골이 골절되면서 혼수상태에 빠져 거의 죽을 뻔했다."
Storyteller: The Life of Roald Dahl. Donald Sturrock (William
Collins, 2016).

193쪽 "효과적인 백신이 아직 개발되지 않은 상황에서, 달은 아들 테오를 위
해 미국에서 감마글로불린을 수입하려고 준비 중인 리스터 예방의학
연구소의 소장인 매부를 통해 감마글로불린 1회 용량을 확보했다."
ibid.

193쪽 "홍역 바이러스가 그녀의 뇌까지 퍼지면서 섬세한 조직처럼 얇은 내막에 염증과 뇌염을 일으켰기 때문이었다." *ibid*.

194쪽 "지금까지도 공중보건 당국은 홍보 캠페인에 달의 글을 인용한다." Baddeley, A. Roald Dahl's measles warning inspires parents. *Daily Telegraph* (2015).

195쪽 "2013년에서 2018년까지 유럽 전역에서 홍역 감염률이 300퍼센트 이상 증가했다." Boseley, S. WHO warns over measles immunisation rates as cases rise 300% across Europe. *The Gaurdian* (2018).

195쪽 ""당연히 하루에 한 시간만으로는 충분하지 않다. 만약에 어린 학생이 매일 한 시간 동안만 학교에서 수업을 듣는다면 도대체 학생에게 무엇을 가르칠 수 있단 말인가?"" Sturrock, D. *op cit*.

196쪽 "'천천히 끈기를 가지고 매우 끈질기게'" *Roald Dahl's Marvellous Medicine*, Tom Solomon, Liverpool University Press, 2016.

196쪽 "…이 책은 뇌졸중 협회가 설립되는 데 크게 기여했다." Neal, P. *As I am*. (Simon & Schuster, 2011).

198쪽 "미국 신경과학자 매슈 워커는 그의 굉장한 책 『우리는 왜 잠을 자야 할까』에서 이러한 대가를 인간의 언어로 아름답게 해석하면서 동시에 인간에게 필수적인 수면 이면에 숨겨진 과학에 관해 설명한다." Walker, M. P. (2017) *Why We Sleep: Unlocking the power of sleep and dreams* (First Scribner hardcover edition.). New York: Scribner.

198쪽 "수년간 야간 근무를 한 후에 유방암에 걸린 덴마크 야간 근무자들은 이러한 증거를 바탕으로 보상을 받았다." Danish night shift workers with breast cancer awarded compensation. *BMJ* 2009;338:b1152.

199쪽 "로렌은 이 야간 근무의 로테이션을 끝내지 못했다. 그녀는 2011년 9월 17일 스코틀랜드의 가장 혼잡한 고속도로에서 졸음운전 때문에 비극적으로 사망했다." Facts from a discussion with her dad, Brian Connelly and from Worked to death - exhausted young doctor veers off road and dies after gruelling nightshift, *Daily Record*, Sthphen Stewart, 16/10/2011.

199쪽 "…7시간 잠을 잔 사람보다 교통사고가 날 확률이 12배 더 높아진다." Liu, S.-Y., Perez, M. A. & Lau, N. The impact of sleep disorders on driving safety-findings from the Second Strategic Highway Research Program naturalistic driving study. *Sleep* 41, 298 (2018).

202~203쪽 "중환자실 환자 중 80퍼센트가 언젠가는 섬망을 경험하기…" Ouimet, S., Kavanagh, B. P., Gottfried, S. B. & Skrobik, Y. Incidence, risk factors and consequences of ICU delirium. *Intensive Care Med* 33, 66-73 (2007).

207쪽 "헤모글로빈 농도를 정상 수준으로 올리기 위해 수혈을 했지만 부작용으로 오히려 더 많은 환자가 사망에 이르는 결과가 초래될 수 있다." Chohan, S. S., McArdle, F., McClelland, D. B. L., Mackenzie, S. J. & Walsh, T. S. Red cell transfusion practice following the transfusion requirements in critical care (TRICC) study: prospective observational cohort study in a large UK intensive care unit. *Vox Sang.* 84, 211-218 (2003).

207쪽 "…폐가 안 좋은 환자에게 많은 양의 산소를 공급하다가 이로 인해 더 많은 사망자가 발생하기도 한다." Panwar, R. *et al.* Conservative versus Liberal Oxygenation Targets for Mechanically Ventilated Patients. A Pilot Multicenter Randomized Controlled Trial. *American Journal of Respiratory and Critical Care Medicine* 193, 43-51 (2016).

208쪽 "일반적으로 더 많은 사람을 살리기는 하지만, 대체로 심각한 중증 장애가 생길 가능성이 크다." Cooper, D. J. *et al.* Decompressive Craniectomy in Diffuse Traumatic Brain Injury. *N Engl J Med* 364, 1493-1502 (2011).

209쪽 "플라스틱 호흡관 주위에 세균이 생성한 젤 같은 물질(생물막)이 형성된다." Sands, K. M. *et al.* Respiratory pathogen colonization of dental plaque, the lower airways, and endotracheal tube biofilms during mechanical ventilation. *J Crit Care* 37, 30-37 (2017).

7장 위장관

221쪽 "알코올은 담배와 더불어 우리가 중환자실에서 접하는 가장 위험한 기분 전환용 약물이다." Secombe, P. J. & Stewart, P. C. The impact of alcohol-related admissions on resource use in critically ill patients from 2009 to 2015: an observational study. *Anaesth*

Intensive Care 46, 58-66 (2018).

224쪽 "전 세계적으로 간염이 간 질환의 주요 원인인 반면, 서양에서는 알코올 남용이 간 질환의 주요 원인이라는 사실은 놀라운 일이 아니다." Bernal, W., Auzinger, G., Dhawan, A. & Wendon, J. Acute liver failure. *The Lancet* 376, 190-201 (2010).

224쪽 "간 질환 환자 중 3분의 1 이상이 알코올 섭취로 인해 질환이 생겼으며…" *ibid.*

224쪽 "…간이식 수술 2건 중 1건은 알코올 남용으로 생긴 간 질환 때문이다." European Liver Transplant Registry. Available at: http://www.eltr.org/Specific-results-by-disease.html. (Accessed: 1st October 2018)

224쪽 "…알코올성 간 질환으로 인한 사망자 수는 당뇨병과 교통사고 사망자 수를 합친 것보다 더 많다고 추정된다." Facts About Liver Disease - British Liver Trust.

229쪽 "환자의 근육량은 3일 안에 많게는 20퍼센트까지 소실될 수 있다." Puthucheary, Z. A. *et al.* Acute skeletal muscle wasting in critical illness. *JAMA* 310, 1591-1600 (2013).

229쪽 "…인공호흡기가 수행하는 기계적 작업으로 인공호흡기를 사용한 지 단 24시간 만에 횡격막이 얇아진다." Facts About Liver Disease, *op cit.*

229~230쪽 "때때로 환자를 진단하는 데 동물원의 동물들을 위해 고안된 신체 스캐너를 이용하기도 한다." Hawley, P. C. & Hawley, M. P. Difficulties in diagnosing pulmonary embolism in the obese patient: A literature review. *Vasc Med* 16, 444-451 (2011).

230쪽 "'저지방'의 대안을 제시하는 캠페인은 오해의 소지가 있었고… 비만율을 높이는 데 일조했을 수 있다." Ludwig, D. S. *Always Hungry?* (Hachette UK, 2016).

230쪽 "…지방으로 대체하면서…" Bazzano, L. A. *et al.* Effects of low-carbohydrate and low-fat diets: a randomized trial. *Ann. Intern. Med.* 161, 309-318 (2014).

230쪽 "…설탕을…" Siri-Tarino, P. W., Sun, Q., Hu, F. B. & Krauss, R. M. Meta-analysis of prospective cohort studies evaluating the association of saturated fat with cardiovascular disease. *Am. J.*

Clin. Nutr. 91, 535-546 (2010).

232쪽   "1932년에 뉴욕의 의사인 버릴 크론의 이름을 따서 명명된…" Geller, S. A. in *Encyclopedia of Pathology* (ed. van Krieken, J. H. J. M.) 1-4 (Springer International Publishing, 2016).

233쪽   "…환경적인 감염, 유전적 성향, 생활습관 등이 원인일 가능성이 높다." Sartor, R. B. Mechanisms of disease: pathogenesis of Crohn's disease and ulcerative colitis. *Nat Clin Pract Gastroenterol Hepatol* 3, 390-407 (2006).

235쪽   "개복술이 중증질환으로 이어지는 것은 매우 흔한 일이다." Saunders, D. I. *et al.* Variations in mortality after emergency laparotomy: the first report of the UK Emergency Laparotomy Network. *British Journal of Anaesthesia* 109, 368-375 (2012).

238쪽   "종합 영양 수액은 1969년 대장암에 걸린 신생아를 치료하기 위해 처음 사용되었다." Dudrick, S. J. History of parenteral nutrition. *J Am Coll Nutr* 28, 243-251 (2009).

241쪽   "오늘날 개복술 후 생존할 가능성은 40년 전보다 두 배로 높아졌다." Palmberg, S. & Hirsjärvi, E. Mortality in Geriatric Surgery. *Gerontology* 25, 103-112 (1979).

241쪽   "우리는 인간의 우주탐사 경험을 통해 신체가 극심한 긴장 상태에 있을 때 근육에 영양을 공급하고 유지하는 방법에 대해 배웠다." Hides, J. *et al.* Parallels between astronauts and terrestrial patients - Taking physiotherapy rehabilitation "To infinity and beyond". *Musculoskelet Sci Pract* 27 Suppl 1, S32-S37 (2017).

241쪽   "간과… 기능을 대체하는 기계가" Nicolas, C. T. *et al.* Concise Review: Liver Regenerative Medicine: From Hepatocyte Transplantation to Bioartificial Livers and Bioengineered Grafts. *Stem Cells* 35, 42-50 (2017).

241쪽   "…췌장의…" Breton, M. *et al.* Fully integrated artificial pancreas in type 1 diabetes: modular closed-loop glucose control maintains near normoglycemia. *Diabetes* 61, 2230-2237 (2012).

8장 혈액

245쪽 "지난 100년간 가장 유명한 과학자 중 한 명인 칼 세이건은 "우리는 별의 요소로 이루어져 있다"라는 유명한 말을 남겼다." *The Cosmic Connection; An Extraterrestrial Perspective*. Carl Sagan. Doubleday, New York, 1973.

246~247쪽 "장거리 비행을 마치고 돌아온 사람의 종아리 정맥을 초음파로 검사해 보면 다른 사람보다 혈전이 나타날 가능성이 두 배 더 높게 나타난다." Schwarz, T. *et al*. Venous thrombosis after long-haul flights. *Arch. Intern. Med*. 163, 2759-2764 (2003).

247쪽 "그의 동료들이 피르호를 '의학의 교황'이라고 부른 것은 놀랄 만한 일이 아니었다." Silver, G. A. Virchow, the heroic model in medicine: health policy by accolade. *American journal of public health* 77, 82-88 (American Public Health Association, 1987).

248쪽 "중환자실에서 질병을 확실하게 치료할 수 있다고 증명된 증거 기반 치료법이 몇 가지 있다." Zhang, Z., Hong, Y. & Liu, N. Scientific evidence underlying the recommendations of critical care clinical practice guidelines: a lack of high level evidence. *op cit*.

248쪽 "3분의 1의 중환자들'에게서 혈전이 생긴다." Geerts, W. & Selby, R. Prevention of venous thromboembolism in the ICU. *Chest* 124, 357S-363S (2003).

251쪽 "1942년 오스트리아의 의사인 카를 테오도르 두식이… 처음으로 초음파를 사용하면서 의료 초음파가 도입되었다." Shampo, M. A. & Kyle, R. A. Karl Theodore Dussik-pioneer in ultrasound. *Mayo Clinic proceedings* 70, (1995).

251쪽 "그 후 초음파 기술이 본격적으로 응용되기 시작한 것은 1950년대에 스코틀랜드의 이안 도널드 교수가 글래스고의 조선소에서 초음파 기술을 적용하여 금속 이음새의 결함을 식별하는 것을 발견하면서부터이다." Kurjak, A. Ultrasound scanning - Prof. Ian Donald (1910-1987). *European journal of obstetrics, Gynecology, and Reproductive Biology* 90, 187-189 (2000).

251쪽 "'금속 결함 탐지기' 기술을 인체의 결함을 찾는 데 사용했다." A brief history of musculoskeletal ultrasound: 'From bats and ships to babies and hips'. Kane, D. *et al. Rheumatology* 2004 Jul;43(7):931-3.

255쪽 "신체가 건강한 상태라도 대동맥은 강한 압력을 받는다." Oyre, S., Pedersen, E. M., Ringgaard, S., Boesiger, P. & Paaske, W. P. In vivo wall shear stress measured by magnetic resonance velocity mapping in the normal human abdominal aorta. *Eur J Vasc Endovasc Surg* 13, 263-271 (1997).

257쪽 "그는 일찍이 흡연과 폐암 사이의 연관성을 발견했고, 세계 최초의 심장 우회 수술 중 하나를 집도했으며, 오늘날 병원에서도 생명을 구하는 데 필수적인 수술을 도입했다." Oransky, I. Michael E DeBakey. *The Lancet* 372, 530 (2008).

257쪽 "그는 심지어 일부 환자들에게 심장이식 수술의 합리적 대안으로 여겨지는 기계식 심장 장치를 최초로 시험하기도 했다." Mancini, D. & Colombo, P. C. Left Ventricular Assist Devices. *J. Am. Coll. Cardiol.* 65, 2542-2555 (2015).

263쪽 "이 프로그램을 비롯하여 여러 검진 프로그램이 성공하면서 전국적으로 확대되었고…" Logan, A. J. & Bourantas, N. I. Mortality from ruptured abdominal aortic aneurysm in Wales. *Br J Surg* 87, 966-967 (2000).

263쪽 "…이로 인해 동맥류파열로 인한 사망자 수가 절반으로 줄어들 것으로 예측된다." Ashton, H. A. *et al.* The Multicentre Aneurysm Screening Study (MASS) into the effect of abdominal aortic aneurysm screening on mortality in men: a randomised controlled trial. *The Lancet* 360, 1531-1539 (2002).

9장 영혼

267쪽 "대체로 중환자실로 오는 환자 5명 중 1명이 사망하며…" Prin, M. & Wunsch, H. International comparisons of intensive care: informing outcomes and improving standards. *Current Opinion in Critical Care* 18, 700-706 (2012).

268쪽 "단 3개월 만에 총 20명의 젊은이들이 창창한 앞날을 뒤로 한 채 목매달아 죽었고…" Jones, P. *et al.* Identifying probable suicide clusters in Wales using national mortality data. *PLoS ONE* 8, e71713 (2013).

268쪽 "매일 중환자실에 입원하는 말기 암 환자 3명 중 1명이 사망한다." Cardona-Morrell, M. *et al.* Non-beneficial treatments in hospital at the end of life: a systematic review on extent of the problem. *Int J Qual Health Care* 28, 456–469 (2016).

268쪽 "이것은 효과적인 완화 의료보다 통증과 고통을 더 유발하고 비용이 더 발생하는 것으로 나타났다." Dalal, S. & Bruera, E. End-of-Life Care Matters: Palliative Cancer Care Results in Better Care and Lower Costs. *Oncologist* 22, 361–368 (2017).

269쪽 "의사는 다른 모든 직업보다 자살할 가능성이 두 배 더 높으며, 의사 사망 25건 중 1건은 자살로 인한 사망이다." Hawton, K., Agerbo, E., Simkin, S., Platt, B. & Mellanby, R. J. Risk of suicide in medical and related occupational groups: a national study based on Danish case population-based registers. *J Affect Disord* 134, 320–326 (2011).

269쪽 "환자로부터 항의를 받은 의사의 경우 이 수치는 더 커진다." Hawton, K. Suicide in doctors while under fitness to practise investigation. *BMJ* 350, h813–h813 (2015).

270쪽 "내가 그녀의 멋진 삶에 관해 묻자, 패트리샤는 자신의 저서 『도트 무늬 원피스를 입은 소녀』를 읽어보라고 권했다." Stewart, P. & Clark, V. *The Girl in the Spotty Dress: Memories From The 1950s and The Photo That Changed My Life.* (John Blake Publishing Ltd, 2016).

281쪽 ""우리가 두려워하는 대상 중에서 죽음만이 유일하게 우리가 어떻게 살아야 하는지를 가르쳐준다"" Derren Brown, *Happy: Why More of Less Everything is Absolutely Fine*, Bantam Press.

282쪽 "매년 유방암, 폐암, 전립선암의 사망자 수를 합친 것보다 더 많은 사람이 패혈증으로 사망하고 있다." McPherson, D. *et al.* Sepsis-associated mortality in England: an analysis of multiple cause of death data from 2001 to 2010. *BMJ Open* 3, e002586 (2013).

282쪽 "…여러 기관에서 제공하는 지침을 참고할 수 있는데, 그중 왕립의과대학 학술원의 지침서 내용은 다음과 같다." Simpson, P. *et al.* A code of practice for the diagnosis and confirmation of death. *The Academy of Medical Royal Colleges* (2008).

코로나바이러스감염증-19(코로나19) 팬데믹이 전 세계를 강타하기 시작했을 때, 노약자와 기저질환자가 특히 코로나19에 약하다는 우려가 제기되었다. 영국의 중환자 의학 전문의인 매트 모건 박사는 코로나19에 취약한 이들에게 보낸 공개서한 「중환자실에서 보내는 편지」에서 의료진으로서 환자에게 도움이 되지 않는 치료는 하지 않으며 마지막 순간까지 환자와 함께할 것이라고 말했다. 이것이 이 책을 관통하는 주제이다.

모건의 말처럼, 중환자 의학이란 살릴 수 없는 환자를 살리는 불가능한 일을 해내는 것이 아니라 환자가 나을 수 있는 시간을 벌어주는 것이며, 단지 의학적으로 가능하다는 이유로 할 수 있는 치료를 하는 것이 아니라 치료하지 않더라도 환자에게 최선인 일을 하는 것이다.

마찬가지로 중환자 전문의는 마치 마법사가 마법을 부리듯이 화려한 의술로 환자를 살리는 사람이기보다는 실수할지언정 환자의 이야기를 이해할 수 있는 인간이다. 아무리 인공지능이 인간을 대체하는 영역이 더 넓어지고 있다 하더라도 로봇이 할 수 없는 일, 중환자 전문의가 해야 하는 가장 중요한 일인 환자와 대화와 소통을 할 수 있는 것은 인간이다.

　아마 이 책의 독자 중에는 환자와 환자의 보호자도 있을 것이고 환자에게 돌봄과 의료를 제공하는 의료진도 있을 것이다. 다양한 사람들이 각자의 방식으로 병과 죽음에 대처하듯이 독자들은 저마다의 처지에서 이 책에 등장하는 인물들의 이야기와 저자의 생각을 읽을 것이다.

　나는 공교롭게도 이 책을 번역하면서 가장 소중했던 오랜 친구이자 가족이었던 한 존재를 떠나보내는 과정에 있었다. 가까운 이의 생명이 없어지는 현상은 일상에서 흔하게 겪어왔던 일이 아니었기에 도무지 이해할 수 없는 일투성이였다. 도대체 심폐소생술을 왜 포기해야 하는 건지, 마음의 준비를 하라는 말이 무슨 뜻인지, 지금 상황에서 치료가 의미가 없다는 게 과연 해서는 될 말이기는 한 건지. 그런데 애도의 첫 번째 단계인 부정의 과정에 있던 나는 이 책을 읽고 번역하면서 일종의 위로를 받았다. 그 전에는 사전에 기술된 활자처럼 생소하게 여겨졌던 질환에 대한 설명이 환자들의 생애와 의료 행위를 하게 되는 과정의 묘사를 통해 생명력을 얻어 살아났다. 마치 대본으로만 읽었던 희곡을 연극이나 영화로 보면서 생생한 감동을 하는 것처럼, 의학이라는 과학이 실질적인 삶의 경험으로 와닿는 것과 같았다.

　이것이 가능한 것은 모건이 전하는 이야기에 있다. 환자가 병원에 오기 전부터 중환자실에서 치료를 받고 떠난 이후에 이르기까지의 이야기, 역사적으로 인류에게 큰 영향을 준 질환의 이야기, 병을 고치는 데 혁신이 된 발견들과 의학의 진전을 이룬 이야기를 통해 질환으로 인해 나약한 신체가 변화하는 현상을 지극히 인간적이며 자연스러운 것으로 받아들이게 된다.

우리의 사회는 태어나면서부터 죽는 순간까지 인간사의 대부분을 점점 더 의료체계에 의존하고 있다. 모건 박사는 2020년과 2021년에 《영국의학저널》에 게재한 글에서 코로나19로 인해 보건 정책에 영향을 미치는 의사 결정의 중요성이 부각되었다고 설명한다. 그리고 자신이 집중 치료를 제공하는 데 겪는 어려움은 의학적 결정 때문에 초래되는 것이 아니며, 수백 명이 넘는 신규 환자 관리하기, 12시간마다 교대하는 의료진에게 복잡한 정보 전달하기, 개인보호장비를 착용한 상태로 전화 통화하기와 같은 의사소통, 물류, 훈련, 인력과 관련된 결정 때문이라고 말하며 더 나은 체계의 확립을 촉구했다. 또 그는 코로나19 팬데믹으로 중환자실에서 일어난 큰 변화에 관해 말했다. 모건에 따르면, 중환자실 내부에서만 이루어지던 집중 치료가 병원 곳곳에서 이루어지고 있으며 의사들은 병원 이곳저곳을 다니며 여러 의학 분야와 협업하면서 환자들을 돌본다. 그리고 그가 새로운 장비, 새로운 전문성을 접하고 새로운 사람들과 만나면서 서로 다른 세계를 오가는 경험을 하고 있다고 말한다. 모건은 동료 의료진들에게 온라인 콘퍼런스에 참가하는 것도 좋지만 동료 의사의 진료 현장을 방문하거나 다른 병동을 둘러보고 동료들에게 그들의 길잡이가 되어 달라고 청해보기를 권한다.

　아무쪼록 모건의 바람처럼 이 책을 통해 독자들이 중환자 의학에 대해 더 잘 알게 되고 생명을 살리는 일에 동참하는 경험을 할 수 있게 되기를 희망한다.

의학의 최전선에서

중환자실 의사가 들려주는 의학의 발전과 인간의 생존

초판 1쇄 발행 2021년 10월 20일

지은이 매트 모건
옮긴이 한혜림

편집 강소영
디자인 이수정
제작 공간

펴낸이 이진숙
펴낸곳 지식서가
출판등록 2020년 11월 18일 제2020-000158호
주소 서울시 영등포구 경인로 775 에이스하이테크시티 2동 1201-106호
전화 0502-413-0345
팩스 02-6305-0345
이메일 ideashelf@naver.com
블로그 blog.naver.com/ideashelf
인스타그램 instagram.com/ideashelf_publisher

ISBN 979-11-975483-0-7 03510